Ferri临床诊疗指南
——精神疾病诊疗速查手册

Ferri's Clinical Advisor
Manual of Diagnosis and Therapy in Mental Disease

原　　著　Fred F. Ferri
丛书主审　王福生
丛书主译　张　骅　徐国纲
分册主审　李凌江
分册主译　李卫晖　李则宣

北京大学医学出版社

Ferri LINCHUANG ZHENLIAO ZHINAN——JINGSHEN JIBING ZHENLIAO SUCHA SHOUCE

图书在版编目（CIP）数据

Ferri 临床诊疗指南 . 精神疾病诊疗速查手册 /（美）弗雷德·费里（Fred F. Ferri）原著；李卫晖，李则宣主译 . —北京：北京大学医学出版社，2021.9

书名原文：Ferri's Clinical Advisor 2021

ISBN 978-7-5659-2452-1

Ⅰ. ① F… Ⅱ. ①弗… ②李… ③李… Ⅲ. ①神经系统疾病-诊疗 Ⅳ. ① R

中国版本图书馆 CIP 数据核字（2021）第 129304 号

北京市版权局著作权合同登记号：图字：01-2021-1812

Elsevier (Singapore) Pte Ltd.
3 Killiney Road, #08-01 Winsland House I, Singapore 239519
Tel: (65) 6349-0200; Fax: (65) 6733-1817

FERRI'S CLINICAL ADVISOR 2021

ISBN-13: 978-0-323-71333-7

This translation of FERRI'S CLINICAL ADVISOR 2021 by Fred F. Ferri was undertaken by Peking University Medical Press and is published by arrangement with Elsevier (Singapore) Pte Ltd.
FERRI'S CLINICAL ADVISOR 2021 by Fred F. Ferri 由北京大学医学出版社进行翻译，并根据北京大学医学出版社与爱思唯尔（新加坡）私人有限公司的协议约定出版。

《Ferri 临床诊疗指南——精神疾病诊疗速查手册》（李卫晖 李则宣 主译）
ISBN: 978-7-5659-2452-1

Ferri 临床诊疗指南——精神疾病诊疗速查手册

主　　译： 李卫晖　李则宣
出版发行： 北京大学医学出版社
地　　址：（100191）北京市海淀区学院路 38 号　北京大学医学部院内
电　　话： 发行部 010-82802230；图书邮购 010-82802495
网　　址： http://www.pumpress.com.cn
E-mail： booksale@bjmu.edu.cn
印　　刷： 北京信彩瑞禾印刷厂
经　　销： 新华书店
责任编辑： 梁　洁　**责任校对：** 靳新强　**责任印制：** 李　啸
开　　本： 889 mm × 1194 mm　1/32　**印张：** 9.625　**字数：** 305 千字
版　　次： 2021 年 9 月第 1 版　2021 年 9 月第 1 次印刷
书　　号： ISBN 978-7-5659-2452-1
定　　价： 55.00 元

译者名单

主　　审　李凌江

主　　译　李卫晖　李则宣

副 主 译　张　丽　陶好娟　高雪屏

学术秘书　邹依琳　胡若琳

译　　者（按姓名汉语拼音排序）

高雪屏　中南大学湘雅二医院
鞠玉朦　中南大学湘雅二医院
李爱民　山西医科大学附属第一医院
李卫晖　中南大学湘雅二医院
李则宣　中南大学湘雅二医院
李子广　蚌埠医学院第二附属医院
廖　梅　中南大学湘雅二医院
刘帮杉　中南大学湘雅二医院
刘红梅　河南省人民医院
刘应科　北京市和平里医院
罗宇舟　中南大学湘雅二医院
任昕昕　北京市和平里医院
苏　俊　杭州市第一人民医院
陶好娟　中南大学湘雅二医院
王　楠　郑州大学第二附属医院
杨　光　解放军总医院第二医学中心
杨礼腾　深圳大学第三附属医院
张黎明　襄阳市中心医院
张　丽　中南大学湘雅二医院
张　燕　中南大学湘雅二医院
张　颖　杭州市第七人民医院
周建松　中南大学湘雅二医院
朱　旖　南京医科大学附属老年医院

原著者名单

Allison Dillon
Thomas H. Dohlman
Stephen Dolter
David J. Domenichini
Kathleen Doo
James H. Dove
Andrew P. Duker
Shashank Dwivedi
Evlyn Eickhoff
Christine Eisenhower
Amani A. Elghafri
Pamela Ellsworth
Alan Epstein
Patricio Sebastian Espinosa
Danyelle Evans
Mark D. Faber
Matthew J. Fagan
Ronan Farrell
Timothy W. Farrell
Kevin Fay
Mariam Fayek
Jason D. Ferreira
Fred F. Ferri
Heather Ferri
Barry Fine
Staci A. Fischer
Tamara G. Fong
Yaneve Fonge
Michelle Forcier
Frank G. Fort
Glenn G. Fort
Justin F. Fraser
Gregory L. Fricchione
Michael Friedman
Daniel R. Frisch
Anthony Gallo
Mostafa Ghanim
Irene M. Ghobrial
Katarzyna Gilek-Seibert
Richard Gillerman
Andrew Gillis-Smith
Dimitri Gitelmaker
Alla Goldburt
Danielle Goldfarb
Jesse Goldman
Corey Goldsmith
Maheswara Satya Gangadhara Rao Golla
Caroline Golski
Helen B. Gomez
Avi D. Goodman
Paul Gordon
John A. Gray
Simon Gringut
Lauren Grocott
Stephen L. Grupke
Juan Guerra
Patan Gultawatvichai
David Guo
Priya Sarin Gupta
Nawaz K. A. Hack
Moti Haim
Sajeev Handa
M. Owais Hanif
Nikolas Harbord
Sonali Harchandani
Erica Hardy
Colin J. Harrington
Taylor Harrison
Brian Hawkins
Don Hayes
Shruti Hegde
Rachel Wright Heinle
Dwayne R. Heitmiller
Jyothsna I. Herek
Margaret R. Hines
Ashley Hodges
Pamela E. Hoffman
R. Scott Hoffman
Dawn Hogan
N. Wilson Holland
Siri M. Holton
Anne L. Hume
Zilla Hussain
Donny V. Huynh
Terri Q. Huynh
Sarah Hyder
Dina A. Ibrahim
Caitlin Ingraham
Nicholas J. Inman
Louis Insalaco
Ashley A. Jacobson
Koyal Jain

Vanita D. Jain
Fariha Jamal
Sehrish Jamot
Robert H. Janigian
Noelle Marie Javier
Michael Johl
Christina M. Johnson
Michael P. Johnson
Angad Jolly
Rebecca Jonas
Kimberly Jones
Shyam Joshi
Siddharth Kapoor
Vanji Karthikeyan
Joseph S. Kass
Emily R. Katz
Ali Kazim
Sudad Kazzaz
Sachin Kedar
A. Basit Khan
Bilal Shahzad Khan
Rizwan Khan
Sarthak Khare
Hussain R. Khawaja
Byung Kim
Robert M. Kirchner
Robert Kohn
Erna Milunka Kojic
Aravind Rao Kokkirala
Yuval Konstantino
Nelson Kopyt
Lindsay R. Kosinski
Katherine Kostroun
Ioannis Koulouridis
Timothy R. Kreider
Prashanth Krishnamohan
Mohit Kukreja
Lalathaksha Kumbar
David I. Kurss
Sebastian G. Kurz
Michael Kutschke
Peter LaCamera
Ann S. LaCasce
Ashley Lakin
Jayanth Lakshmikanth
Uyen T. Lam
Jhenette Lauder
Nykia Leach
David A. Leavitt
Kachiu C. Lee
Nicholas J. Lemme
Beth Leopold
Jian Li
Suqing Li
Donita Dillon Lightner
Stanley Linder
Kito Lord
Elizabeth A. Lowenhaupt
Curtis Lee Lowery III
David J. Lucier Jr.
Michelle C. Maciag
Susanna R. Magee
Marta Majczak
Shefali Majmudar
Gretchen Makai
Pieusha Malhotra
Eishita Manjrekar
Abigail K. Mansfield
Stephen E. Marcaccio
Lauren J. Maskin
Robert Matera
Kelly L. Matson
Maitreyi Mazumdar
Nadine Mbuyi
Russell J. McCulloh
Christopher McDonald
Barbara McGuirk
Jorge Mercado
Scott J. Merrill
Jennifer B. Merriman
Rory Merritt
Brittany N. Mertz
Robin Metcalfe-Klaw
Gaetane Michaud
Taro Minami
Hassan M. Minhas
Jared D. Minkel
Farhan A. Mirza
Hetal D. Mistry
Jacob Modest
Marc Monachese
Eveline Mordehai
Theresa A. Morgan
Aleem I. Mughal
Marjan Mujib
Shiva Kumar R. Mukkamalla
Vivek Murthy
Omar Nadeem
Catherine E. Najem
Hussain Mohammad H. Naseri

Uzma Nasir
Adrienne B. Neithardt
Peter Nguyen
Samantha Ni
Melissa Nothnagle
James E. Novak
Chloe Mander Nunneley
Emily E. Nuss
Gail M. O' Brien
Ryan M. O' Donnell
Adam J. Olszewski
Lindsay M. Orchowski
Sebastian Orman
Brett D. Owens
Paolo G. Pace
Argyro Papafilippaki
Lisa Pappas-Taffer
Marco Pares
Anshul Parulkar
Birju B. Patel
Devan D. Patel
Nima R. Patel
Pranav M. Patel
Saagar N. Patel
Shivani K. Patel
Shyam A. Patel
Brett Patrick
Grace Rebecca Paul
E. Scott Paxton
Mark Perazella
Lily Pham
Long Pham
Katharine A. Phillips
Christopher Pickett
Justin Pinkston
Wendy A. Plante
Kevin V. Plumley
Michael Pohlen
Sharon S. Hartman Polensek
Kittika Poonsombudlert
Donn Posner
Rohini Prashar
Amanda Pressman
Adam J. Prince
Imrana Qawi
Reema Qureshi
Nora Rader
Jeremy E. Raducha
Samaan Rafeq
Neha Rana
Gina Ranieri
Bharti Rathore
Ritesh Rathore
Neha P. Raukar
John L. Reagan
Bharathi V. Reddy
Chakravarthy Reddy
Snigdha T. Reddy
Anthony M. Reginato
Michael S. Reich
James P. Reichart
Daniel Brian Carlin Reid
Victor I. Reus
Candice Reyes
Harlan G. Rich
Rocco J. Richards
Nathan Riddell
Giulia Righi
Alvaro M. Rivera
Nicole A. Roberts
Todd F. Roberts
Gregory Rachu
Emily Rosenfeld
Julie L. Roth
Steven Rougas
Breton Roussel
Amity Rubeor
Kelly Ruhstaller
Javeryah Safi
Emily Saks
Milagros Samaniego-Picota
Radhika Sampat
Hemant K. Satpathy
Ruby K. Satpathy
Syeda M. Sayeed
Daphne Scaramangas-Plumley
Aaron Schaffner
Paul J. Scheel
Bradley Schlussel
Heiko Schmitt
Anthony Sciscione
Christina D. Scully
Peter J. Sell
Steven M. Sepe
Hesham Shaban
Ankur Shah
Kalpit N. Shah
Shivani Shah
Esseim Sharma
Yuvraj Sharma

Lydia Sharp
Charles Fox Sherrod IV
Jessica E. Shill
Philip A. Shlossman
Asha Shrestha
Jordan Shull
Khawja A. Siddiqui
Lisa Sieczkowski
Mark Sigman
James Simon
Harinder P. Singh
Divya Singhal
Lauren Sittard
Irina A. Skylar-Scott
John Sladky
Brett Slingsby
Jeanette G. Smith
Jonathan H. Smith
Matthew J. Smith
U. Shivraj Sohur
Vivek Soi
Rebecca Soinski
Maria E. Soler
Sandeep Soman
Akshay Sood
C. John Sperati
Johannes Steiner
Ella Stern
Philip Stockwell
Padmaja Sudhakar
Jaspreet S. Suri
Elizabeth Sushereba
Arun Swaminathan
Joseph Sweeney
Wajih A. Syed
Maher Tabba
Dominick Tammaro
Alan Taylor
Tahir Tellioglu
Edward J. Testa
Jigisha P. Thakkar
Anthony G. Thomas
Andrew P. Thome
Erin Tibbetts
Alexandra Meyer Tien
David Robbins Tien
Helen Toma
Iris L. Tong
Brett L. Tooley
Steven P. Treon
Thomas M. Triplett
Hiresh D. Trivedi
Vrinda Trivedi
Margaret Tryforos
Hisashi Tsukada
Joseph R. Tucci
Sara Moradi Tuchayi
Melissa H. Tukey
Junior Uduman
Sean H. Uiterwyk
Nicole J. Ullrich
Leo Ungar
Bryant Uy
Babak Vakili
Emily Van Kirk
Jennifer E. Vaughan
Emil Stefan Vutescu
Brent T. Wagner
J. Richard Walker III
Ray Walther
Connie Wang
Danielle Wang
Jozal Waroich
Emma H. Weiss
Mary-Beth Welesko
Adrienne Werth
Matthew J. White
Paul White
Estelle H. Whitney
Matthew P. Wicklund
Jeffrey P. Wincze
John P. Wincze
Marlene Fishman Wolpert
Tzu-Ching (Teddy) Wu
John Wylie
Nicole B. Yang
Jerry Yee
Gemini Yesodharan
Agustin G. Yip
John Q. Young
Matthew H. H. Young
Reem Yusufani
Caroline Zahm
Evan Zeitler
Talia Zenlea
Mark Zimmerman
Aline N. Zouk

中文版丛书序

Ferri's Clinical Advisor 2021 一书的主编 Fred F. Ferri 博士是美国布朗大学（Brown University）阿尔伯特医学院的社区卫生临床医学教授，也是众多医学院的客座教授。在过去的 25 年里，他一直是美国最畅销的医学作家，著有 30 多部医学著作，许多著作被翻译成多种语言，在国际上享有盛誉。此外，他在布朗大学曾获得多项杰出的学术荣誉，包括布朗大学卓越教学奖和迪恩教学奖。由于 Fred F. Ferri 博士对患者的奉献精神，获得了美国医学会颁发的医生认可奖和美国老年医学会颁发的老年医学认可奖。

Ferri's Clinical Advisor 2021 一书详细描述了 988 种医学障碍和疾病，涉及呼吸、感染、心血管、消化、肾病、免疫与风湿、血液、肿瘤、内分泌与代谢、妇产科、骨科、神经、精神、急诊等 10 余个学科，涵盖的医学主题总数超过了 1200 个，包括数以千计的插图、流程图、表格，足以称为医学百科全书，具有很强的可读性、适用性和实用性。

张骅和徐国纲作为丛书主译携手国内数十家大学附属医院、教学医院团队，在翻译过程中查遗补漏、学术纠错、规范用语、润色文字，努力做到信、达、雅。

“独立之精神，自由之思想”是中国现代集历史学家、古典文学研究家、语言学家、诗人于一身的陈寅恪先生的信仰，亦是他一生的追求，这也应成为我们每一位医者的信仰。

寰视宇内，唯有书香。我想，当我们的大学培育出像本书众多审译者一样的具有“独立之精神，自由之思想”信仰之人渐多时，其国家乃具有向前发展之希望。

在中文版 Ferri 临床诊疗指南系列丛书即将出版之际，我愿本书能为广大医学界同仁的临床诊疗工作带来极大裨益和提升。

王福生

中国科学院院士

解放军总医院第五医学中心感染病诊疗与研究中心主任

国家感染性疾病临床医学研究中心主任

2021 年 2 月

中文版丛书前言

由美国布朗大学阿尔伯特医学院 Fred F. Ferri 教授主编的 *Ferri's Clinical Advisor 2021* 一书详细描述了 988 种医学障碍和疾病，涉及呼吸、感染、心血管、消化、肾病、免疫与风湿、血液、肿瘤、内分泌与代谢、妇产科、骨科、神经、精神、急诊等 10 余个学科，涵盖的医学主题总数超过了 1200 个，包括数以千计的插图、流程图、表格，具有很强的可读性、适用性和实用性。由于其为广而博的医学专著，且受限于篇幅，故书中对一些疾病知识点以高度总结的形式展示，同时也给读者留下了自我拓展的空间，并且在每一章后都有推荐阅读以飨读者。

本书的审译者来自国内数十家大学附属医院、教学医院。翻译之初我们统一规范了翻译的整体基本要求、版式规范要求、内容规范要求，并制订了英文图书审校四大原则（查遗补漏、学术纠错、规范用语、润色文字），努力做到信、达、雅。诸位同道在临床、科研工作之余，耐心、细致地完成了翻译、审校工作，但在翻译中，由于英语和汉语表达方式的差异，瑕疵在所难免，恳请各位读者不吝赐教，以便审译者不断改进与提高。希望本书的中文版能够帮助到每一位渴望提高医疗质量、造福患者的临床医生。

感谢北京大学医学出版社、爱思唯尔（Elsevier）出版集团及原作者 Fred F. Ferri 教授对我们的信任，授予我们翻译的机会，以及翻译过程中给予我们的持续帮助。

感谢翻译团队每一位成员的努力付出，也感谢我们的家人给予我们的理解与支持。

张　骅　徐国纲

2021 年 1 月

译者序

Ferri's Clinical Advisor 2021 是由美国布朗大学阿尔伯特医学院的 Fred F. Ferri 博士组织编写的一本临床医学百科全书类巨著，介绍了 988 种医学障碍和疾病，涉及 10 多个学科，涵盖的医学主题总数超过 1200 个，包括数以千计的插图、流程图、表格。其中，涉及精神病学科的障碍或综合征共 44 个，在翻译过程中，翻译团队按亚专科进行分类以利于临床查询和使用。

我通读了几遍译稿，大致有以下几点感受：第一，本分册纳入了一部分临床特点比较突出（如寄生虫妄想症）或治疗困难且影响医患行为的（如一些人格障碍）或经常在非精神科就诊的精神障碍（如青少年的行为或心理障碍、焦虑障碍等），可加强精神科医生及临床各科医生对精神障碍的认识和诊疗能力。第二，本分册的写作风格特别"骨感"，文字描述简练精干，没有任何多余的修饰语，适合作为临床医师的口袋工具书，有需要时随时查阅一页到位。第三，书中对精神障碍的介绍虽基于 ICD-10 的基本观点，但部分观点具有其独到见解，总结分享了原著者自身的行医经验，虽不是行业标准，但对于临床医生仍有非常珍贵的参考价值。第四，本分册的译者具有良好的英文功底，能够将原文的内容较为完美地呈现在读者面前，突出信、达、雅之特色。

衷心希望此书能早日被收入临床医生白大衣口袋之中，成为临床医生重要的诊治参考工具之一。

此为序。

李凌江

2021 年 2 月

译者序

[illegible]

[illegible]

[illegible]

[illegible]

[illegible]

译者前言

面对精神障碍患病风险及患病率的持续增长，精神疾病的诊断及治疗越来越重要。由 Fred F. Ferri 教授主编的 *Ferri's Clinical Advisor 2021* 一书中对常见的精神障碍进行了规范化、系统化的介绍，从定义、同义词、ICD-10CM 编码、流行病学和人口统计学、体格检查和临床表现、病因学、鉴别诊断、实验室检查、影像学检查、治疗、预后、转归、重点和注意事项等内容进行了详细描述。

《Ferri 临床诊疗指南——精神疾病诊疗速查手册》的审译者均为国内一线精神科临床医师，大多数具有海外留学经历。翻译工作按照统一的审译规范要求、版式规范要求、内容规范要求，并遵循英文图书审校四大原则（查遗补漏、学术纠错、规范用语、润色文字），努力做到信、达、雅。翻译团队秉持着科学严谨的态度、公正客观的精神及对医学知识的尊重完成了每章的翻译工作。由于时间仓促，译者水平有限，偏颇之处在所难免，希望广大同行、老师给予批评指正。

译著中包含了原著作者们的工作成果，在此谨向他们致敬并表示真诚的感谢。同时感谢北京大学医学出版社、爱思唯尔（Elsevier）出版集团及原作者 Fred F. Ferri 教授对我们的信任，授予我们翻译本书的机会，以及在翻译过程中给予我们的指导与帮助。

感谢翻译团队每一位审译者的努力耕耘，同时感谢我们的家人、朋友和同事给予的支持、理解和帮助。

译者团队

2021 年 2 月

译者前言

[illegible] Fred L. Fenn [illegible] Conrad [illegible]

[illegible]

[illegible]

[illegible]

[illegible]

原著前言

本丛书旨在为医生和相关卫生专业人员提供一个清晰而简明的参考。其便于使用的体例可使读者能快速有效地识别重要的临床信息，并提供患者管理的实用指导。

多年来，前几版的巨大成功和众多同行的热情评论均为本丛书带来了积极的变化。每一部分都比之前的版本有了很大的扩展，使本丛书项目涵盖的医学主题总数已超过 1200 个。最新版本又增加了数百个新插图、表格和框，以增强对临床重要事件的记忆。所有主题中均提供了便于加快索赔提交和医保报销的国际疾病分类标准编码 ICD-10CM 编码。

各系统诊疗速查手册详细描述了 988 种医学障碍和疾病（最新版本新增 25 个主题），突出显示关键信息，并附有临床图片以进一步说明特定的医疗状况，以及列出相关的 ICD-10CM 编码。大多数参考文献均为当前同行评议的期刊文章，而不是过时的教科书和陈旧的综述文章。

各系统诊疗速查手册中的主题采用以下结构化方法展示：

1. 基本信息（定义、同义词、ICD-10CM 编码、流行病学和人口统计学、体格检查和临床表现、病因学）
2. 诊断（鉴别诊断、评估、实验室检查、影像学检查）
3. 治疗（非药物治疗、急性期治疗 / 常规治疗、慢性期治疗 / 长期管理、预后 / 处理、转诊）
4. 重点和注意事项（专家点评及推荐阅读）

《Ferri 临床诊疗指南——临床常见疾病诊疗流程图》包括 150 多种用以指导和加速评估及治疗的临床流程图，2021 年版我们继续更新流程，以提高可读性。医生们普遍认为这部分内容在当今的管理式医疗环境中特别有价值。

《Ferri 临床诊疗指南——实验室检查速查手册》包括正常的实验室检查参考值和对常用实验室检查结果的解释。通过提供对异常结果的解释，促进了对医学疾病的诊断，并进一步增加了本丛书全面的“一站式”性质，最新版还增加了新的插图和表格。

我认为我们已经创造了一个与现有图书有显著差别的先进的信息系统。这些内容为读者提供了巨大的价值。我希望本丛书便于使用的形式、众多独特的功能及不断更新的特点能够使其成为对初级保健医生、医学生、住院医师、专科医师和相关卫生专业人员均有价值的医学参考书籍。

Fred F. Ferri, MD, FACP
临床教授
布朗大学沃伦·阿尔伯特医学院
美国罗得岛州

原著致谢

感谢我的儿子 Vito F. Ferri 博士和 Christopher A. Ferri 博士，以及我的儿媳 Heather A. Ferri 博士的帮助和大力支持，感谢我的妻子 Christina，感谢她在书稿撰写过程中的耐心支持。特别感谢所有为本书提供宝贵意见的读者，是他们的建议帮助本书得以成为医学领域的畅销书。

Fred F. Ferri, MD, FACP

临床教授

布朗大学沃伦·阿尔伯特医学院

美国罗得岛州

[illegible]

[illegible] Vida F. Ferri 博士、和 Christopher A. Ferri 医生，[illegible] Heather A. Ferri 博士 [illegible] [illegible]

Fred F. Ferri, MD, FACP

[illegible]

目 录

Autism Spectrum Disorder

Giulia Righi

高雪屏　译　李则宣　审校

基本信息

定义

孤独症谱系障碍（autism spectrum disorder，ASD）包括一系列以显著的社会交往障碍为特征的发育障碍。框 1-1 介绍了《精神疾病诊断与统计手册（第 5 版）》（*Diagnostic and Statistical Manual of Mental Disorders*，DSM-5）下的 ASD 诊断要点和判定标准。患者通常在与社会功能密不可分的其他领域也存在缺陷，包括交流、语言和社会互动，重复 / 刻板行为和兴趣以及感觉问题（即感觉过敏、感觉迟钝）也很突出。ASD 患者伴有智力障碍、神经系统和内科问题及精神障碍的风险通常会增加。核心症状和相关症状在不同患者间有很大差异。此外，发病的时间也存在差异，1/4 的 ASD 儿童在正常发育 2 年后丧失技能，而其他儿童在出生后的第 1 年内即出现大多数发育方面的延迟。ASD 患者可在 3 岁做出准确诊断。然而，性别、认知、语言和适应性功能会影响 ASD 的临床表现，进而影响诊断时的年龄。DSM-5 标准不再区分单独的疾病，取而代之的是对 ASD 的总体诊断；已引入严重程度（1、2 或 3 级）来确定社会和行为损害的程度，以及确保个人安全和健康所需的支持。同时添加具体标注来识别相关特征（如智力障碍、语言障碍、医学或遗传性疾病及紧张症）。

同义词

孤独症
孤独样障碍
早期婴儿孤独症
儿童孤独症
Kanner 孤独症
阿斯伯格障碍
广泛性发育障碍
广泛性发育障碍——未另行说明

框 1-1 DSM-5 中 ASD 的诊断标准

DSM-5 行为标准	
A. 持续的社会沟通和社会互动障碍	A1. 社会情感互动缺陷 A2. 非言语沟通行为缺陷 A3. 发展、维持和理解人际关系缺陷
B. 当前或既往出现受限的、重复的行为、兴趣或活动模式	B1. 刻板或重复的躯体运动、物体使用或言语 B2. 坚持同一性，缺乏弹性地坚持常规，仪式化的言语或非言语行为模式 B3. 高度受限的强度和关注度异常的兴趣 B4. 对感觉输入的过度反应或反应不足，或在对环境的感受方面存在异常的兴趣
既往诊断 PDD	综合评估中记录的任何类型的 ASD 诊断，包括依据 DSM- Ⅳ诊断的孤独症、阿斯伯格障碍或未另行说明的广泛性发育障碍（PDD-NOS）
DSM-5 病例判定	符合 A 部分编码的 3 个行为标准及 B 部分编码的至少 2 个行为标准或综合评估中有任何 ASD 的诊断（无论是基于 DSM- Ⅳ -TR 还是 DSM-5 诊断标准） 注意：如果根据 1 位或多位检查者的临床判断，支持诊断 ASD 的信息不足或有冲突，排除 ASD 的信息充足，或者如果≥ 1 个其他诊断能更好地解释儿童的症状时，则可能不满足 DSM-5 对 ASD 的案例审察定义

DSM- Ⅳ,《精神疾病诊断与统计手册》第 4 版；DSM- Ⅳ -TR,《精神疾病诊断与统计手册》第 4 版文本修订；DSM-5,《精神疾病诊断与统计手册》第 5 版；PDD，广泛性发育障碍

Baio J et al：Prevalence of autism spectrum disorder among children aged 8 years—Autism and Developmental Disabilities Monitoring Network，11 Sites，United States，2014. MMWR Surveill Summ 67（No. SS-6）：1-23，2018. https://dx.doi.org/10.15585/mmwr.ss6706a1.

ICD-10CM 编码

F84.0 孤独症谱系障碍

DSM-5 编码

299.00 孤独症谱系障碍

流行病学和人口统计学

发病率（美国）：ASD 困扰着美国高达 3% 的儿童。

患病率：1∶68（男孩 1∶42，女孩 1∶189）。尚不清楚患病率的增加是反映诊断范围的扩大（包括阈下病例、疾病意识提高、诊断准确性提高、与医疗服务相关的公共政策的变化）还是患病率的

真正增加。

好发性别和年龄：男女性比例为（2～5）：1。ASD 为终身性疾病。

发病高峰年龄：3 岁前。

危险因素：产前和围产期危险因素包括缺氧相关的产科并发症、妊娠期使用丙戊酸或沙利度胺、父母高龄、多胎、早产、先天性感觉缺陷和严重暴露于空气污染（妊娠期和产后）。然而，目前尚不能确定这些是否是 ASD 的病因。

遗传学因素：

- ASD 具有高度遗传性，遗传度为 82%～90%
- ASD 的同病率因研究而异，单卵双胞胎的同病率为 36%～95%；异卵双胞胎的同病率估计为 20%～40%，非双胞胎同胞的同病率估计为 10%～20%
- 拷贝数变异（copy number variation，CNV）占 ASD 病例的 10%～20%，但每种 CNV 都很罕见（不超过 1% 的病例）。罕见的染色体异常约占病例的 10%，但每种类型都很罕见（不超过 1% 的病例）
- 以累加方式作用的常见遗传变异约占 35%。研究已确定约 1000 个可能的基因突变，但其中只有约 20 个与 ASD 有“高可信度”的相关性
- 在其余的病例中，ASD 被认为是由未知的遗传变异、环境影响和表观遗传因素共同作用所致

体格检查和临床表现

- 常见的 3 种缺陷，即明显受损的社交互动（不良的社交-情感互动）、受损及异常的言语和非言语沟通，以及重复且不寻常的行为或游戏
- 显著的言语和非言语沟通理解和使用障碍包括互动时面部表情无变化和手势缺失
- 刻板行为（即手部拍打、身体摇摆）或刻板语言（即模仿言语、重复言语）
- 感知过敏（即听觉、触觉、嗅觉、味觉）和对新刺激的回避；或感知低敏感性（如异常高的疼痛阈值）
- 已在解剖和功能层面识别出大脑异常；异常可在出生后第 1 年被发现且伴随异常的大脑成熟过程

- 目前尚未发现 ASD 的生物标志物

病因学

- 绝大多数病例与共病的疾病无关
- 合并癫痫（25%）和（或）智力障碍（高达 75%）的患病率高
- 部分患者存在躯体疾病（如脑炎、巨细胞病毒感染、弓形体病、苯丙酮尿症、脆性 X 综合征、结节性硬化症、神经纤维瘤）
- 大量研究表明，免疫接种［特别是麻疹、流行性腮腺炎及风疹疫苗（MMR 疫苗）］或含硫柳汞的疫苗（如白喉、百日咳和破伤风疫苗）与 ASD 无相关性

Dx 诊断

鉴别诊断

- 某些遗传综合征可表现出与 ASD 相似的表型（如 22q11.2 缺失综合征、Angelman 综合征、Aicardi 综合征、Cornelia de Lange 综合征、Christianson 综合征、脆性 X 综合征、Landau-Kleffner 综合征、Klinefelter 综合征、神经纤维瘤、Prader-Willi 综合征、Rett 综合征、复合型结节性硬化症、Williams 综合征）
- 某些精神障碍或神经发育障碍的临床表现与 ASD 类似［如抽动秽语综合征（Tourette 综合征）、选择性缄默症、紧张症、社交恐惧症、强迫症、表达性语言障碍、混合性接受-表达性语言障碍、刻板运动障碍、智力障碍］，但这些障碍的症状的发作和发展轨迹与 ASD 存在显著差异
- 在 DSM-5 中介绍的社会（语用）交流障碍的特点是言语和非言语沟通存在明显困难
- 儿童期精神分裂症（childhood schizophrenia，COS）：遵循正常的发育期
- 依恋障碍（反应性依恋障碍、去抑制性社会交往障碍）：患者可能会出现语言延迟、认知延迟、社交困难和刻板行为。5 岁之前有显著差异

评估

- 排除潜在的躯体疾病，包括遗传综合征
- 应认识到或询问儿童在社交沟通发展中出现严重延迟的“红

色警示”，并开始对 ASD 进行评估（框 1-2）。对于年龄≥ 18 个月的儿童，可使用 ASD 筛查工具。所有儿童应在 18 个月和 24 个月时进行 ASD 筛查。一般发育筛查工具目前用于 9 ～ 18 个月的儿童

- 金标准评估包括详细的发育史和家族史、发育 / 智力功能评估、ASD 症状评估和适应性行为评估
- 其他评估可能包括语言功能、神经心理功能和精神症状的评估

框 1-2 社交沟通发展的预警征象

出现以下任何 1 项均应立即进行评估：

- 出生 6 个月时无发声：父母应该能够在这个年龄与其进行“对话”，包括至少数次来回的交流
- 出生 12 个月时没有多音节辅音咿呀语：至少其中一些发音应针对有交际意图的人
- 出生 12 个月时无手势：婴儿最早学会的手势是举起双臂请求被抱起，通常是在独自坐着的时候。应能仅使用示指而非整只手表达“请求”或“展示”，这些“请求”或“展示”不仅限于指着书上的图片或指着某个物品让大人告知其名字。儿童任何手把手的行为（如将父母的手放在存放饼干的柜门上或用父母的手指着书上的图片）都是 ASD 的特点
- 出生 16 个月时，除“妈妈”或“爸爸”外，不能自发说出（不能重复）单个单词：自发的单词必须是不仅用来简单地给物品贴标签，且须被用以交流、请求、展示或分享
- 出生 24 个月时不能自发说出（不能重复）短语或 36 个月时不能自发说出句子：自发的短语和句子必须是用以交流、请求、展示或分享
- 任何社交能力的丧失，包括咿呀语、单词、短语、对名字的反应、社交参与或手势：如果父母报告他们的婴儿减少或停止任何社交的里程碑表现，这通常是开始退化的标志

Swaiman KF et al：Swaiman’s pediatric neurology，principles and practice，ed 6，Philadelphia，2017，Elsevier.

实验室检查

- 苯丙酮尿症筛查（美国通常在出生时进行）
- 铅暴露筛查
- ASD 幼儿听力测试；对于患有 ASD 且没有明显语言或学习障碍的大龄儿童，学校进行的听力筛查可能已足够
- 染色体核型、染色体微阵列分析和针对脆性 X 综合征的 DNA 检测（男孩和女孩），以及对与疾病相关的特定基因的新的拷贝数变异或突变的检测

影像学检查

- 如果怀疑癫痫发作或存在语言退化（即 Landau-Kleffner 综合征），脑电图可诊断共存的癫痫发作性疾病
- 如果怀疑结节性硬化症或 Aicardi 综合征（胼胝体发育不全），可进行头颅磁共振成像（magnetic resonance imaging，MRI）检查

Rx 治疗

非药物治疗

- 家庭和学校环境中进行统一的行为训练计划
- 目前已开发出多种治疗方案；很多基于应用行为分析（applied behavioral analysis，ABA）（如离散试验训练）；也有将 ABA 过程与社会情绪发展相结合的方案（如关键反应训练、地板时间、早期丹佛模型）
- 侧重于语言和沟通技能、社会和生活技能发展的特殊教育计划（如 TEACCH）
- 认知行为疗法（cognitive-behavioral therapy，CBT）已被证明可有效改善功能水平较高的 ASD 患者的焦虑症状
- 高度结构化的家庭环境
- 家庭和教师教育；可登录网站：www.autismspeaks.org

常规治疗

- 强迫行为或仪式行为：选择性 5- 羟色胺再摄取抑制剂（selective serotonin reuptake inhibitor，SSRI）、非典型抗精神病药、丙戊酸盐
- 攻击性、易激惹、自伤性行为：非典型抗精神病药（如利培酮）、抗惊厥心境稳定剂、SSRI、β 受体阻滞剂、阿片受体拮抗剂（仅用于自伤性行为）
- 多动、冲动、注意力不集中：中枢兴奋剂、α_2 受体激动剂、非典型抗精神病药
- 焦虑：SSRI、丁螺环酮、米氮平
- 情绪不稳定：丙戊酸盐、卡马西平、锂盐、阿立哌唑
- 抑郁症：SSRI、米氮平
- 紧张症：可使用劳拉西泮，避免使用抗精神病药，因其会使

紧张症加重并导致潜在的恶性风险。如果效果不佳，可采用电休克疗法

- 目前只有利培酮和阿立哌唑被美国食品药品监督管理局（Food and Drug Administration，FDA）批准用于治疗与 ASD 相关的症状
- 表 1-1 总结了用于减轻 ASD 相关特定症状的药物

长期管理

- 对于共病精神障碍的患者，延长使用急性期治疗药物
- 使用药物治疗共患疾病（包括睡眠问题和胃肠道问题）
- 药物治疗是对症治疗，而非治愈性治疗

补充和替代治疗

- 初步证据表明，褪黑素可改善睡眠问题
- 关于补充药物和替代药物（包括营养干预）有效性的严格证据非常有限

预后

- 大多数 ASD 儿童成年后需要一定程度的帮助
- DSM-5 基于社会沟通和局限的重复行为将 ASD 分为 3 个严重级别：1 级（需要支持）、2 级（需要大量支持）和 3 级（需要非常大量的支持）
- 通过早期诊断和适当的治疗 / 支持，对于没有语言和智力障碍的儿童，尽管终身存在症状，预后也很好
- 预后较差的情况包括 4 岁时缺乏共同关注、5 岁时无功能性言语、智力障碍、癫痫、共患躯体疾病或精神综合征，以及普遍缺乏社会联系
- 最佳的预后与早期识别和治疗、口头沟通技能发展、与正常发育的同龄人一起接受正规教育获得认知和行为能力有关

转诊

可能需要其他领域专家在诊断（儿童精神病学家、临床心理学家、遗传学家、儿童神经病学家、生长发育方面的儿科医生）、症状管理（语言病理学家、职业治疗师、临床精神病学家）、家长教育（临床心理学家、精神病学社会工作者）和学校系统干预（教育倡导工作者、律师）方面提供帮助。

表 1-1　用于减轻孤独症谱系障碍相关特定症状的药物

药物	剂量	年龄（岁）	人数	疗效	不良反应
精神抑制剂					
利培酮	0.25 ～ 2.5 mg/d，＜ 20 kg 0.5 ～ 2.5 mg/d，20 ～ 45 kg 0.5 ～ 3.5 mg/d，＞ 45 kg 平均 2.4 mg/d	5 ～ 17	101	减少发怒、攻击行为、自伤、多动	体重增加、食欲增加、短暂镇静
利培酮	儿童 1.2 ～ 2.9 mg/d 平均 2.0 mg/d 成人 2.4 ～ 5.3 mg/d 平均 3.6 mg/d	8 ～ 56	36	减少激惹、多动	食欲增加、体重增加、镇静
利培酮	0.125 ～ 0.175 mg *vs.* 1.25 ～ 1.75 mg *vs.* 安慰剂	5 ～ 17	96	较高剂量可改善整体功能和易激惹	嗜睡、镇静、食欲增加
利培酮	0.01 ～ 0.06 mg/（kg · d） 平均 1.17 mg/d	5 ～ 12	79	减少激惹、多动、不顺从、品行问题	体重增加、短暂嗜睡、心率和血压轻度升高
利培酮	0.5 ～ 1.5 mg/d 平均 1.14 mg/d	2.5 ～ 6	24	对整体孤独症严重程度评分的改善很小	体重增加、催乳素水平增加
利培酮	1.0 ～ 10.0 mg/d	18～43	n=?	减少重复行为、攻击行为、自伤、财产破坏	短暂镇静

续表

药物	剂量	年龄（岁）	人数	疗效	不良反应
阿立哌唑	5 mg/d、10 mg/d 或 15 mg/d	6～17	218	所有剂量均可减少激惹、多动、刻板行为	镇静、EPS、体重增加
阿立哌唑	2～15 mg/d	6～17	98	减少激惹、多动、刻板行为、言语不当、整体改善	催乳素水平下降、体重增加、EPS
阿立哌唑	2～15 mg/d *vs.* 安慰剂	6～17	85	复发的时间无差异	/
阿片受体拮抗剂					
纳曲酮	1.0 mg/（kg · d）	3～8	41	在改善行为和学习方面未优于安慰剂；可改善多动	未优于安慰剂
纳曲酮	1.0 mg/（kg · d），仅用 2 周	3～8	24	沟通能力没有提高	短暂镇静
纳曲酮	40 mg/d 单次剂量	3～7	23	减少多动、提高注意力	未报告
纳曲酮	1 mg/kg 单次剂量	3～7	23	根据教师（而非家长）的报告，可减少多动、提高注意力	无不良反应
5- 羟色胺再摄取抑制剂					
氟伏沙明	平均剂量 276.7 mg/d	18～53	30	减少重复的想法和行为，以及攻击行为；改善社会交流	短暂恶心和镇静
丁螺环酮	2.5 mg 或 5 mg/d	2～6	166	改善重复行为，并非 ADOS 中的所有症状	/

续表

药物	剂量	年龄（岁）	人数	疗效	不良反应
氯米帕明	5 ～ 10 mg/d	8 ～ 17	34	执行功能无改善	腹泻、头痛、疲劳
氟西汀	4.8 ～ 20 mg/d 平均 10.6 mg/d；0.38 mg/（kg・d）	5 ～ 17	39	重复行为略有减少，但整体功能没有改善	需要减少剂量的激越
西酞普兰	2.5 ～ 20 mg/d 平均 16.5 mg/d	5 ～ 17	149	重复行为或整体功能没有改善	精力增加、注意力不集中、冲动、多动、刻板行为、腹泻、失眠、皮肤干燥
中枢兴奋剂					
哌甲酯	0.125、0.25 或 0.5 mg/（kg・d）tid	5 ～ 14	72	减少注意力不集中、随境转移、多动和冲动	易激惹、食欲减退、入睡困难、情绪爆发
哌甲酯	0.25、0.5 mg/（kg・d）	5 ～ 13	33	有助于社会行为	未讨论
哌甲酯	10 ～ 40 LAAM，下午 2.5 ～ 10 mg	7 ～ 13	24	减少多动和冲动行为	食欲减退、失眠
托莫西汀	20 ～ 100 mg/d 平均 44.2 mg/d	5 ～ 15	16	减少多动、冲动、社交退缩	短暂恶心和疲劳

续表

药物	剂量	年龄（岁）	人数	疗效	不良反应
抗癫痫药物					
拉莫三嗪	平均 5.0 mg/（kg · d）	3 ～ 11	28	在破坏性行为和孤独症症状方面，效果未优于安慰剂	冲动、失眠、模仿言语
左乙拉西坦	20 ～ 30 mg/（kg · d）	5 ～ 17	20	破坏行为或易激惹无改善	冲动、激越
丙戊酸钠	500 ～ 1500 mg/d	5 ～ 17	13	减少强迫性重复行为	易激惹、体重增加、冲动
丙戊酸钠	125 mg qd 逐渐滴定至 500 mg bid	5 ～ 17	27	减少激惹	易激惹
布美他尼	0.5 mg bid	3 ～ 11	60	改善孤独症相关行为和整体功能	腹泻、激惹增加

ADOS，孤独症诊断观察表；EPS，锥体外系反应；LA AM，左旋乙酰美沙醇；qd，每日 1 次；bid，每日 2 次；tid，每日 3 次

* 仅包括双盲、随机、安慰剂对照试验

Swaiman KF et al：Swaiman's pediatric neurology，principles and practice，ed 6，Philadelphia，2017，Elsevier.

重点和注意事项

- 没有证据表明儿童疫苗接种与孤独症谱系障碍的发展之间存在联系
- 有证据提示大量患有 ASD 的儿童存在各种医学问题，包括睡眠障碍、胃肠道问题和口腔问题
- 精神疾病共病在患者一生中非常突出，估计患病率为 30% ～ 70%
- 美国预防服务工作组（U.S. Preventive Services Task Force，USPSTF）关于筛查幼儿 ASD 的新建议指出，对于其父母或临床医生未考虑过 ASD 的幼儿，目前的证据尚不足以评估对其筛查 ASD 的利弊平衡
- 一项试验表明，对于内源性催产素基线水平较低的 ASD 儿童，每日鼻喷催产素可改善其社会行为①

推荐阅读

Chen JA et al: The emerging picture of autism spectrum disorder: genetics and pathology, *Annu Rev Pathol* 10:111-144, 2015.

Christensen J et al: Prenatal valproate exposure and risk of autism spectrum disorders and childhood autism, *J Am Med Assoc* 309:1696-1703, 2013.

Hviid A et al: Measles, mumps, rubella vaccination and autism: A nationwide cohort study, *Ann Int Med* 170:513-520, 2019.

Matson JL et al: Autism diagnosis and screening: factors to consider in differential diagnosis, *Res Autism Spectr Disord* 6:19-24, 2012.

Ozonoff S et al: Diagnostic stability in young children at risk for autism spectrum disorder: a baby siblings research consortium study, *J Child Psychol Psychiatry* 56(9):988-998, 2015.

Parker KJ et al: Intranasal oxytocin treatment for social deficits and biomarkers of response in children with autism, *Proc Natl Acad Sci USA* 114:8119, 2017.

Persico AM, Napolioni V: Autism genetics, *Behav Brain Res* 251:95-112, 2013.

Price CS et al: Prenatal and infant exposure to thimerosal from vaccines and immunoglobulins and risk of autism, *Pediatrics* 126:656, 2010.

Young N, Findling RL: An update on pharmacotherapy for autism spectrum disorder in children and adolescents, *Curr Opin Psychiatry* 28(2):91-101, 2015.

① Parker KJ et al：Intranasal oxytocin treatment for social deficits and biomarkers of response in children with autism. Proc Natl Acad Sci USA 114：8119，2017.

第 2 章　精神病
Psychosis

Arnaldo A. Berges

鞠玉朦　译　高雪屏　审校

基本信息

定义

精神病是一种外部现实被错觉和（或）幻觉扭曲的状态（错觉是对客观刺激的错误知觉；幻觉是在缺乏客观刺激的前提下产生的虚假的听觉、视觉、嗅觉、触觉或味觉等）。

精神病是许多精神障碍的关键症状，如短暂性精神病性障碍、妄想性障碍、分裂情感障碍、精神分裂症、分裂样障碍或感应性精神障碍。精神病也可能是心境障碍（抑郁症和双相障碍）演变的一部分，或是潜在躯体疾病的症状表现，也可能是中毒状态（即滥用药物或戒断状态）的表现。

ICD-10CM 编码

F05　非酒精或其他精神活性物质所致的谵妄

F06.0　器质性幻觉症

F09　未指明的器质性或症状性精神障碍

F10.5　由精神活性物质所致的精神病性障碍

F30.2 和 F31.2　伴有精神病的躁狂发作和伴有精神病的双相障碍

F32.3　单次发作、伴严重精神病性症状的重性抑郁

DSM-5 编码

取决于具体的诊断

流行病学和人口统计学

年患病率：4.5/1000。精神病的（人口统计数据）取决于潜在的疾病。

体格检查和临床表现

病史：

- 现病史和既往史对确定潜在的躯体疾病病因很重要
- 用药情况
- 使用毒品或酒精
- 社会和功能损害的识别
- 奇怪或不可预测的行为；患者的行为可能是基于对现实的歪曲解释或虚幻的认知（妄想或幻觉）

精神状况检查：

- 检查以下症状：
  1. 心境障碍：妄想或幻觉通常与心境一致（如抑郁患者的幻听可能是出现声音在评论他是一个多么差劲/糟糕的人）
  2. 多变或混乱的思维模式：通常表现为杂乱无章的言语（包括语词杂拌、思维中断、押韵、音连）或行为
  3. 对问题缺乏自知力
  4. 帕金森病、痴呆的体征

病因学

- 涉及以下因素间的相互作用：
  1. 多巴胺能过度兴奋（特别是在中脑皮质、中脑边缘系统和黑质纹状体系统）
  2. 环境因素、社会因素或童年因素
  3. 遗传易感性

Dx 诊断

评估

- 评估潜在的混杂因素
- 潜在的精神障碍：精神分裂症、重性抑郁、短暂性精神病性障碍、妄想性障碍、分裂情感障碍、分裂样障碍
- 潜在人格障碍：边缘型、偏执型、分裂质、分裂型人格障碍
- 潜在躯体疾病：尿路感染（urinary tract infection，UTI）、人类免疫缺陷病毒（human immunodeficiency virus，HIV）感染/艾滋病、帕金森病、亨廷顿病、麻风病、疟疾、结节病、系统性红斑狼疮、朊病毒病、低血糖、产后状态、脑血管事件、颞叶癫痫、脑肿瘤
- 药物：全身使用类固醇、抗惊厥药、抗帕金森病药物、部分

化疗药物、东莨菪碱

- 潜在痴呆：阿尔茨海默病、路易体痴呆、血管性痴呆
- 非法药物（通常是长期使用；可由中毒或戒断引起）：麦角酸二乙酰胺（lysergic acid diethylamide，LSD）、苯环利定（phencyclidine，PCP）、可卡因、γ-羟丁酸酯（gamma-hydroxybutyrate，GHB；戒断）、酒精、苯丙胺类物质和大麻。新型毒品（如“浴盐”、合成大麻素）可能无法被目前的毒理学实验检测到
- 外伤性脑损伤
- 重症监护病房住院：缺氧、心排血量减少、感染、药物、睡眠剥夺、昼夜周期改变、感觉剥夺或超负荷、疼痛
- 情绪压力

实验室检查

可考虑检查生化指标（血钙）、血常规、尿酸、肝功能、皮质醇、HIV、快速血浆反应素、促甲状腺激素、维生素 B_{12} 和叶酸水平、未结合胆红素、血清抗核抗体（antinuclear antibody，ANA）、血清血管紧张素转化酶、毒理学筛查、腰椎穿刺（lumbar puncture，LP）。

影像学检查

可考虑行胸部 X 线检查（排除结节病样瘤）、脑电图、头颅计算机断层扫描（computed tomography，CT）或 MRI。

Rx 治疗

非药物治疗

- 认知行为疗法
- 社交和行为技能训练
- 疾病自我管理训练
- 考虑到精神病患者相对缺乏抽象思维和自知力，上述策略比精神分析技术更受青睐
- 家庭干预，包括减少情绪表达的教育和策略
- 物质滥用咨询

常规治疗

- 可考虑抗精神病药（第一代或第二代疗效相同，但不良反应

不同）与苯海索等抗胆碱药联合使用，以减少运动功能相关的不良反应；低剂量应能控制第一次发作。在老年患者中应谨慎使用，因为不良反应会限制疗效。第二代抗精神病药从低剂量开始使用同样有效。多种剂型可供选择，如快速注射剂型或口腔崩解片。应获取基线实验室检查结果，包括血脂、血糖 / 糖化血红蛋白、血常规

- 苯二氮䓬类药物可用于严重激越时的非特异性镇静
- 停用违禁药物

长期管理

与第一代抗精神病药相比，第二代抗精神病药可能会降低迟发性运动障碍的发生率，但可能会增加代谢紊乱的发生率。多中心试验显示，第一代和第二代抗精神病药的疗效相似。在选择维持治疗方案时，应考虑经济因素，包括医疗保险处方。

预后

精神病的预后因病因不同而异。一般来说，精神病发作越严重、时间越长，预后越差。

转诊

如果患者症状严重，应入院进行急性稳定治疗，以防止对自身和他人造成伤害，并确保药物的正确使用。

重点和注意事项

- 妄想和（或）幻觉是精神病的特征
- 排除由躯体疾病或药物引起的精神病
- 抗精神病药是急、慢性治疗的主要药物
- 短暂性精神病性障碍［DSM-5 298.8（F23）］（短暂性反应性精神病）是一种对严重应激源的精神病性反应，通常对低剂量神经阻滞剂治疗反应良好
- 老年或智力障碍患者可考虑抗精神病药物的替代治疗（见“非药物治疗”）

相关内容

谵妄（相关重点专题）

推荐阅读

Hackman DT et al: Prescription drug monitoring program inquiry in psychiatric assessment: detection of high rates of opioid prescribing to a dual diagnosis population, *J Clin Psychiatry* 75(7):750-756, 2014.

Leentjens AF et al: Delirium: an evidence-based medicine (EBM) monograph for psychosomatic medicine practice, commissioned by the Academy of Psychosomatic medicine (APM) and the European association of Consultation Liaison Psychiatry and Psychosomatics (EACLPP), *J Psychosom Res* 73(2):149-152, 2012.

Moreno C et al: Psychotic symptoms are associated with physical health problems independently of a mental disorder diagnosis: results from the WHO World Health Survey, *World Psychiatr* 12(3):251-257, 2012.

Wainwright LD et al: What do relatives experience when supporting someone in early psychosis? *Psychol Psychother*, 2014.

第3章 精神分裂症 Schizophrenia

Arnaldo A. Berges

廖梅 译 高雪屏 审校

基本信息

定义

精神分裂症是一种导致思维、感知、言语和行为严重扭曲的精神障碍。精神分裂症的特征包括精神错乱、情感淡漠、社交退缩和认知障碍，这会导致严重的社会功能损害。

同义词

早发性痴呆

ICD-10CM 编码

F20 精神分裂症

F20.0 偏执型精神分裂症

F20.1 青春型精神分裂症

F20.2 紧张型精神分裂症

F20.3 未分化型精神分裂症

F20.5 残留型精神分裂症

F20.6 单纯型精神分裂症

F20.8 其他精神分裂症

F20.9 未特定的精神分裂症

DSM-5 编码

295.90

流行病学和人口统计学

发病率： 0.2‰。

患病率： 0.5%；终身患病率为 0.4%。

好发性别： 男性发病较早，病情较严重。男性患病率约比女性高 1.4 倍。

好发年龄：

- 男性主要在 20 ～ 25 岁发病，女性主要在 25 ～ 29 岁发病
- 阴性症状的发病年龄可能更早（青春期中期）

高峰发病年龄： 16 ～ 30 岁。

遗传学因素：

- 遗传占发病风险的 70%，余 30% 与其他因素有关，如城市环境、移民、吸食大麻
- 一级亲属患精神分裂症的风险是普通人群的 10 倍
- 同卵双胞胎的不一致率高于简单遗传模式下的预期
- 已发现多个与精神分裂症相关的染色体，但并未被重复验证
- 有证据表明，三核苷酸重复扩增（如亨廷顿病）可能在精神分裂症的遗传中起作用

体格检查和临床表现

- 精神分裂症最准确的定义是开始于生命早期，并在一生中缓慢发展的衰退性疾病
- 脑结构成像中常见脑室增大、脑容量和脑皮质灰质减少，以及白质束改变
- 青春期最初的阴性症状（前驱期）为认知能力下降、社交退缩、失去动力和愉悦感、情感表达能力丧失，其经常在正常发育一段时期后出现
- 成年早期可出现精神病和思维障碍的阳性症状，精神病症状在一生中有增有减。通过治疗可以改善阳性症状，但通常对阴性症状作用不大
- 精神分裂症通常还伴有认知障碍，包括注意力、专注力、反应速度、学习、记忆、执行功能（抽象思维、解决问题、做计划）等方面的问题
- 可能有严重的社会和职业功能障碍

病因学

- 关于精神分裂症是神经退行性疾病还是神经发育性疾病尚无定论
- 主流假说是中脑皮质通路异常导致前额叶功能低下继而产生阴性症状。同时，中脑边缘系统通路代偿性过度激活，从而产生阳性症状

Dx 诊断

鉴别诊断

- 当个体持续至少 6 个月（ICD-10 标准为持续至少 1 个月）出现幻觉、妄想、思维障碍、紧张症或阴性症状（如意志减退、快感缺失、社交退缩、情感平淡）可被诊断为精神分裂症
- 任何影响大脑内稳态的疾病、药物或物质都可能引发精神病；与精神分裂症不同的是，其病程相对较短，精神状态的改变提示有谵妄的可能
- 需要排除其他以精神病为首发症状的神经系统疾病（如亨廷顿病）
- 伴有精神病性症状的心境障碍：从横断面上看，其与精神分裂症难以区别，但该病具有包括完全康复在内的纵向病程
- 妄想性障碍包括非怪异的妄想，且缺乏精神分裂症具有的思维障碍、幻觉和阴性症状
- 成人期孤独症在早年发病，无明显的幻觉或妄想

评估

- 病史和体格检查可帮助确定继发性精神病或原发性精神病
- 神经系统检查可发现神经系统软体征（如动作笨拙、皮质拇指征、精细运动功能丧失）

实验室检查

- 没有特定的实验室检查
- 实验室检查（如血生化、血常规、红细胞沉降率、毒理学筛查和尿液分析）可用于排除原发性疾病或中毒状态。请注意，常见的新型毒品可能无法通过常规筛查检测出来

影像学检查

- 初始评估时进行头颅 CT 或 MRI 检查；如果病程超出预期，可重复检查
- 当精神病是由脑病引起时，脑电图节律可能慢化。检查结果可能与使用治疗精神病的常见药物相似

Rx 治疗

非药物治疗

- 大多数精神分裂症患者都需要充分的社会支持，但相关支持服务往往严重不足。精神分裂症患者约占所有无家可归者的 1/3，约占入狱人口的 5%。他们通常需要基本社交、职业和互动技能方面的帮助
- 家庭压力可加速复发和导致再次住院。家庭干预可以降低发病率
- 认知行为疗法可以减轻精神病和阴性症状的严重程度
- 对患者进行疾病管理培训可提高其服药依从性，减轻症状
- 综合治疗包括坚持社区治疗、家庭参与计划和社会技能培训，可以降低精神病和阴性症状的严重程度，减少共病物质滥用，缩短住院时间，提高治疗依从性和对治疗的满意度

常规治疗

- 急性精神病通常可以通过抗精神病药得到充分控制
- 对于非难治性患者，第一代抗精神病药（如氟哌啶醇、奋乃静、氟奋乃静、氯丙嗪）和第二代抗精神病药（如利培酮、奥氮平、喹硫平、齐拉西酮、阿立哌唑、氯氮平、鲁拉西酮）的疗效差异不大。相比于第二代抗精神病药，第一代抗精神病药引起帕金森状态和迟发性运动障碍（迟发性运动障碍的发生率为 15% ～ 30%）的可能性略高。抗帕金森病药物（如苯托品、金刚烷胺）可用于缓解帕金森病。利培酮在预防急性精神病复发方面优于氟哌啶醇
- 如果患者处于激越状态，可短暂使用镇静剂（即苯二氮䓬类药物和程度较轻的巴比妥类药物）。劳拉西泮等苯二氮䓬类药物对于出现紧张症的精神分裂症患者是必不可少的
- 对劳拉西泮无反应的紧张型精神分裂症患者可能需要电休克疗法

长期管理

- 预防复发是治疗的主要目标。患者不依从治疗是常见的，这会导致高复发率。抗精神病药通常必须以控制精神病的相同

剂量继续使用。对于依从性差的患者，可以使用长效注射制剂，每两周、每月或每 3 个月注射 1 次

- 多数患者会频繁更换抗精神病药；抗精神病反应和对特定不良反应的易感性存在相当大的个体差异
- 氯氮平治疗难治性患者比其他药物更有效。然而，它需要监测以防止危及生命的不良反应。由于可增加粒细胞缺乏症的风险，故在治疗期间需要定期监测白细胞计数和中性粒细胞绝对值（absolute neutrophil count，ANC）
- 奥氮平可能比价格较低的第一代抗精神病药更有效，但有大量代谢相关不良反应。鲁拉西酮是一种较新的第二代抗精神病药，其耐受性更好，但需要进行更长期的研究
- 精神分裂症患者中与抗精神病药治疗相关的神经认知改善很小，第一代和第二代抗精神病药没有差别
- 抗帕金森病药可能也需要长期使用
- 在长期服用镇静剂的患者中，多达 30% 的患者会出现迟发性运动障碍（即舌和面部肌肉呈舞蹈样运动，偶可见于其他肌肉群）
- 精神分裂症的阴性症状可类似于抑郁。此外，抑郁障碍也可能发生于精神分裂症患者。抗抑郁药治疗阴性症状通常无效。然而，抗抑郁药可改善合并的抑郁症状
- 心境稳定剂（如锂盐、丙戊酸盐、卡马西平）几乎没有作用，除非患者合并冲动控制障碍
- 物质滥用是超过 1/3 的精神分裂症患者的主要问题，其中超过 1/2 的患者吸烟。不幸的是，这些患者对传统的物质滥用治疗反应不佳，需要专业的“双重诊断”方案和高度结构化的出院后护理
- 特定的抗精神病药（如奥氮平和氯氮平）与体重增加和 QT 间期延长有关。高脂血症和糖尿病与使用第二代抗精神病药有关，高催乳素血症与使用第一代抗精神病药有关（第二代抗精神病药利培酮也可导致高催乳素血症）。氯氮平与粒细胞减少和肠道动力下降有关，可导致肠梗阻。应从开始治疗前定期检查代谢状况与体重
- 精神分裂症患者在一生中的自杀发生率较高，20% 的患者尝试过自杀，5% ～ 10% 的患者自杀死亡。共病物质滥用和绝望感是相关的危险因素。氯氮平能降低精神分裂症患者的自

杀企图

- 多种第一代和第二代抗精神病药有长效注射制剂，这可能有助于解决治疗需要监督时依从性差的问题。目前的制剂可每隔 2 ～ 3 个月注射 1 次。使用长效注射制剂时应考虑经济因素和定期检查的重要性

预后

- 20% ～ 30% 出现阳性症状的精神分裂症患者对可用的治疗没有反应。更高比例的患者因为依从性差而复发
- 50% ～ 70% 患者的职业和社会功能持续恶化由阴性症状造成
- 5% ～ 10% 的精神分裂症患者自杀死亡
- 精神病发作时的社交发展水平最能有力地预测疾病的病程
- 精神分裂症患者的寿命比平均人口减少 12 ～ 15 年，主要是由于缺乏医疗保健的躯体原因或健康危险因素（如吸烟、肥胖）

转诊

- 如果需要住院治疗，需转诊至相关科室就诊
- 如果患者依从性差，需转诊至相关科室就诊
- 如果患者对治疗抵抗，需转诊至相关科室就诊

重点和注意事项

- 将患者的精神病性行为诊断为精神分裂症前，应排除由躯体疾病、药物或物质滥用引起的谵妄
- 在慢性精神分裂症的治疗中，所有抗精神病药的停药率都很高。对于慢性期治疗，奥氮平和氯氮平可能比其他抗精神病药更有效，但其有明显的不良反应
- 大多数精神分裂症患者需要大量社会支持。非药物治疗应与药物治疗相结合

推荐阅读

Hackman DT et al.: Prescription drug monitoring program inquiry in psychiatric assessment: detection of high rates of opioid prescribing to a dual diagnosis population, *J Clin Psychiatry* 75(7):750-756, 2014.

McDonagh MS et al: *AHRQ comparative effectiveness reviews. Treatments for schizophrenia in adults: a systematic review*, Rockville (MD), 2017, Agency for Healthcare Research and Quality (US).

Rosenheck RA et al: Long-acting risperidone and oral antipsychotics in unstable schizophrenia, *N Engl J Med* 364:842-851, 2011.
Sin J, Norman I: Psychoeducational interventions for family members of people with schizophrenia: a mixed-method systematic review, *J Clin Psychiatry* 74(12):e1145-e1162, 2014.
Tiihonen J et al: Real-world effectiveness of antipsychotic treatments in a nationwide cohort of 29823 patients with schizophrenia, *JAMA Psychiatry* 74(7):686-693, 2017.

第 4 章　科萨科夫精神病
Korsakoff Psychosis

Angad Jolly，Joseph S. Kass，Alexandra Boske
李卫晖　译　高雪屏　审校

基本信息

定义

科萨科夫精神病（Korsakoff Psychosis，KP）是一种由缺乏维生素 B_1 引起的陈述性学习和记忆障碍，在工业化国家中主要（90%）继发于慢性酒精滥用。KP 通常（但并非总是）紧随韦尼克（Wernicke）脑病出现。

同义词

科萨科夫综合征
韦尼克-科萨科夫综合征
酒精性多神经炎性精神病

ICD-10CM 编码

F10.96　饮酒，未特定的酒精引起的持续性遗忘症

流行病学和人口统计学

- 由于患者营养状况的改善和卫生专业人员认识的提高，KP 的发病率正在下降
- 多见于男性
- 平均发病年龄为 30 ～ 70 岁

体格检查和临床表现

- 顺行性记忆受损是其核心特征，通常逆行性记忆也有不同程度的损害
- 在神经精神病学试验中，远期记忆相对较少受到损害
- 常见虚构症（伪造记忆以填补记忆存储空白）
- 严重的陈述性遗忘症和伴随的执行功能缺陷会导致自主性受损

病因学

KP 是维生素 B_1 缺乏的结果。维生素 B_1 缺乏常见于慢性酒精中毒和其他营养不良人群（厌食症、减肥手术、恶性肿瘤），也可能由长时间输注含有葡萄糖的液体而未补充维生素 B_1 引起。

Dx 诊断

鉴别诊断

- 影响颞叶或海马的卒中、外伤或肿瘤
- 脑缺氧
- 短暂性全面遗忘
- 多种原因引起的痴呆

评估

对慢性酒精中毒和营养不良人群应保持高度怀疑。

实验室检查

- 血常规
- 血生化
- 硫胺素焦磷酸替代治疗前后红细胞硫胺素转酮酶的浓度

影像学检查

头颅 MRI 可在间脑和中脑显示非特异性 T2 高信号，但非病理性。MRI/CT 可能有助于排除其他诊断。

Rx 治疗

非药物治疗

可能需要监督。

- 急性期治疗：所有临床怀疑患有韦尼克脑病（Wernicke encephalopathy，WE）的患者均应开始治疗。所有存在 WE 风险的患者在服用葡萄糖前应先补充维生素 B_1，以免发生科萨科夫综合征
- 患有 WE 的酗酒者：500 mg 盐酸硫胺素（溶于 100 ml 生理盐水中）静脉输注 30 min 以上，每日 3 次，持续 2 ～ 3 d

- 如果观察到有反应，则继续每日静脉输注或肌内注射 250 mg 盐酸硫胺素，直至临床改善停止
- 患有 WE 的非酗酒患者：200 mg 盐酸硫胺素（溶于 100 ml 生理盐水中）静脉输注 30 min 以上，每日 3 次，持续 2 ～ 3 d
- 静脉输注镁剂时必须同时输注维生素 B_1
- 静脉输注盐酸硫胺素的不良反应包括全身瘙痒、短暂的局部刺激，罕见过敏反应或类过敏反应

长期管理

WE 患者完成静脉输注治疗后的推荐口服剂量：维生素 B_1 30 ～ 100 mg，每日 2 次，用于长期替代治疗。

- KP 患者很少康复；因此，与长期护理机构相比，必须考虑在家中提供额外的支持和监督的需要

转诊

- 可转诊至神经内科以确认诊断并排除其他原因
- 可转诊至相应专科进行神经精神病学测试，以评估基线功能和进一步恶化情况

重点和注意事项

专家点评

- KP 经常被误诊或漏诊
- 即使在“康复”的患者中，记忆问题也可能持续存在
- 即使临床症状不明显，也应给予高危患者中维生素 B_1 替代治疗
- 长期使用含葡萄糖的静脉输液而不补充维生素 B_1 可能会导致 KP
- 加强程序记忆和鼓励程序学习有助于恢复患者的部分自主性

相关内容

酒精使用障碍（相关重点专题）

谵妄（相关重点专题）

维生素缺乏症（低维生素血症）（相关重点专题）

韦尼克综合征（相关重点专题）

推荐阅读

Oudman E et al: Procedural learning and memory rehabilitation in Korsakoff's syndrome: a review of the literature, *Neuropsychol Rev* 25:134-148, 2015.

第 5 章　寄生虫妄想症
Delusional Parasitosis

Anthony Gallo

刘帮杉　译　高雪屏　审校

基本信息

定义

寄生虫妄想症是一种固定的信念，其特征是个体具有自身皮肤被昆虫、蠕虫或其他活体生物寄生的先占观念。

同义词

莫吉隆斯病（Morgellons disease）

埃博姆病（Ekbom disease）

ICD-10CM 编码

F22　妄想性障碍

DSM-5 编码

297.1　妄想性障碍

流行病学和人口统计学

发病率：未知。

发病高峰年龄：老年发病率较高。

患病率：该病罕见。患病率估计为 8/1 000 000，呈双峰分布，即 20 ～ 30 岁和 50 岁以上人群患病率最高。

好发性别和年龄：50 岁以下人群中，男女性比例约为 1∶1；50 岁以上人群中，好发于女性，男女性比例为 1∶3。

遗传学因素：未知。

危险因素：与寄生虫妄想症患者关系密切的个体中有 5% ～ 15% 会出现感应性妄想性障碍。

体格检查和临床表现

- 患者主诉其皮肤（有时也包括黏膜组织）内有活体生物寄生

- 患者常就诊于某些专科医师，如皮肤科医师、过敏症专科医师、传染病学专家等
- 患者可能会携带皮肤或头发样品就诊，并声称他们在显微镜下检查了这些组织并在其中发现了生物。这些样品常被装于火柴盒（“火柴盒征”）或包裹在塑料袋中（Saran 征），这种表现被统称为“标本征”
- 皮肤可有抓痕

病因学

未知：目前被认为由脑内多巴胺能通路介导，因为已知其他精神病性障碍均与多巴胺能通路异常有关，且使用可卡因可导致蚁走感样症状。

Dx 诊断

鉴别诊断

- 原发性精神障碍（包括蚁走感），患者感到其皮肤上有虫子在爬或被咬，但他们对病因无妄想性信念
- 应考虑物质滥用的可能。有个案报道使用可卡因和苯丙胺可导致此类妄想
- 注意与由原发性心境障碍（如重性抑郁障碍）所导致的妄想症状相鉴别
- 神经精神疾病：维生素 B_{12} 缺乏、痴呆、糖尿病神经病变、心血管疾病、多发性硬化、甲状腺功能亢进和脑损伤均可导致类似妄想
- 需评估其他躯体疾病，如严重贫血、有机磷中毒、原发性皮肤病变、表现为皮损的全身疾病、感染。有病例报告显示寄生虫妄想症可由带状疱疹诱发
- 多巴胺能药物（如用于治疗帕金森病的药物）可能引起此类症状

评估

- 皮肤活检可排除疱疹样皮炎（尽管许多患者在初级医疗机构和皮肤科医生处已进行多次皮肤活检）
- 矿物油制剂可以排除疥疮，显微镜检查可排除虱病

- 详细而全面的病史采集可能使患者的信念固化，使其难以接受阴性的检查结果

实验室检查

- 瘙痒症状相关检查：铁代谢、肝功能、血常规、尿酸、促甲状腺素、血生化、叶酸、维生素 B_{12}
- 腰椎穿刺（尤其是高度怀疑多发性硬化时）
- C 反应蛋白（尤其是怀疑有炎症性 / 感染性病因存在时）
- 尿液毒理学筛查以评估物质滥用情况

影像学检查

- 头颅 CT，无需增强扫描
- MRI
- 部分患者可见皮肤下有来自环境中的细丝状物

Rx 治疗

- 65% ～ 75% 的患者使用抗精神病药后可获得部分或完全缓解
- 通常首选匹莫齐特（Orap），尽管其可导致 QTc 间期延长
- 多项研究探索了第二代抗精神病药治疗寄生虫妄想症的效果。小样本研究显示这类药物均具有一定的效果，但会导致体重增加和代谢综合征
- 大量抗精神病药均有黑框警示，它们可能增加老年人的猝死风险；对于有 QTc 间期延长的患者，必须严密监测
- 考虑到上述问题，治疗前需进行仔细的风险-获益评估，包括争取老年患者家庭成员的协助

非药物治疗

- 考虑到这种信念的顽固性，患者常拒绝转诊至精神卫生领域专家处
- 不应用“以防万一”的理由推荐使用抗寄生虫药（如氯菊酯），因为这可能强化患者的妄想性信念
- 反复就诊可能有助于医务人员向患者提供保证而阻止进一步检查所带来的伤害

常规治疗

抗精神病药见表 5-1。

表 5-1　抗精神病药

抗精神病药	剂量
氟哌啶醇	0.5 ～ 10 mg po bid
匹莫齐特	2 ～ 12 mg po q_{AM}
奋乃静	4 ～ 16 mg po tid
奥氮平	2.5 ～ 10 mg po bid
阿立哌唑	2.5 ～ 20 mg po q_{AM}
喹硫平	12.5 ～ 200 mg po bid
齐拉西酮	20 ～ 80 mg po bid
利培酮	0.5 ～ 3 mg po bid

po：口服；bid：2 次 / 日；q_{AM}：每日晨起

补充和替代治疗

无证据表明补充和替代治疗对该病有效。

转诊

转诊至精神科相关领域专家门诊可能会有帮助，但患者常拒绝。

预防

尚无有效的预防措施。

患者和家庭教育

心理教育可能对患者和家庭有帮助，尽管患者可能会排斥此类干预。

相关内容

酒精滥用（相关重点专题）
可卡因过量（相关重点专题）
谵妄（相关重点专题）
精神分裂症（相关重点专题）

推荐阅读

Locala JA: Ch 62. Dermatology. In Fogel BS, Greenberg DB, editors: *Psychiatric care of the medical patient*, Oxford, 2015, pp 1279-1292.

Lopez O et al: Delusional parasitosis as a treatment complication of Parkinson disease, *Psychosomatics* 56(6): 696-699, 2015.

第 6 章　紧张症
Catatonia

Gregory L. Fricchione

鞠玉朦　译　高雪屏　审校

基本信息

定义

紧张症是指以僵住、蜡样屈曲、木僵或精神运动性激越、缄默与违拗症（对立）为特征的意志紊乱的精神运动综合征，伴有如作态、装相、鬼脸、刻板行为、模仿现象等行为症状。筛查与严重性评分量表［如 Bush-Francis 紧张症评分量表（Bush-Francis Catatonia Rating Scale，BFCRS）］和 DSM-5 常用于诊断。紧张症是一种独立的综合征，可与多种精神障碍和躯体疾病共存。

同义词

紧张性木僵
紧张性兴奋
精神分裂症性僵住
精神分裂症性紧张症
精神分裂症性蜡样屈曲

ICD-10CM 编码

F06.1　由已知生理障碍导致的紧张症；紧张症伴有另一种精神障碍
F20.2　紧张型精神分裂症
R40.1　未特定的紧张症；紧张性木僵

DSM-5 编码

293.89　一般躯体疾病导致的紧张症

在 DSM-5 中，标注“伴紧张症”可用于精神分裂症、分裂情感障碍、精神分裂样精神病、短暂性精神病和物质滥用所致的精神障碍。也可用于重性抑郁症、Ⅰ型和Ⅱ型双相障碍的当前或最近的严重抑郁或躁狂发作中。根据 DSM-5 可诊断未特定的紧张症。

在 DSM-5 中，以下 12 种症状中必须出现 3 种可诊断紧张症：

- 木僵：没有或很小的精神运动性反应
- 僵住：被动的强直性抵抗重力姿势
- 缄默：没有或很小的言语反应
- 蜡样屈曲：在轻微抵抗后保持身体姿势不变
- 违拗：对指示抗拒或无反应
- 体态：自发主动地维持对抗重力的姿势
- 造作：奇怪、矫揉造作的行为
- 刻板行为：频繁、重复、无目标指向的动作
- 激越：无外界刺激下出现的精神运动增强
- 扮鬼脸：面部表情扭曲
- 模仿言语：模仿他人言语
- 模仿动作：模仿他人动作

流行病学和人口统计学

发病率：为期 1 年的精神科住院患者前瞻性研究显示，紧张症主要发生于急性精神障碍住院患者中，发病率约为 10%，范围为 5% ～ 20%。

患病率：紧张症在急性精神障碍患者中的患病率为 9% ～ 17%，木僵型紧张症是最常见的亚型。紧张性兴奋在急症住院的躁狂患者中的发病率为 15% ～ 25%。高达 17% 的孤独症谱系障碍成人患者和 30% 的谵妄患者中有紧张症的征象。在电休克治疗（electric shock therapy，ECT）或肌酸激酶升高的患者中，紧张症的患病率为 23.9%。

遗传学因素：紧张症的家族聚集现象提示其具有一定的遗传度，但不符合经典的孟德尔遗传方式。研究显示，周期性紧张症具有家族聚集性且与 15 号染色体基因连锁有关。染色体 22q11.2 缺失综合征的患者（包括 DiGeorge 综合征和腭心面综合征等）均有罹患紧张症的风险。染色体 22q11.2 缺失综合征和紧张症均与多巴胺（dopamine，DA）、γ - 氨基丁酸（gamma-aminobutyric acid，GABA）和谷氨酸系统功能紊乱有关。髓鞘碱性蛋白 $Mbp^{+/-}$小鼠可出现迟发性紧张症，而缺失 2′ 3′ - 环核苷酸 3′ - 磷酸二酯酶（*Cnp*）的小鼠会出现髓鞘缺陷，引起变性、神经炎症，最终导致紧张症。在人类 *Cnp* 模型中，单核苷酸多态性 rs20270106 A 等位基因纯合子患者 *Cnp* 的 mRNA 表达下降，从而对紧张症易感，提示与小胶质细胞激活相关的少突胶质细胞功能障碍可能增加对紧张症的易感性，在携带 *Cnp* rs20270106-AA 的精神分裂症患者中也有此作用。

危险因素：见表 6-1。

表 6-1　紧张症的危险因素

- 紧张症发作史
- 现有或既往有锥体外系症状
- 伴精神运动性抑制或兴奋的心境障碍
- 孤独症谱系障碍
- 癫痫、偏头痛、脑电图显示癫痫样活动
- 额叶、基底神经节、脑干、脑桥或小脑疾病
- 脱水
- 近期体重减轻
- 使用降低癫痫发作阈值的药物
- 使用多巴胺阻滞剂
- 5- 羟色胺能药物
- 使用可卡因
- 酒精、苯二氮䓬类药物或其他 GABA 能药物戒断
- 长期使用抗胆碱药近期停药或剂量减少
- 低钠血症、低镁血症
- 血清铁浓度低
- 围产期感染性疾病
- MRI 检查提示扣带回–额叶–顶叶皮质–纹状体–丘脑–皮质环路病变

GABA，γ- 氨基丁酸

Adapted from Fink M，Taylor MA：Catatonia：a clinician's guide to diagnosis and treatment. New York，2003，Cambridge University Press.

体格检查和临床表现

紧张症是一种神经精神综合征，包括一系列精神运动体征与症状，可导致运动与行为异常。自 Kraepelin 医生之后，紧张症常被作为精神分裂症的同义词，直到 20 世纪 90 年代。在 DSM-5 中，紧张症被认为是由躯体或精神疾病导致，或未特定的（如复发性特发性紧张症）。目前认为心境障碍（如重性抑郁和双相障碍）常伴有紧张症。

紧张症的亚型包括：紧张性退缩或紧张性木僵，其特征为运动性静止、凝视、缄默、强直、退缩和绝食，伴随怪异行为（如作态、鬼脸、违拗、蜡样屈曲、模仿现象、刻板行为、言语重复、自动服从）；兴奋性紧张症，以无目的的过度活动为特征，包括语无伦次的演说、思维跳跃、言语重复、定向障碍 / 意识错乱和虚构症；**恶性紧张症**，紧张症的典型表现伴随发热与自主神经功能障碍。一些专家将紧张症描述为精神运动减退（僵直）、增加（兴奋）或异常模式。恶性紧张症的致病率和死亡率增加。恶性紧张症的一个特例是神经阻滞剂恶性综合征，可由多巴胺阻滞剂、多巴胺戒断或 GABA-A 受

体激动剂诱导。另一种亚型为躁狂性谵妄或谵妄性躁狂，兴奋性紧张症与恶性紧张症的特点共存。周期性紧张症表现为木僵与兴奋症状交替。

病因学

尽管紧张症是一种具有多种病因和病理生理学的异质性疾病，但髓鞘改变可能是最终的共同途径：从先天性神经炎症级联反应开始，其中涉及扣带回-额顶区域中的小胶质细胞增生，进而影响基底神经节运动功能。病因见表 6-2。

表 6-2　紧张症的病因

原发性精神疾病
- 心境障碍
- 精神分裂症
- 孤独症谱系障碍
- 急性精神病
- 转换障碍
- 分离障碍
- 强迫症
- 人格障碍

继发性神经系统疾病
- 脑血管疾病
- 其他中枢神经系统疾病
- 肿瘤
- 中毒
- 感染
- 副肿瘤性脑炎和自身免疫性脑炎（特别是抗 NMDA 受体抗体脑炎）
- 代谢性病因和其他原因
- 药物相关：多巴胺阻滞剂（他克莫司、双硫仑和苯环利定）等多种药物诱导；停用多巴胺激动剂和其他抗帕金森病药物、GABA-A 激动剂及氯氮平可导致紧张症
- 特发性疾病

GABA，γ-氨基丁酸；NMDA，N-甲基-D-天冬氨酸

Dx 诊断

紧张症可导致躯体并发症，致病率与死亡率高，因此快速诊断与治疗是首要任务。尽管对该病有了更好的认知和治疗，恶性紧张

症的死亡率仍为 9% ～ 10%。潜在的躯体并发症见表 6-3。

表 6-3　紧张症的躯体并发症

单纯非恶性紧张症	• 弥散性血管内凝血
• 误吸	• 心电图改变
• 烧伤	• 步态异常
• 恶病质	• 胃肠道出血
• 脱水	• 肝细胞损伤
• 肺炎	• 低血糖
• 肺栓塞	• 假性肠梗阻
• 深静脉血栓形成	• 喉痉挛
• 尿潴留及后遗症	• 心肌梗死
恶性紧张症	• 坏死性小肠结肠炎
• 急性肾衰竭	• 呼吸停止
• 急性呼吸窘迫综合征	• 横纹肌溶解
• 心脏停搏	• 癫痫发作
• 潮式呼吸	• 脓毒症
• 死亡	• 对疼痛无反应
• 肌肉痉挛导致吞咽困难	

鉴别诊断

- **闭锁综合征：** 与桥脑病变相关，可通过患者常试图用眼神进行交流来区分。持续性植物状态的患者也可表现为紧张症
- **僵人综合征：** 是一种自身免疫疾病，在重度压力下表现为严重的下肢痉挛性僵硬，可能与紧张性姿势相似，但患者能诉说及描述他们的痛苦
- **锥体外系帕金森病或迟发性肌张力障碍：** 可能会有明显震颤但无违拗，无怪异的紧张型精神运动症状
- **非惊厥性癫痫持续状态：** 可表现出紧张样状态，脑电图对于准确诊断和及时处理至关重要，从而最大限度地减少认知损害
- **运动不能性缄默：** 一种由神经系统损伤引起的意志缺乏综合征的一种极端形式，可被定义为紧张症的一种类型
- **低活动性谵妄：** 可能与紧张症重叠或共存。确认谵妄患者没有共患紧张症非常重要，因为镇静剂会加重单纯性紧张症，导致恶性紧张症

评估

评估见表 6-4，诊断检查见表 6-5。

表 6-4　基于 Bush-Francis 紧张症评分量表的紧张症检查

1. 在尝试进行交流时观察（缄默症）
2. 夸张地搔抓你的头或擦你的鼻子（模仿动作）
3. 检查是否强直，试着重摆姿势（蜡样屈曲），并边指示患者“保持手臂放松”边用或轻或重的力量移动其手臂（非自主抗拒）
4. 嘱患者伸直手臂；将你的手指放在患者手部下方，指示患者“不要让我举起你的手臂”，然后试着用你的手指慢慢抬起患者的手臂（检查是否如安格普台灯一样，可调节其灯臂的角度）
5. 伸直你的手，并告知：“不要握我的手”（矛盾意向）
6. 把手伸进口袋并告知：“伸出你的舌头，我想在上面插根针（或我想用我的笔在上面写东西）”（自动服从）
7. 检查抓握反射
8. 检查 24 h 前的量表或报告
   检查口服用药情况、生命体征和行为改变或事故
9. 每日观察患者活动、异常动作、异常言语、模仿动作、强直、违拗、蜡样屈曲、非自主抗拒、被动服从（只需轻微的外力就可使患者肢体移动到任意位置）、矛盾意向、自动服从与抓握

Adapted from Bush G，Fink M，Petrides G，Dowling F，Francis A：Catatonia I：rating scale and standardized examination. Acta Psychiatr Scand 93：129-136，1996.

表 6-5　紧张症的检查

- 脑电图
- 神经影像学检查
- 常规血液检查，包括肌酸激酶和血清铁水平和其他血液检查
- 尿液肌红蛋白检查
- 有指征提示的 Wilson 病铜蓝蛋白检查
- 有指征提示的脑脊液分析，包括自身免疫性边缘系统脑炎的抗体滴度检查

实验室检查

发热与自主神经系统亢进，白细胞增多，血钠降低，体重减轻（3 周内减轻＞5%，6 个月内减轻＞20%），血清铁水平低下，肌酸激酶升高，脑脊液细胞增多，血清铜蓝蛋白水平低，肌红蛋白尿，脑电图结果符合紧张症（如广泛或局限性的慢波、癫痫样活动）。

影像学检查

- MRI：中脑额叶溶解与额叶皮质病变有关，特别是眶额叶皮质和前扣带回皮质，以及基底节丘脑-皮质环路、顶叶皮质、脑桥和小脑
- 单光子发射计算机断层成像（single photon emission computed tomography，SPECT）：额顶叶灌注不足，左侧＞右侧

Rx 治疗

非药物治疗与管理

- 管理包括早期识别、密切观察、生命体征监测
- 支持治疗很关键：维持水和电解质、营养、能量平衡；抗凝治疗；肺栓塞、深静脉血栓形成与误吸的预防措施
- 停用抗精神病药或其他药物（如甲氧氯普胺），它们可能会引发或恶化紧张症
- 重新服用最近停用的多巴胺激动剂、抗帕金森病药与苯二氮䓬类药物，尤其对于帕金森病患者
- 如出现恶性紧张症，应采取支持性措施（如冷却毯、静脉补液、降压药）

常规治疗（表 6-6）

长期管理：维持药物治疗或电休克治疗，并密切随访精神疾病的复发情况。

预后

预后因治疗反应而异。由于劳拉西泮和电休克治疗的有效率较高（65% ～ 85%），许多患者治疗后可康复回家。一些反应不佳的慢性紧张症患者需要长期护理。

重点和注意事项

- 单纯性紧张症患者使用镇静剂常会出现神经阻滞剂恶性综合征
- 一旦进展为恶性紧张症（紧张症伴自主神经功能不稳定与发热），死亡风险可增加
- 使用神经阻滞剂的恶性紧张症患者有更高的死亡风险

表 6-6 紧张症的治疗方法

• 若无禁忌证，可进行劳拉西泮药物治疗试验，给予 2 mg IV 并观察效果；若无效，3 h 后重复 1 次；若仍无效，可在 3 h 后再重复 1 次，24 h 共给予 6 mg。在得出无疗效的结论前，特别是观察到部分改善的情况下，可增加到 20 mg/d，分次给予
• 对在治疗第 1 天出现部分改善的患者，可以继续给予 2 mg IV q8 h，共 3 ～ 4 d，若获益大于风险，可以继续治疗更长时间，以维持所达到的改善水平，特别是紧张症已持续＞ 1 个月时
• 紧张症缓解后，可转为舌下或口服分次服用，这通常能维持疗效，虽然偶有患者需要重新制订 IV 的剂量
• 紧张症缓解后，基于病因学的精神病依然存在，有时患者需要谨慎使用非典型抗精神病药。如果情况允许，通常可以使用低效价非典型抗精神病药（如奥氮平或阿立哌唑），同时继续使用劳拉西泮缓解紧张症和 NMS 的复发
• 非常重要的是，对于需要应用神经阻滞剂且具有紧张症素质的患者，可以使用苯二氮䓬类药物直至其紧张症的发生风险降低至可接受的水平
• 如果患者病情未好转：①联合金刚烷胺试验：100 mg/d 每 3 日滴定 1 次直至剂量增至 400 mg/d（分次使用）。②联合美金刚胺试验：10 mg/d，共 3 ～ 4 d，若无效，增加剂量至 10 mg bid。③联合托吡酯试验：100 mg bid 增至 200 mg bid。④多巴胺激动剂试验［溴隐亭 2.5 mg bid 至 tid 增至 45 mg/d，卡左双多巴控释片（息宁）、利舒脲与普拉克索均有成功的报道］。唑吡坦 5 ～ 10 mg PO，如果可行，可被用于测试紧张症的反应
• 恶性紧张症可使用劳拉西泮试验。如果仍有紧张症状，ECT 通常能够挽救生命，应在发病的第 5 天前开始治疗。如果无法进行 ECT 或替代决策人拒绝使用，可尝试多巴胺激动剂联用或不联用丹曲林（100 ～ 300 mg/d，分次使用，以 1 ～ 2.5 mg/kg IV 起始）；当酸中毒、强直和发热得到缓解时，可调整为 1 mg/kg IV q6 h×48 h；进一步改善后，逐渐减量至 q12 h，然后 1 mg/（kg · d）共 8 d
• 对于紧张性兴奋（谵妄性躁狂）：首先考虑劳拉西泮和 ECT；然后考虑劳拉西泮和奥氮平、劳拉西泮和丙戊酸盐或卡马西平
• 对于继发于自身免疫性脑炎（如抗 NMDA 受体脑炎）的紧张症，应给予抗感染治疗：类固醇、静脉注射 Ig、利妥昔单抗、环磷酰胺、血浆置换

bid，每日 2 次；ECT，电休克治疗；Ig，免疫球蛋白；IV，静脉注射；NMDA，N- 甲基 -D- 天冬氨酸；NMS，神经阻滞剂恶性综合征；PO，口服；tid，每日 3 次

Adapted from Fricchione G，Beach S：Cingulate aspects of catatonia and treatment. In Vogt B（ed）：Cingulate cortex. New York，2019，Elsevier.

- 病史为 1 个月以下的紧张症通常更易治疗
- 在尝试药物治疗时，比较谨慎的做法是向监护人介绍电休克治疗的必要性并获得其知情同意

预防

高风险人群使用多巴胺阻滞剂和 GABA-A 阻滞剂时应谨慎。

患者和家属教育

详见宾夕法尼亚州立大学紧张症信息中心网站（http://www.catatonia.org；Amdrew Franciw，PhD，MD，Director）。

相关内容

血清素综合征（相关重点专题）

抗精神病药恶性综合征（相关重点专题）

推荐阅读

American Psychiatric Association: In *Diagnostic and statistical manual of mental disorders*, ed 5, Arlington, 2013, American Psychiatric Association (DSM-5).

Bush G, Fink M, Petrides G, Dowling F, Francis A: Catatonia I: rating scale and standardized examination, *Acta Psychiatr Scand* 93:129-136, 1996.

Caroff SN, Mann SC, Francis A, Fricchione GL, editors: *Catatonia. from psychopathology to neurobiology*, Washington, DC, 2004, American Psychiatric Publishing Inc.

Fink M, Taylor MA: *Catatonia: a clinician's guide to diagnosis and treatment*, NY, 2003, Cambridge University Press.

Fricchione G, Beach S: Cingulate aspects of catatonia and treatment. In Vogt B, editor: *Cingulate Cortex*, NY, 2019, Elsevier (in press).

Rosebush PI, Mazurek MF: Catatonia and its treatment, *Schizophr Bull* 36:239-242, 2010.

Walther S, Stegmayer K, Wilson JE, Heckers S: Structure and neural mechanisms of catatonia, *Lancet Psychiatry* 6:610-619, 2019.

第 7 章 做作性障碍（包括孟乔森综合征）Factitious Disorder（Including Munchausen Syndrome）

Christina D. Scully，Dwayne R. Heitmiller

鞠玉朦 译 李则宣 审校

基本信息

定义

根据 DSM-5，做作性障碍是指个体出于明确的欺骗意图而假装躯体和心理异常征象或症状，或者诱导自我伤害或患病。个体在他人面前表现为患病、受到损害或受到伤害，并通过撒谎、模拟（如将血液滴入尿液样品）或制造疾病（如注射细菌或服用药物）来产生体征或症状。其主要目的是实现其患者的角色，即使在没有明显的外部犒赏（如获得金钱或毒品）的情况下，这种行为也会持续下去。虽然这种行为本身是有意识的，但其潜在的动机是无意识的。人们对于做作性躯体障碍的了解更多。

患者可能会寻求医学检查和治疗，包括有创诊断性检查或手术。孟乔森综合征是指最严重的做作性躯体障碍，其特征是夸张的谎言（假性幻想）、社会性病态、辗转就医和寻求患者角色。

同义词

- 孟乔森综合征（严重的做作性障碍）
- 孟乔森代理综合征［在另一个人（通常为儿童）身上制造的做作性障碍］
- 医院成瘾综合征
- 暗中制造的疾病（Surreptitious illness）

ICD-10CM 编码

F68.10 故意制造或假装躯体或心理症状或残疾（做作性障碍）

DSM-5 编码

300.19 做作性障碍

流行病学和人口统计学

发病率（美国）：未知。

患病率（在美国）：可能因为存在隐瞒情况而被低估，但估计为 0.5% ～ 2%。

好发性别：具有变异性。以心理症状为主的亚型男性＞女性；以躯体症状为主的亚型女性与男性之比为 3∶1。孟乔森综合征男性＞女性，孟乔森代理综合征多为年轻女性。

好发年龄：30 ～ 40 岁。

发病高峰：30 ～ 40 岁。

遗传学因素：尚不清楚有无遗传易感性。

体格检查和临床表现

- 患者前后不一致或故意误导，并拒绝让医务人员获得外部记录
- 相对于疾病的自然病程，患者的临床表现不典型（如感染症状对多个疗程的恰当的抗生素治疗无反应）
- 检查、会诊、内科和外科治疗均无效，而且常与患者提供的病史相矛盾
- 疾病表现可能是严重和戏剧性的，超出可能的预期
- 在预定的出院日前，患者可能预期有病情恶化或报告病情恶化
- 反对精神科咨询

病因学

- 显著的儿童期病史；创伤经历（如目睹暴力以及躯体、情感或性虐待）可能是该病的易感因素
- 人格障碍和心理动力学因素常在该病的发病和维持中发挥重要作用

Dx 诊断

该病的诊断为排除性诊断。需证明在没有任何明显的外部犒赏的情况下，个体暗中进行曲解、模仿或制造疾病 / 伤害的体征和症状。早期诊断有助于避免可导致医源性损伤的大量不必要的检查。

有可能直接观察到捏造病情、存在与实验室检查结果相矛盾的体征或症状、对治疗的非生理性反应、捏造病情的实物证据（如床边的注射器）、反复出现的疾病恶化模式或不符合预期的自然病程。框 7-1 描述了增加做作性障碍可能性的线索。

框 7-1　增加做作性障碍可能性的线索

好发于女性
既往有医疗行业就业经历，使个体对相关术语有不同寻常的掌握，且能接触到医学设备和用品
经历过多次手术和多种医疗程序的干预
无法解释的实验室检查结果
病史中的特定方面缺乏一致性并令人难以置信
曾就诊于≥3个医学中心（因同样的症状）或曾就诊于著名的转诊中心（如梅奥诊所和克利夫兰医学中心）（尽管路途遥远）
有物质滥用史或有精神障碍病史
既往史中的细节含糊不清和（或）不愿医生查看既往的医疗记录

From Feldman M，Friedman LS，Brandt LJ：Sleisenger and Fordtran's gastrointestinal and liver disease，ed 10，Philadelphia，2016，Elsevier.

鉴别诊断

- 原发性躯体疾病
- 躯体症状障碍：非故意产生
- 转换障碍
- 常见自伤行为的疾病（如边缘型人格障碍），其目的是自我伤害而不是为了获得患者角色
- 诈病：有明确的继发获益的动机意识（如获得经济利益或逃避不愿承担的责任）

评估

- 由提供的主诉来决定相应的检查。临床表现与已知病因不一致可作为合理的怀疑指标
- 关于怀疑自我诱导或假装的疾病，框 7-2 总结了相应的支持或确认方法

实验室检查

- 实验室检查结果经常发现矛盾之处
- 实验室检查结果异常可能反映有潜在的虚假行为（如偷偷服用呋塞米而出现低钾血症，或者直接从血尿患者的导尿管中获取尿液样本）

框 7-2　用以支持或确认怀疑为自我诱导或假装疾病的方法

如果合适的话，回顾既往的医疗记录并与患者以前的医生及其家属讨论病情。找出有差异和不一致之处，并对源于患者角色的获益带来的影响进行评估。询问患者的心身疾病、精神科治疗史、自杀企图、生活应激、童年期虐待、婚姻 / 性相关问题、进食障碍等。在辨识互相矛盾的病案资料方面，可接触患者诸多记录的法医顾问能够提供特别的帮助

回顾既往的活检标本，寻找伤口中的异物材料、结肠黑色素沉着病及其他线索

通过精神病学评估来帮助确定患者是否有人格障碍或精神障碍，如果没有人格障碍或精神障碍，则做作性障碍的可能性不大。精神科医生不应试图在一开始就能发现患者的无意识动机（这种动机可能促进其实现患者角色）

如果症状和体征可由患者私自服用药物和毒物来解释，应进行相应的药物和毒物筛查。甚至在没有肾病或电解质异常的情况下，也要考虑进行利尿剂尿液检测。根据所做检查的敏感性和特异性来评估筛查的结果

对直接观察收集的生物液体进行检测，并将结果与患者私下收集的液体进行比较。例如，比较"未经准备"的乙状结肠镜获得的粪便样本与患者提交的粪便样本的差异

安排护理人员观察患者以发现其篡改行为

搜查患者的个人物品

对患者进行秘密视频监控，尤其是在怀疑有孟乔森代理综合征的情况下

From Feldman M，Friedman LS，Brandt LJ：Sleisenger and Fordtran's gastrointestinal and liver disease，ed 10，Philadelphia，2016，Elsevier.

Rx 治疗

非药物治疗

可考虑以下两种方法：

- 主治医生和精神科医生合作进行非惩罚性的建设性面质技术治疗。应保持支持的立场，并提供持续的支持和随访。框 7-3 总结了关于治疗做作性疾病的共识意见
- 避免与患者公开对峙，但要为其提供保全颜面的康复方法。例如，治疗性双重约束包括告知患者"这里有两种可能性：第一种情况是您患有疾病，应该对我们下一次的干预有所反应，第二种情况是您患有做作性障碍。检查结果会告诉我们真实情况"。支持性面质的特点见框 7-4

框 7-3　关于治疗做作性疾病的共识意见

不应将获得自知力作为主要的早期治疗目标，因为这样会弱化患者的防御反应
由固定医生来主要负责患者的管理
应该对患者进行全面的精神病学评估，包括自杀风险评估
多学科治疗团队的所有成员都应该知晓患者的精神病学评估和治疗计划
治疗计划应个体化
共病疾病应给予恰当治疗
如果使用面质技术，应使用非惩罚性和支持性面质技术

From Feldman M et al：Sleisenger and Fordtran's gastrointestinal and liver disease，ed 10，Philadelphia，2016，Elsevier.

框 7-4　支持性面质的特点

告诉患者你的怀疑，但不要直接指责
使用事实来支持做作性疾病的诊断
提供共情的和保全颜面的评论 *
避免对于以揭示患者深层情感和动机为目的的探索 †
向患者承诺：除法律要求外，在未获得患者允许的情况下，医生不会将诊断透露给别人 ‡
确保有关人员对患者保持接纳的态度
鼓励寻求精神病学方面的帮助，但在这一问题上不强求

* “也许您过去并不知道自己在吃什么药，这种药有可能会让您生病”“也许您在睡眠中吃过药”“您所做的可以说是一种呼救，我们对此是理解的”“我们知道您一定处于巨大的痛苦之中”“我们想继续对您给予照护”

† 这样做是为了尽量减少基本情绪防御所带来的破坏性影响

‡ 对于有潜在致命性的做作性疾病患者，医生后续可能会打破这一承诺，例如，当患者通过向体内注射污染物而“制造”败血症时，医生就可能打破之前的承诺。如正文所述，应经由伦理委员会、法律人员以及其他有关人员经过磋商和达成相应共识后，这一承诺才能被打破

From Feldman M et al：Sleisenger and Fordtran's gastrointestinal and liver disease，ed 10，Philadelphia，2016，Elsevier.

- 孟乔森综合征是最严重的做作性障碍亚型，除避免进一步的有创性和医源性干预外，几乎不可能治疗

常规治疗

- 应用药物和（或）心理治疗对共病精神障碍可能会有帮助，也可改善做作行为
- 多学科会诊可能有助于疏导患者情绪压力以及制订统一的治疗计划

长期管理

- 尽量让患者接受心理治疗，或者至少加入减少伤害的项目中
- 提议建立一个报告记录中心，以协助制定循证指南

预后

- 在其行为被面质后，患者可能会停止做作性行为；但他们也可能会寻求其他医生或医院，如孟乔森综合征患者
- 部分患者可能会接受心理治疗，特别是当给予他们的心理治疗可保全其颜面且避免令其感到羞辱的面质时

转诊

在精神科治疗的同时，可咨询医院伦理学家等以完善决策。

重点和注意事项

- 对于无法解释的疾病病程（即使给予适当治疗仍在不断复发），应考虑做作性障碍
- 患者可能具有卫生保健领域的工作经历
- 存在无端的、自我夸大的欺骗行为

推荐阅读

Bass C et al: Factitious disorders and malingering: challenges for clinical assessment and management, *Lancet* 383:1422–1432, 2014.

Diagnostic and statistical manual of mental disorders, ed 5, Washington, DC, 2013, American Psychiatric Publishing.

Hamilton J et al: Somatoform, factitious, and related diagnoses in the national hospital discharge survey: addressing the proposed DSM-5 revision, *Psychosomatics* 54(2):142–148, 2013.

Kanaan RA et al: Factitious disorders in neurology: an analysis of reported cases, *Psychosomatics* 51(1):47–54, 2010.

Kinns H et al: Munchausen syndrome and factitious disorder: the role of the laboratory in its detection and diagnosis, *Ann Clin Biochem* 50:194–203, 2013.

第 8 章　分离性障碍
Dissociative Disorders

Lindsay M. Orchowski，Lauren Grocott

刘帮杉　译　李则宣　审校

基本信息

定义

分离性障碍（dissociative disorder，DD）的特征是身份、记忆、感知和意识的紊乱，包括分离性身份障碍（dissociative identity disorder，DID）、分离性遗忘（dissociative amnesia，DA）、分离性漫游（dissociative fugue，DF）和人格解体障碍/现实解体障碍（depersonalization/derealization disorder，DPD）。

同义词

DID

DA

DF

DPD

ICD-10CM 编码

F44.81　分离性身份障碍

F44.0　分离性遗忘

F44.1　分离性遗忘伴分离性漫游

F48.1　人格解体障碍/现实解体障碍

F44.89　其他特定的分离性障碍

300.14　分离性身份障碍

DSM-5 编码

300.12　分离性遗忘

300.13　分离性遗忘伴分离性漫游

300.6　人格解体障碍/现实解体障碍

300.15　其他特定的分离性障碍

300.15　未指明的分离性障碍

流行病学和人口统计学

发病率： 报道 DD 发病率的文献较少，且在不同样本量和使用不同评估工具的研究中发病率差异较大。

发病高峰年龄： 不同类型的 DD 发病高峰年龄不同。

患病率： 使用不同筛查工具估计的 DD 患病率为 10%，在寻求精神科诊疗的人群中患病率更高。普通人群中分离性体验的患病率要高得多。

好发性别和年龄： 女性患病率高于男性。所有年龄段均可能患 DD，但不同类型 DD 的起病年龄有所不同。具体地说，DID 通常起病于童年，在长期或严重创伤的过程中出现；而其他类型的 DD 可出现在任何年龄段的急性应激事件中。

遗传学因素： 部分证据支持生物学差异可能在经历创伤后出现分离性症状的风险中发挥一定的作用。

危险因素： DD 与慢性应激经历（尤其是发生在青少年时期的应激经历）和经历或目击急性创伤性事件有关。严重儿童期性虐待经历是分离性障碍重要的特异性预测指标。

体格检查和临床表现

- **分离性遗忘（DA）：** 丧失对过往经历或某一时刻前的自传体记忆。DA 的类型包括：
  1. 局限性遗忘：不能回忆某一段具体的（创伤性的）时间内的全部经历
  2. 选择性遗忘：不能回忆某一段时间内的部分（但非全部）经历
  3. 系统性遗忘：不能回忆某一类型的自传体记忆，这与局限性遗忘中按时间顺序出现的记忆丧失不同
  4. 连续性遗忘：顺行性遗忘，或不能记起事件发生后的经历
  5. 广泛性（完全性）遗忘：不能回忆所有生活经历，包括个人的具体信息
  6. 主题性遗忘（见于 DID 和未指明的分离性障碍）：由于身份状态改变，回忆特定时间内经历的能力也随之改变
- **分离性漫游（DF）：** DF 与 DA 有相同的特点，其鉴别特征是突然的、毫无计划的外出旅行
- **分离性身份障碍（DID）：** 曾被称为多重人格障碍（multiple personality disorder，MPD），患者似乎拥有两种或多种不同的

身份或人格状态，并有相应的意识、感知、思维和行为

- **人格解体障碍（DPD）**：也被称为"现实解体障碍"。DPD 患者认为其被某种方式改造或已不再真实存在。DPD 的特征包括患者持续而反复体验到自己从其身体或精神中分离出来（如将自己视为一个局外人）；患者的现实检验能力通常正常
- **未特定的分离障碍（dissociative disorders not otherwise specified，DDNOS）**：有不同程度的分离性症状，但不符合具体的诊断标准

病因学

DD 被认为继发于严重的情感或躯体创伤。目前对于 DD 的神经生物学基础了解很少。研究显示，DPD 患者对唤醒刺激反应迟钝，提示 DD 可能与感觉系统（如视觉、听觉）和边缘系统的连接受损有关。其他研究发现，DPD 患者 5- 羟色胺、内源性阿片肽和谷氨酸系统存在异常。另有研究报告 DA 患者右侧额颞叶皮质脑血流降低。此外，DD 可能与大脑情绪加工、记忆、注意力和内感受性知觉、感觉输入过滤、自我参照过程、认知控制和唤醒调节相关脑区的改变有关。

Dx 诊断

鉴别诊断

- DD 应与急性物质中毒、戒断或物质诱发的持续性记忆障碍相鉴别
- 由躯体疾病的生理过程导致的症状应诊断为躯体疾病所致的精神障碍
- DA 应与脑损伤导致的遗忘、短暂性全面性遗忘、癫痫、谵妄、痴呆、年龄相关的认知减退和非病理性遗忘（如对睡眠的遗忘、记忆丧失）相鉴别
- 若 DA 和 DPD 的症状仅发生在 DF 中，则无需再单独诊断 DA 和 DPD
- 若 DPD 症状仅发生在惊恐发作或惊恐障碍背景下、特定恐惧症、创伤后应激障碍或急性应激障碍中，则无需诊断 DPD
- 若漫游症状仅发生在 DID 中，则无需诊断 DF
- DID 的诊断应优先于其他类型的 DD（即 DA、DF 和 DPD）
- DF 应与躁狂发作中有目的的旅行相鉴别

- DD 还应与精神分裂症和其他精神病性障碍、快速循环性双相障碍、焦虑障碍、躯体化障碍和人格障碍相鉴别
- 创伤后应激障碍和急性应激障碍患者也可能表现出对创伤经历的遗忘
- 临床医师还应考虑诈病性遗忘和诈病性漫游

评估

诊断应基于结构化临床访谈，如分离性障碍访谈计划（Dissociative Disorders Interview Schedule，DDIS）、分离性障碍结构化临床访谈（Structured Clinical Interview for Dissociative Disorder，SCID-D）。分离性体验量表（Dissociative Experiences Scale，DES）为自评问卷，有助于 DD 的诊断。诊断还应包括对个人史和症状学的回顾并排除躯体疾病（如头部外伤）。

Rx 治疗

目前尚无 FDA 批准的用于治疗 DD 的药物。临床医师可考虑使用 FDA 批准的药物（如抗焦虑药、抗抑郁药或抗精神病药）治疗 DD 伴随的心境症状和焦虑症状。

非药物治疗

DD 的心理治疗通常包括 3 个阶段。第一阶段主要为稳定病情并控制症状，进行治疗相关健康教育，建立情感和冲动调节能力，增强对分离自我状态的意识并建立治疗同盟。第二阶段主要为加工创伤性记忆、分辨创伤相关认知扭曲并对创伤经历进行叙述。第三阶段包括分辨分离的自我状态，并关注当前或未来的生活问题。

- 若治疗师能在治疗过程中持续并频繁评估治疗同盟，同时采取方法加强治疗同盟，将可增强治疗效果
- 建议治疗师在治疗过程中仅需偶尔处理创伤问题。在创伤加工阶段，治疗师可使用症状弱化（containment）和背景化（grounding）模式以增强安全感并强化创伤加工过程

常规治疗

考虑到 DD 与创伤的密切关系，治疗初期给患者提供一个安全的环境非常重要。找出触发分离性症状的因素很有帮助。目前对于是否使用催眠术以恢复记忆尚存在争议。

长期管理

在 DD 的所有治疗阶段均可使用心理教育、建立同盟、治疗反应加工、情绪调节、关系管理和稳定化技术。背景化技术、症状弱化技术（旨在减少闯入性记忆的想象练习）、技能培养（如放松训练和自信心训练）和认知行为干预（如处理非理性信念）等技术也可考虑使用。

补充和替代治疗

尚无关于补充和替代治疗对 DD 疗效的研究。

处理

应在限制最少的环境中提供治疗以保证患者安全。对于共病精神障碍或躯体疾病、存在自杀或杀人的观念、计划或意图或病情严重的患者，可能需要住院以尽快稳定病情。

转诊

建议由精神病学相关领域专家进行诊治。

重点和注意事项

专家点评

- DD 的诊断非常困难，因为此类障碍的症状（如人格解体和分离症状）可见于多种精神障碍（如惊恐障碍、创伤后应激障碍）。遭遇严重创伤后分离性症状的发生率很高，但多数个体的分离性症状会在创伤后数周内减轻或消失
- 不同类型 DD 可能需要不同的治疗方法。目前尚缺乏对于某一特定类型 DD 治疗疗效的严格试验证据。例如，尚无随机对照试验研究催眠术对急性期 DA 治疗的效果。此外，对于慢性期 DA，药物辅助干预方法（如使用苯巴比妥类或静脉注射劳拉西泮）对记忆恢复的效果也缺乏相应的研究

预防

目前尚缺乏预防 DD 的研究证据，但预防儿童期创伤可能有用。

患者和家庭教育

可访问国际创伤与分离研究学会网站（www.isst-d.org）。

相关主题

急性应激障碍（相关重点专题）

创伤后应激障碍（相关重点专题）

推荐阅读

International Society for the Study of Trauma and Dissociation: Guidelines for treating dissociative identity disorder in adults, third revision, *J Trauma Dissociation* 12:115-187, 2011.

Myrick AC et al: Six-year follow-up of the treatment of patients with dissociative disorders study, *Eur J Psychotraumatol* 8:1-7, 2017.

Myrick AC et al: Treatment of complex dissociative disorders: a comparison of interventions reported by community therapists versus those recommended by experts, *J Trauma Dissoc* 16:51-67, 2015.

Van der Hart O et al: The treatment of traumatic memories in patients with complex dissociative disorders, *Eur J Trauma Dissoc* 1:25-35, 2017.

第 9 章 双相障碍
Bipolar Disorder

Victor I. Reus

李则宣 译 张丽 审校

基本信息

定义

双相障碍是一种发作性、复发性且经常恶化的疾病；患者至少有一次躁狂发作，以至少持续 1 周的心境高涨、特别健谈或易激惹为主要表现，并至少伴随以下症状中的 3 种（如果当前心境表现为易激惹，则至少伴随以下症状中的 4 种）：

- 睡眠需求减少
- 夸大或自尊膨胀
- 言语明显增多，难以打断或滔滔不绝
- 观念飘忽或主观性思维奔逸感
- 随境转移
- 目标导向性活动增多
- 出现问题行为，具有导致痛苦后果的高风险性

大多数双相障碍患者在其一生中会经历 1 次或 1 次以上的重性抑郁，或混合性表现出抑郁发作和躁狂症状（混合发作）。患者也可能出现轻躁狂发作。

同义词

躁郁症

环性精神病

ICD-10CM 编码

F42.0 双相障碍，本次为轻躁狂发作

F31.1 双相障碍，本次为不伴有精神病性症状的躁狂发作

F31.2 双相障碍，本次为伴有精神病性症状的躁狂发作

F31.3 双相障碍，本次为轻中度抑郁发作

F31.4 双相障碍，本次为不伴有精神病性症状的重度抑郁发作

F31.5　双相障碍，本次为伴有精神病性症状的重度抑郁发作
F31.6　双相障碍，本次为混合性发作
F31.8　双相Ⅱ型障碍

DSM-5 编码

296.41-296.80　取决于具体诊断类别

流行病学和人口统计学

发病率：0.016% ～ 0.021%。

患病率（美国）：0.4% ～ 1.6%（终身）；双相谱系障碍的患病率为 2.8%。约 25% 的患者尝试自杀；双相障碍患者自杀死亡的概率是普通人群的 20 余倍。

好发性别：男女性无显著差异。

好发年龄：终身可患病，发病年龄多为 14 ～ 30 岁。

发病高峰年龄：起病于 20 ～ 30 岁。

遗传学因素：

- 单卵双生子的一致率为 0.7 ～ 0.8，异卵双生子的一致率为 0.2
- 父母之一为双相障碍患者，其子代患情感障碍的风险为 27% ～ 29%；父母均为双相障碍患者，其子代患情感障碍的风险为 50% ～ 74%
- 遗传度估计值为 0.85
- 尚未发现病因学上的特定基因突变，但跨精神障碍的研究表明，在相关风险基因方面，双相障碍与孤独症或精神分裂症之间存在重叠。全基因组关联分析和外显子测序提示，*CACNA1C*、*ANK3*、*TRANK1*、*ODZ4*、*ZNF804A* 以及 *KDM5B* 等基因在双相障碍的发病机制中发挥一定作用，它们与离子通道病理改变、免疫和神经信号传导以及组蛋白甲基化有关。有研究认为，遗传度来源于与稍增加风险的有害突变相关的常见风险等位基因的累加效应

体格检查和临床表现

- 躁狂的相关症状：
  1. 精神运动性兴奋，通常有目标导向，但并不一定有相应的结果
  2. 目标导向性活动增加，以及过度参与活动而导致意料之外的不良结果

3. 情绪高涨、欣快和频繁多变
4. 睡眠需求减少
5. 思维奔逸，伴有语速快、音量高、难以打断或滔滔不绝的言语

- 常出现精神病性症状（75%），表现为妄想、幻觉和（或）思维形式障碍
- 类似于重性抑郁症的反复抑郁发作，但这种发作通常持续时间更短，而且更频繁；可表现为非典型的特征（睡眠过度、以焦虑为主、体重增加）
- 也可能表现为混合状态，以兴奋、易激惹和病理性心境恶劣为特征

鉴别双相Ⅰ型障碍和双相Ⅱ型障碍的重要诊断标准：

躁狂发作（双相Ⅰ型障碍）[①]

- 存在明确的病期，至少达 1 周（如果需要住院，可少于 1 周），表现为持续异常的情绪高涨、健谈或易激惹，以及持续的目标导向性活动或精力增加
- 须至少伴随以下症状中的 3 种（如只表现为易激惹，则至少伴随以下症状中的 4 种）：自尊膨胀或夸大、睡眠需求减少、言语明显增多且难以打断或滔滔不绝、思维奔逸、随境转移、目标导向性活动增多或精神运动性激越，过度参与很可能带来痛苦结果的娱乐活动
- 症状不符合混合性发作的标准
- 病情必须足够严重至导致社会功能或职业功能严重受损或需要住院，或出现精神病性症状
- 应排除其他治疗药物、疾病或物质滥用的直接生理效应所致症状的可能性，如果这些情况得以解决后症状仍然持续存在，应考虑为原发性双相障碍

轻躁狂发作（双相Ⅱ型障碍）

- 有明确的一段时间，患者表现为异常和持续的心境高涨、开朗或易激惹，以及异常和持续的活动增多或精力充沛，至少连续长达 4 d

---

① Criteria are from the American Psychiatric Association：Diagnostic and statistical manual of mental disorders，fifth edition，Washington，DC，2013，American Psychiatric Association.

- 必须至少伴有以下 3 个症状（如心境仅表现为易激惹，则至少伴有以下 4 个症状）：自尊膨胀或夸大、睡眠需要减少、讲话滔滔不绝、思维奔逸、注意随境转移、目标导向的活动增多或精神运动性激越、耽于享乐活动而不顾可能随之而来的高风险不良后果
- 轻躁狂发作必须明确有别于患者平素的非抑郁心境，并且轻躁狂发作期间患者的功能改变明确有别于其平素的功能状态。可以考虑使用评估量表或问卷清单（如 HCL-32）来精确评估
- 心境或功能变化必须可以被周围的人所察觉到。与躁狂发作不同的是，轻躁狂发作在严重水平上没有达到足以明显损害患者的社交或职业功能，或者没有达到需要住院的程度，并且没有精神病性症状表现
- 症状并非由药物、疾病或物质滥用的直接生理效应所引起

病因学

目前提出的假说如下：

- GABA-A、G 蛋白偶联受体和膜功能异常、钙失调
- 环磷酸腺苷（cyclic adenosine monophosphate，cAMP）、MAP 激酶、蛋白激酶 C、花生四烯酸级联和糖原合成酶激酶 -3 信号转导通路改变；线粒体功能失调
- 细胞存活通路改变，胶质细胞和神经元死亡以及神经可塑性丧失；推荐的生物标志物包括 BDNF 以及炎症、氧化应激和内皮细胞功能指标

Dx 诊断

鉴别诊断

- 由其他疾病（如甲状腺功能亢进、艾滋病、早期痴呆、卒中和非优势侧额叶损害、库欣综合征）或药物治疗（类固醇、中枢神经兴奋剂）引起的继发性躁狂
- 50 岁后首发的躁狂提示为继发性躁狂
- 不严重且可能有不同表现的双相Ⅱ型障碍和环性心境障碍
- 60% ～ 70% 的患者共病物质滥用或依赖，这可能对患者的诊断和治疗造成干扰
- 在临床表现上，该病可与精神分裂症或妄想性障碍混淆

评估

- 病史
- 体格检查
- 精神状况检查
- 心境障碍问卷（Mood Disorder Questionnaire，MDQ）；复合性国际诊断访谈表（Composite International Diagnostic Interview，CIDI）（3.0）

实验室检查

由于继发性躁狂的高发生率，初次评估时应进行相应的实验室检查（常规血生化检查、血常规、尿常规、红细胞沉降率）以确定所有重要器官系统是否处于健康状态。

影像学检查

- 如果发病晚或神经系统检查异常，可考虑行脑影像学检查
- 脑影像学检查可能显示脑室扩大或脑白质高信号；也有出现前额叶和颞叶皮质厚度减小的报告。可能会出现相应的神经认知变化，包括执行功能、言语记忆和信息处理速度的改变

Rx 治疗

非药物治疗

- 认知行为治疗和聚焦于家庭的心理教育治疗可帮助患者应对疾病带来的影响，提高服药依从性，识别可能的环境触发因素；可考虑进行生活图表化管理
- 对于居住于北纬度地区呈季节发作模式的冬季抑郁症患者，可给予强光疗法
- 生活方式“规律化”；有效的睡眠卫生；人际和社会节奏治疗；慢性期给予整合式保健和护理管理
- 许多智能手机 App 可以向患者提供信息、帮助患者监管症状以及为患者提供干预

急性期治疗

- 急性期躁狂和混合性状态的一线药物：锂盐 1500 ～ 1800 mg/d、丙戊酸钠 1000 ～ 1500 mg/d（50 ～ 125 ng/ml）、卡马西平 600 ～

800 mg/d（4 ～ 12 μg/ml）、奥卡西平 900 ～ 2400 mg/d、奥氮平 10 ～ 20 mg/d、利培酮 2 ～ 4 mg/d、喹硫平 350 ～ 800 mg/d、齐拉西酮 80 ～ 120 mg/d、阿塞那平 10 ～ 20 mg/d 或阿立哌唑 10 ～ 30 mg/d。对于治疗抵抗的患者，可考虑从这些药物中选用不同的药物联合使用或考虑加用氯氮平，可能会获得治疗效果

- 有助于躁狂急性期治疗的辅助药物：苯二氮䓬类药物，如劳拉西泮 1 ～ 2 mg q4 h、氯硝西泮 1 ～ 2 mg q4 h
- 传统抗抑郁药能诱发躁狂发作及加重混合性发作中的躁狂表现，故该类药治疗双相障碍的疗效差于治疗单相抑郁症
- 双相抑郁的一线药物选择包括锂盐、鲁拉西酮、喹硫平、拉莫三嗪和奥氮平 / 氟西汀合剂。安非他酮诱发躁狂的风险可能更低，单胺氧化酶抑制剂或电休克治疗对于治疗抵抗的患者可能有效。可能有效的超说明书药物包括莫达非尼、普拉克索和静脉注射用氯胺酮

长期管理

- 长期治疗的目标：预防复燃或复发
- 预防躁狂的最佳药物：锂盐、喹硫平、阿立哌唑和奥氮平（丙戊酸钠、卡马西平 / 奥卡西平可能有益）
- 预防抑郁发作的最佳药物；拉莫三嗪和锂盐
- 在维持治疗中，非典型抗精神病药 *vs.* 传统心境稳定剂的风险 / 获益仍不清楚
- 长期使用抗抑郁药：常导致患者病情不稳定，从而导致更频繁的复燃；在患者的一生中，抑郁发作对患者的影响远远超过躁狂发作；双相障碍在全部疾病相关的残疾调整生命年中占 7%

预后

- 病程多种多样
- 在仅经历 1 次躁狂发作的患者中，超过 90% 的人可能以后还会出现不止 1 次的躁狂发作其他情况
- 未经控制的躁狂或抑郁发作会导致再次发作
- 与其他心境稳定剂或非典型抗精神病药相比，锂盐可明显减小自杀风险

- 躁狂和抑郁均能造成严重的、使患者失能的社会经济后果
- 双相障碍患者的全因死亡率为普通人群的 15 倍

转诊

- 如果考虑使用抗抑郁药或为儿童双相障碍，需转诊至精神科相关领域专家处就诊
- 如果患者为严重躁狂、快速循环性双相障碍、妊娠或有明显的自杀风险，或处于双相混合性发作，则需转诊至精神科相关领域专家处就诊

重点和注意事项

专家点评

- 对所有表现为抑郁的患者，均应询问有关躁狂或轻躁狂的个人史和家族史；70% 的双相障碍患者曾被误诊。其他提示双相障碍的线索包括 25 岁前发病、产后发病及既往使用抗抑郁药疗效差
- 患者能快速识别其躁狂的早期征象（如睡眠需求减少、语速加快）有助于早期干预并提高预防躁狂完全发作的可能性
- 儿童双相障碍常表现为发作性行为脱抑制、情感不稳定和情绪失调，但目前的共识认为儿童双相障碍存在过度诊断。破坏性心境失调障碍（disruptive mood dysregulation disorder，DMDD）是指儿童表现为持续易激惹和严重且频繁的脾气暴发（至少 3 次 / 周，长达 1 年或 1 年以上）
- 快速循环性（每年超过 3 次发作）和混合性发作状态与不良预后相关，包括更长的病程、治疗抵抗和共病物质滥用的可能性更大，以及自杀风险增加
- 对于使用非典型抗精神病药的患者，应仔细监测代谢综合征的发生。除治疗药物的影响外，双相障碍患者中有更高的代谢综合征和腹型肥胖患病率
- 据全球卫生调查，尽管患病率有所差异，但不同国家中双相障碍的严重程度、不良影响和共病模式是相似的
- 双相障碍经常与焦虑障碍和注意缺陷多动障碍（attention deficit hyperactivity disorder，ADHD）共病，这使具体症状的归因变得困难

- 使用抗惊厥药或抗抑郁药的患者的自杀意念或行为可能会增加，应就此进行监管
- 初步证据表明，营养保健品如 ω-3 脂肪酸和 N- 乙酰半胱氨酸（N-acetyl cysteine，NAC）在双相障碍的治疗中可能有效
- 多项研究显示，双相障碍和创造力的提高相关
- 双相障碍患者有发生紧张综合征（包括躁狂性谵妄）的风险

患者和家庭教育

请登录 www.NMHA.org/ 和 www.dbsalliance.org/ 以获取有关信息。

相关内容

重性抑郁症（相关重点专题）

推荐阅读

Baldessarini RJ et al: Pharmacological treatment of adult bipolar disorder, *Mol Psychiatry*, Apr 20, 2018.

Baruch E et al: Psychological interventions for caregivers of people with bipolar disorder: a systematic review and meta-analysis, *J Affect Disord* 236:187-198, 2018.

Dean OM et al: An update on adjunctive treatment options for bipolar disorder, *Bipolar Disord* 20(2):87-96, 2018.

Faurholt-Jepsen M et al: Smartphone-based objective monitoring in bipolar disorder: status and considerations, *Int J Bipolar Disord* 6(6):1-7, 2018.

Goodwin FK, Redfield JK, editors: *Manic-depressive illness: bipolar disorders and recurrent depression*, ed 2, New York, 2007, Oxford University Press.

Gold AK et al: Substance use comorbidity in bipolar disorder: a qualitative review of treatment strategies and outcomes, *Am J Addict* 27(3):188-201, 2018.

Greenwood TA: Positive traits in the bipolar spectrum: the space between madness and genius, *Mol Psychiatry* 2(4):198-212, 2017.

Kim Y et al: Molecular mechanisms of bipolar disorder: progress made and future challenges, *Front Cell Neurosci* 11:30, 2017.

National Collaborating Centre for Mental Health (UK): *Bipolar disorder: the NICE guideline on the assessment and management of bipolar disorder in adults, children and young people in primary and secondary care*, Leicester, UK, 2018, British Psychological Society.

Pereira LP et al: The relationship between genetic risk variants with brain structure and function in bipolar disorder: a systematic review of genetic-imaging studies, *Neurosci Biobehav Rev* 79:87-109, 2017.

Sinha A et al: Medical comorbidities in bipolar disorder, *Curr Psychiatry Rep* 20(5):36, 2018.

Stepanova E, Findling RL: Psychopharmacology of bipolar disorders in children and adolescents, *Pediatr Clin North Am* 54(6):1209-1222, 2018.

Vieta E et al: Early intervention in bipolar disorder, *Am J Psych* 175(5):411-426, 2018.

第 10 章　季节性情感障碍
Seasonal Affective Disorder

Mark Zimmerman，Catherine D’Avanzato

张燕　译　李则宣　审校

基本信息

定义

秋冬季节反复出现的抑郁发作与春夏季的非抑郁发作相交替（较少见春夏季反复出现的抑郁发作与秋冬季的非抑郁发作相交替）。季节性情感障碍（seasonal affective disorder，SAD）患者在过去 2 年内经历过至少 2 次与季节相关的重性抑郁发作，且在此期间未发生过与季节无关的抑郁发作。另外，在患者的一生中，季节性抑郁发作显著多于非季节性抑郁发作。

同义词

季节性抑郁
冬季抑郁
冬季忧郁

ICD-10CM 编码

F33　复发性抑郁障碍
F33.0　复发性抑郁障碍，本次为轻度抑郁发作
F33.1　复发性抑郁障碍，本次为中度抑郁发作
F33.2　复发性抑郁障碍，本次为无精神病性症状的重度抑郁发作
F33.3　复发性抑郁障碍，本次为伴精神病性症状的重度抑郁发作
F33.4　复发性抑郁障碍，本次为缓解期
F33.9　未指明的复发性抑郁障碍

DSM-5 编码

季节性情感障碍在 DSM-5 中没有对应的编码，而是重性抑郁症下的一个标注。

流行病学和人口统计学

- 气候、遗传易感性，心理及社会文化因素均影响发病。季节性情绪波动与北纬度数明确相关。在北欧人群中，SAD 的患病率估计为 0.5% ～ 1.5%；而高达 10% ～ 20% 的北欧人群报告了轻度复发性抑郁发作，与阈下性 SAD 一致。估计在美国有 5% 的人口患有 SAD
- 与其他抑郁障碍相同，女性患病比例更高
- 在年龄小和有家族遗传史的人群中，SAD 患病率更高

体格检查和临床表现

- SAD 的症状可与其他类型的抑郁发作相同，但具有更多与非典型重性抑郁相关的症状，包括精力减退、睡眠过多、易激惹、体重增加，以及过度摄食。自主神经症状常在认知与情感症状之前出现
- 平均持续 5 个月，通常在 11 月开始

病因学

- 病因的解释主要集中于素质–压力模型。生物因素和认知–情感因素间的交互作用可能在 SAD 的发病中发挥作用。潜在的危险因素包括：视网膜敏感度异常及对光刺激的情感反应性、与光照时间缩短引起睡眠模式改变相关的遗传因素、昼夜节律紊乱，以及褪黑素、5- 羟色胺异常及二者的交互作用。有假说认为光照时间缩短及日光减少可能是诱发因素
- SAD 涉及多种神经递质，包括：多巴胺、5- 羟色胺和去甲肾上腺素
- 认知危险因素包括：与冬季和季节导致情绪变化相关的思维反刍、负性认知增加
- 研究显示，和非季节性抑郁相同，活动和运动水平低也是季节性情感障碍的特征
- 非季节性抑郁和（或）焦虑的患者在冬季可能出现症状加重

Dx 诊断

诊断过程与重性抑郁症类似。

鉴别诊断

- 重性抑郁症
- 轻度抑郁或适应障碍
- 双相障碍
- 评估物质使用情况（尤其是酒精）
- 可能导致抑郁的躯体疾病或药物（如内分泌系统疾病、神经系统疾病）

评估

- 与重性抑郁症相同，需要考虑躯体疾病病因并根据出现的症状和体征进行排除诊断。可考虑进行内分泌系统评估（尤其是甲状腺功能）、睡眠监测和毒理学筛查
- 研究中使用汉密尔顿抑郁量表-季节性情感障碍版结构化访谈指南（Structured Interview Guide for the Hamilton Depression Rating Scale-Seasonal Affective Disorders Version，SIGH-SAD）
- 在长期接受治疗的重性抑郁症患者中，常规使用抑郁量表监测预后可帮助发现症状的季节性波动。已有用于评估抑郁症状季节性波动的自评量表，但尚未被常规用于临床诊疗

实验室检查

根据出现的症状选择。

影像学检查

通常不进行影像学检查。

Rx 治疗

非药物治疗

- 光疗法采用预设与太阳光同等强度的人工光，可防止出现导致 SAD 的生物学改变
- 许多研究已证实光疗法治疗 SAD 的有效性。近期研究表明，光疗法可能对多种抑郁亚型有效，包括忧郁型、非典型抑郁和非季节性抑郁，但仍需进一步研究。目前关于经颅光生物调节治疗的研究正在进行中
- 光疗法可作为一线治疗。首选药物治疗、光疗法或心理治疗

需综合考虑多个因素，如症状严重程度、自杀倾向、既往对药物或光疗法的反应情况、可行性、患者偏好，以及患者对治疗的预期

- 有研究发现，SAD 患者的视网膜敏感度及神经递质（如 5- 羟色胺）异常在光疗法后恢复正常，但仍需进一步研究
- 光疗法通常使用商用的光疗盒或便携式头戴设备，光照度达 2500 ～ 10 000 lx。推荐在症状出现后的 2 周内开始光疗法，并持续至冬季结束。患者在距灯箱约 45.72 cm 的位置坐 30 分钟至数小时，每日 1 ～ 2 次，至少治疗 1 周。大部分研究都针对宽波长光（明亮白光），目前已有研究在探究短波长光（蓝光）的潜在优势，但仍需进一步研究
- 近期的 meta 分析显示，高密度负离子对减轻抑郁症状有效，需进一步研究确定其有效性是否与光疗法相当
- 越来越多的研究提示，单独使用 CBT 或与光疗法联合治疗 SAD 均有效。其作用机制可能与光疗法不同（如减少思维反刍和 SAD 相关的负性认知）。与单用光疗法相比，具有较多抑郁相关认知症状的患者能从 CBT 或 CBT 联合光疗法中获益更多。近期研究发现，使用 CBT 的患者复发率较使用光疗法低，但尚需进一步研究

药物治疗

安非他酮可有效预防复发。

急性期治疗

若患者有自杀倾向，则需紧急处理。

长期管理

- 越来越多的证据支持使用 SSRI 治疗 SAD（如氟西汀、舍曲林），但需要进一步研究
- 初步研究显示作用于褪黑素的新型抗抑郁药（即阿戈美拉汀）有效，但需要进一步研究

转诊

有主动自杀意愿、精神病性症状、提示双相障碍的症状者，需转诊至精神科相关领域专家处就诊。

重点和注意事项

SAD 患者可能因过度进食（尤其是高碳水化合物的食物）就诊。

推荐阅读

Kurlansik SL et al: Seasonal affective disorder, *Am Fam Physician* 86(11):1037-1041, 2012.

Meesters Y et al: Seasonal affective disorder, winter type: current insights and treatment options, *Psychol Res Behav Manag* 9:317-327, 2016.

第 11 章 重性抑郁症
Depression, Major

Mark Zimmerman, Catherine D'Avanzato
张燕 译 李则宣 审校

基本信息

定义

重性抑郁症是一种发作性、易复发的综合征。重性抑郁症的诊断需要符合 9 项诊断标准中的 5 项，并且持续至少 2 周。其中必须符合持续性抑郁心境或广泛快感缺失（对以往几乎所有爱好和活动都失去兴趣）。其他症状包括睡眠障碍（失眠或睡眠过多）、食欲减退 / 亢进、体重减轻 / 增加、疲劳、精神运动迟滞或激越、注意力不集中或决策能力下降、无价值感或愧疚感，以及反复出现死亡或自杀的想法。

同义词

单相情感障碍
临床抑郁症
忧郁症
抑郁型躁郁症
抑郁发作

编码取决于本次发作为单次发作或复发，以及临床严重程度。

ICD-10CM 编码

F32.9 未指明的抑郁发作
F33.0 复发性抑郁发作，本次为轻度抑郁发作
F33.1 复发性抑郁障碍，本次为中度抑郁发作
F33.2 复发性抑郁障碍，本次为无精神病性症状的重度抑郁发作
F33.3 复发性抑郁障碍，本次为伴精神病性症状的重度抑郁发作
F33.4 复发性抑郁障碍，本次为缓解期
F33.9 未指明的复发性抑郁障碍

DSM-5 编码

296.21 单次发作
296.22 单次发作，中度
296.23 单次发作，重度
296.24 单次发作，伴精神病性症状
296.31 反复发作，轻度
296.32 反复发作，中度
296.33 反复发作，重度
296.34 反复发作，伴精神病性症状

流行病学和人口统计学

终身患病率（美国）：男性为 10%，女性为 20%。

患病率（美国）：社区样本中，男性的时点患病率为 3%，女性为 4.5% ～ 9.3%，儿童为 1%。共病其他疾病者的患病率达 20% ～ 40%。

好发性别：男性∶女性＝ 1∶2。

好发年龄：25 ～ 44 岁；5% 的青少年。

发病高峰年龄：30 ～ 40 岁；13% 的患者为产后女性。

遗传学因素：

- 有明确证据表明存在家族高发
- 一级亲属中患病率升高 2 ～ 3 倍
- 同卵双胞胎的一致率约为 50%
- 多项研究已发现多个与重性抑郁症发病风险增加有关的基因，但暂未能明确其遗传规律

体格检查和临床表现

- 将主要症状分成 4 组可有助于临床评估：①抑郁心境；②快感缺失；③躯体症状（睡眠障碍、食欲改变、疲劳、精神运动改变）；④精神症状（注意力不集中或决策能力下降、无价值感或愧疚感、自杀意念）
- 应激性生活事件，尤其是失去亲人，可能会诱发抑郁发作。根据 DSM-5 的建议，应通过临床判断来决定丧失事件背景下的抑郁是否可以诊断为重性抑郁发作
- 患者常主诉躯体不适，如疼痛、疲劳、失眠、眩晕、头痛或胃肠道不适。某些种族的患者可能更多地以躯体不适为主诉，

而非抑郁心境，使漏诊的风险升高
- 常共病其他精神障碍，最常共病焦虑障碍
- 可能伴有与心境协调的妄想（偏执和忧郁相关）
- 可能伴有主动自杀或被动自杀的意念
- 青少年患者中可能出现严重的行为问题
- 在老年患者中，体征及症状可能被归因于正常的衰老现象而导致漏诊
- 在患有躯体疾病的患者中，体征及症状可能被归因于躯体疾病或对疾病的正常反应而导致漏诊

病因学

- 是可能由多种病因导致的一组异质性障碍
- 遗传学因素和环境因素，以及它们之间的相互作用和共同作用
- 常由显著的精神社会应激事件诱发，如丧失亲人、童年虐待或不良经历，尤其是第一次抑郁发作
- 已发现许多生物相关因素，但均不能被认为是抑郁的病因或具有诊断意义。其中，影响 5- 羟色胺、去甲肾上腺素、多巴胺及谷氨酸的合成与再摄取的基因，以及影响记忆与情绪处理相关脑区的神经细胞生长的基因是目前研究的热点。研究已发现患者在与执行功能、情绪调节及奖赏处理相关的脑区和功能连接中存在异常。皮质醇反应异常和炎症也可能发挥一定作用
- 认知危险因素包括对负性事件的悲观解读、反刍倾向，以及处理情绪信息及事件的偏见

Dx 诊断

鉴别诊断

- 焦虑障碍［如社交焦虑、创伤后应激障碍（post-traumatic stress disorder，PTSD）、强迫症］、物质滥用和人格障碍常伴有抑郁症状
- 明确抑郁发作是重性抑郁症的一部分还是双相障碍的一部分非常重要
- 需重点与适应障碍相鉴别。当应激性生活事件下的抑郁发作满足重性抑郁症的诊断标准时，可诊断为抑郁症，否则诊断

为适应障碍。目前尚无证据表明药物治疗对适应障碍有效

- 10% ～ 15% 的抑郁发作由躯体疾病引起，如阿尔茨海默病、帕金森病、卒中、终末期肾衰竭、心脏病、HIV 感染和癌症
- 部分躯体疾病可表现为抑郁，如甲状腺功能亢进、甲状腺功能减退、胰腺癌或神经性梅毒
- 经前焦虑症
- 在老年人中，抑郁常伴有痴呆

评估

- 需详细询问病史
- 体格检查无法显示有诊断意义的体征
- 精神状况检查
- 自评量表可协助筛查
- 常用的筛查工具包括在老年患者应用的 15 项老年抑郁量表，以及成人患者应用的患者健康问卷（Patient Health Questionnaire，PHQ）-2 和 PHQ-9。PHQ-2 在成人中的敏感性达 97%，特异性达 67%。如果 PHQ-2 提示抑郁，则应继续完成 PHQ-9。PHQ-9 在成人中的敏感性为 61%，特异性达 94%

实验室检查

- 针对可用于诊断的生物标志物的研究正在进行中，但目前暂无具有诊断意义的实验室检查
- 以下检查可帮助排除其他混淆因素：
  1. 常规血生化检查
  2. 血常规和血细胞分类计数
  3. 甲状腺功能检查
  4. 维生素 B_{12} 水平检查

影像学检查

存在异常的临床表现时（如伴有新发严重头痛、局灶性神经系统体征，以及认知或感觉异常），可行以下检查：

- 脑电图（electroencephalogram，EEG）（弥漫性慢波活动提示代谢性脑病）
- 脑结构影像（CT 或 MRI）

Rx 治疗

非药物治疗

- 强有力的证据表明，认知行为疗法在缓解率及减分率上与抗抑郁药治疗同样有效（表 11-1）

表 11-1 抑郁的心理治疗

心理治疗名称	方法
认知心理治疗	识别和纠正负性思维模式
人际心理治疗	识别和修通角色转换或人际间的丧失、冲突或缺陷
问题解决导向的治疗	识别情境问题并划分优先顺序，计划并执行解决策略，以处理最优先问题
精神动力学心理治疗	利用治疗关系使个体最大化地使用最健康的心理防御机制和应付策略

From Goldman L et al：Goldman's Cecil medicine，ed 24，Philadelphia，2012，Saunders.

- 问题导向心理治疗和人际心理治疗相对有效
- 新一代认知行为疗法（如接纳与承诺疗法、基于正念的认知行为疗法）在多项研究中被证明有效。新一代疗法与传统行为疗法的作用机制是否相同尚不明确。对于传统行为治疗效果不佳的患者可能有益
- 越来越多的证据表明，基于网络的认知行为疗法及整合于初级保健机构的短程治疗有效且易于获取，有研究发现其与常规疗程的心理治疗效果相当，但仍需进一步研究
- 治疗 12 周后，心理治疗与药物治疗同等有效
- 在常规抗抑郁治疗的基础上，应用认知行为疗法强化治疗失眠（CBT-I）可显著提高治疗的应答率
- 官方治疗指南推荐将药物作为重性抑郁症的一线治疗，但一些研究发现，心理治疗与药物治疗对于重性抑郁症同样有效
- 尽管存在矛盾结论，但现有证据提示心理治疗与药物治疗相结合可能比单一治疗更有效。部分（但不是全部）研究发现，与单纯药物治疗（尤其是症状缓解后停药）相比，各种基于证据的心理治疗或心理增效治疗（包括认知行为疗法及基于正念的认知行为疗法）能降低复发风险
- 童年虐待、应激性生活事件、精神障碍家族史、快感缺失，

以及抑郁严重程度等因素可能影响治疗反应及复发风险。目前已发现多种能预测疗效的遗传与神经生物学因素，尤其是相互联合或结合临床特征时，预测效果更好。然而，目前暂无被广泛接受的能协助临床医生选择个体化治疗药物或干预手段的标志物

常规治疗

- 选择起始治疗方案时应考虑共病的躯体或精神疾病、既往有效的药物、费用、患者的个人偏好及不良反应
- 抗抑郁药在 60% ～ 70% 的患者中有效，但持续缓解率较低
- SSRI 通常为一线用药。依据抑郁症的序贯治疗研究（STAR-D 试验），约 30% 的患者在第一种药物治疗 3 个月后可缓解症状。25% ～ 30% 的患者对治疗有应答，但未缓解。治疗无应答的患者应换用另一种 SSRI 或另一类药物，可转诊至循证咨询，或联用辅助药物（如安非他酮）。约 25% 的患者使用二线治疗方案可达缓解
- 许多患者在治疗 2 周时即对抗抑郁药产生应答，对于无应答或应答不明显的患者，症状改善越缓慢，应答的概率越低。相反地，多项研究发现，应答迅速意味着预后更好
- 目前为止尚未发现联合使用抗抑郁药作为一线治疗的益处。同样，尚无明确的证据表明换用不同类型药物 *vs.* 相同类型药物，或换用药物 *vs.* 加用增效药物存在明显优势。退伍军人事务所（Veterans Affairs，VA）开展的增效剂及换药以改善抑郁症结局研究（VAST-D 试验）中发现，与换用抗抑郁药或使用抗抑郁药物增效治疗相比，换用抗精神病药阿立哌唑可使缓解率显著升高，尽管升高幅度不大且不良反应更多。还需要进行进一步的研究
- 症状完全缓解后，治疗仍需持续 4 ～ 9 个月
- 电休克治疗对严重的难治性抑郁最有效。也有证据显示经颅磁刺激（transcranial magnetic stimulation，TMS）有效，尽管其有效性不一致。目前电休克治疗表现出的有效性优于经颅磁刺激，目前正在进行机制研究以提高经颅磁刺激的有效性
- 伴精神病性症状的抑郁应加用抗精神病药。抗精神病药在不伴精神病性症状的抑郁中也可用作增效治疗，并且可能对有混合特征的患者有益，但还需进一步研究

- 静脉注射氯胺酮在治疗难治性及伴自杀意念的抑郁症时可快速起效。经鼻腔给药的艾司氯胺酮（Spravato）近期获批用于治疗难治性抑郁症。若未重复给药，治疗效应会逐渐减弱，尚需进一步研究以明确效应是否能持续

长期管理

对于多次抑郁发作、有一次发作持续超过 2 年、有一次重度抑郁发作或有明显自杀意念、有重度抑郁家族史或双相障碍的患者，建议长期治疗，甚至终身治疗。

预后

- 重性抑郁症通常是一种易复发、复燃的疾病
- 部分（不是全部）研究表明，躯体症状通常提示患者对生物学干预更敏感
- 一次发作后 50% 以上的患者将再次经历抑郁发作，每多发作一次，后续发作的风险会相应增加
- 若未经治疗，一次抑郁发作平均可持续 6 ～ 12 个月，复发的风险也升高
- 对许多患者而言，每次发作之间的阈下残留症状是抑郁病程的主体部分。这些症状可能导致功能受损，并使得治疗时间延长
- 近期的研究发现，DSM-5 的焦虑性痛苦标注提示病情严重程度更高、功能损害更严重，且不能被焦虑障碍共病所解释

转诊

- 如果对治疗无应答
- 如果患者有自杀意念或精神病学症状
- 如果怀疑为双相障碍

重点和注意事项

专家点评

- 必须认真对待所有自杀言论。临床医生可以使用 SAL 记忆法：是否有具体实施方法（**S**pecific）？是否可行（**A**vailable）？是否致命（**L**ethal）？
- 开始使用抗抑郁药前需排除双相障碍。在初级保健机构中，

双相障碍的筛查量表可帮助识别双相障碍风险高的患者，但在精神卫生机构中的作用尚不明确

- 许多患者及家属由于病耻感不愿承认患有抑郁症
- 一种由 2 个问题组成的筛查法与内容更多的筛查工具同样有效。以下 2 个问题中任意一个回答“是”则需进行完整评估
  1. 在过去两周中，你是否感到过悲伤、抑郁或无望？
  2. 在过去两周中，你是否对活动不太感兴趣或无法在活动中获得乐趣？
- 不提供治疗的抑郁症筛查项目不能改善抑郁症的预后
- 对开始抗抑郁药治疗的患者须进行严密观察，以保证安全性和最佳疗效。使用自评量表评估症状严重程度有助于监测结局，且可能改善预后
- 圣约翰草在美国作为膳食补充品销售，在社区中常用于治疗抑郁症。尚无一致证据证明其有效性，因此不应与抗抑郁药联用，以免出现严重的 5- 羟色胺相关的不良反应

相关内容

双相障碍（相关重点专题）

推荐阅读

Brunoni A et al: Repetitive transcranial magnetic stimulation for the acute treatment of major depressive episodes: a systematic review with network meta-analysis, *JAMA Psychiatry* 74(2):143-152, 2017.

Burns RB et al: Should this patient receive an antidepressant? *Ann Int Med* 167:192-199, 2017.

Culpepper L et al: Major depressive disorder: understanding the significance of residual symptoms and balancing efficacy with tolerability, *Am J Med* 128:S1-S15, 2015.

Hallahan B et al: Efficacy of omega-3 highly unsaturated fatty acids in the treatment of depression, *Br J Psychiatry* 209(3):192-201, 2016.

Kim J et al: Esketamine for treatment-resistant depression—first FDA-approved antidepressant in a new class, *N Engl J Med* 381:1-4, 2019.

Kok RM, Reynolds CF: Management of depression in older adult, *J Am Med Assoc* 317(20):2114-2122, 2017.

Mohamed S et al: Effect of antidepressant switching vs augmentation on remission among patients with major depressive disorder unresponsive to antidepressant treatment: the VAST-D randomized clinical trial, *J Am Med Assoc* 318(2):132-145, 2017.

O'Connor E et al: Primary care screening for and treatment of depression in pregnant and postpartum women, evidence report and systematic review for the US Preventative Services Task Force, *J Am Med Assoc* 315(4):388-406, 2016.

Qaseem A et al: Nonpharmacologic versus pharmacologic treatment of adult patients with major depressive disorder: a clinical practice guideline from the American College of Physicians, *Ann Intern Med* 164(5):350-359, 2016.

Ross EL: The cost-effectiveness of cognitive behavioral therapy versus second-generation antidepressants for initial treatment of major depressive disorder in the United States, *Ann Int Med* 171:785-795, 2019.

Stewart DE et al: Depression during pregnancy, *N Engl J Med* 365:1605-1611, 2011.

Vazquez G et al: Mixed symptoms in major depressive and bipolar disorders: a systematic review, *J Affect Disord* 225:756-760, 2018.

第 12 章　躯体变形障碍
Body Dysmorphic Disorder

Katharine A. Phillips

李卫晖　译　李则宣　审校

基本信息

定义

躯体变形障碍（body dysmorphic disorder，BDD）被列为强迫及相关障碍。其特征是专注于一个或多个感知到的身体缺陷或身体外观缺陷（这些缺陷是不可观察的或对其他人来说只是轻微的变化），并有针对外观问题的重复行为（如过度梳理、对镜检查、皮肤搔抓、寻求能消除疑虑的肯定）。这些问题会引起临床上的显著痛苦和社会、职业或其他重要功能领域（通常两者都有）的损害。对于症状符合进食障碍诊断标准的患者，其对身体肥胖或体重增加的关注并不能很好地解释这种担忧。

同义词

畸形恐惧症

ICD-10CM 编码

F45.22　躯体变形障碍

DSM-5 编码

300.50

流行病学和人口统计学

- 占普通人群的 1.7% ～ 2.9%（数据来自多项美国全国流行病学研究）
- 普通整形手术患者的患病率为 13% ～ 15%
- 鼻成形术患者的加权患病率为 20.1%
- 皮肤科门诊患者的加权患病率为 11.3%
- 女性的患病率略高（除整形手术或皮肤病患者人群外）
- 最常见于青春期发病（2/3 的患者在 18 岁前发病）

体格检查和临床表现

- 过度专注（痴迷）一种或多种感知到的躯体外观缺陷，这种缺陷是无法观察到的，或者对其他人来说仅是轻微的改变。患者认为他们看起来异常、丑陋、没有吸引力或畸形，而实际上他们看起来很正常。身体的任何部位都可能成为患者关注的焦点；最常见的关注点是皮肤（如感觉到痤疮或瘢痕）、头发（如感到头发稀疏或身体或面部多余的头发）和鼻子（如大小或形状）。肌肉上瘾综合征是 BDD 的一种，主要发生于男性，表现为过度关注体格过小或肌肉不够发达。大多数患者专注于多个身体部位
- 患者所关心的身体部位在生理上是正常的；即使存在身体缺陷，也是轻微缺陷，患者为过度反应
- 大多数患者对其关于感知外观缺陷准确性的洞察力较差（即大多相信）或缺乏洞察力（即妄想信念；完全相信）
- 在疾病过程中的某个时刻，所有患者都会出现重复性行为，如频繁地对镜检查、过度梳洗、搔抓皮肤以试图修复感知到的皮肤缺陷、寻求安慰以及反复检查或感觉缺陷。这些行为的目的是检查、尝试改善或获得能消除对外观缺陷疑虑的保证。几乎所有患者均试图伪装或隐藏感知到的缺陷，如化妆、戴帽子、用头发或身体姿势掩饰
- 由于外观问题，几乎所有患者都存在心理社会功能和生活质量受损；损害通常很严重
- 自杀意念、尝试自杀和自杀死亡很普遍
- 常见的共存精神障碍为重性抑郁症、物质使用障碍（包括肌肉上瘾综合征患者滥用蛋白同化雄性类固醇）、社交焦虑症、强迫症和人格障碍

病因学

可能由多因素导致，具有遗传和环境风险因素（如欺侮）。BDD 与强迫症具有共同的遗传易感性，并具有其特异性遗传因素。神经心理学和功能磁共振成像（functional magnetic resonance imaging，fMRI）研究表明，视觉处理异常包括对细节的过度关注，而不是对视觉刺激的整体和构图要素的关注（与神经性厌食症部分相似）。信息处理的缺陷和偏见也是 BDD 的特征，它也可能在疾病的发展和（或）维持中发挥作用。

Dx 诊断

可进行精神科访谈并询问以下问题：

- 您很担心自己的外表吗？或者您对外表不满意吗
- 您是否因担心自己的外表而忧心忡忡？如果将每天用于考虑外表所花的时间加在一起，那么您估计需要多少时间（每天至少 1 h）
- 这种担忧会给您带来多大的困扰
- 这种担忧对您的生活有什么影响
- 您是否需要反复做某事以应对自己对外表的担忧？（给患者举个例子，如对镜检查、与他人比较、搔抓皮肤以消除感知到的皮肤瑕疵）
- 应确定患者感知到的外观缺陷实际上不存在或仅为轻微改变

鉴别诊断

- 由于患者因害羞和害怕被误解（如被认为徒劳）而不愿透露症状而通常未被诊断
- 强迫症
- 进食障碍
- 社交焦虑症
- 重性抑郁症

评估

临床评估应侧重于 BDD 症状和相关功能障碍。

Rx 治疗

非药物治疗

- CBT 注重认知结构调整、暴露、知觉再训练和反应（仪式）预防；CBT 必须针对 BDD 特有的症状进行量身定制
- 不要试图让患者脱离担忧，这是无效的
- 避免整形手术；绝大多数 BDD 患者接受过整形手术，但其对 BDD 无效。对治疗不满意的患者可能会对医生提起诉讼，甚至变得暴力

慢性期治疗

- SSRI 是急性和慢性期 BDD 的首选药物；通常需要使用大剂量（类似于强迫症）
- 尽管有限的证据表明非典型镇静剂和丁螺环酮作为 SSRI 增效剂可能有帮助，但其他药物（如镇静剂、除氯米帕明外的三环类抗抑郁药）似乎没有益处
- 建议采用针对 BDD 量身定制的 CBT，如果 BDD 症状为中重度、患者因 BDD 症状而自杀或存在合并症，则可能获益于 SSRI，建议使用 SSRI
- 支持小组（如果有）
- 如果门诊服务不足，则应进行以 BDD 为重点的强化治疗（如强化门诊、住院治疗）

预后

- 未经治疗的 BDD 常转化为慢性，可能导致社会孤立、辍学、失业、重性抑郁、滥用毒品或酒精、进行不必要的手术及皮肤科治疗或其他整形治疗、自杀
- 通过正确的诊断和治疗，绝大多数患者可有所改善

❗重点和注意事项

- 在临床环境中，约 3/4 的患者终身合并重性抑郁症；自杀意念很普遍
- 向患者保证他们看起来很正常基本无效
- 患者对整形外科、皮肤科治疗和其他整形手术的改善效果往往抱有不切实际的期望；这些治疗通常无效
- 应筛查并监测所有患者的自杀倾向

患者和家庭教育

- 家庭对恰当治疗的支持和鼓励很重要
- Phillips KA：Understanding body dysmorphic disorder：an essential guide. Oxford University Press，2009.
- www.KatharinePhillipsMD.com
- https://bdd.iocdf.org/

相关内容

强迫症（相关重点专题）

推荐阅读

Ishii LE et al: Clinical practice guideline: improving nasal form and function after rhinoplasty executive summary, *Otolaryngol Head Neck Surg* 156:205-219, 2017. supplement: 156(2S):S1-S30, 2017.

National Institute for Health and Clinical Excellence (National Health Service) Obsessive Compulsive Disorder (OCD) and body dysmorphic disorder (BDD) Practice Guideline (website) www.nice.org.uk/CG31.

Phillips KA: Body dysmorphic disorder: common, severe, and in need of treatment research (Invited Editorial), *Psychother Psychosom* 83:325-329, 2014.

Phillips KA, editor: *Body dysmorphic disorder: advances in research and clinical practice*, New York, 2017, Oxford University Press.

Wilhelm S et al: *Cognitive-behavioral therapy for body dysmorphic disorder*, New York, 2013, Guilford Press.

第13章 疑病症（疾病焦虑障碍）Hypochondriasis（Illness Anxiety Disorder）

Colin J. Harrington

李卫晖 译 李则宣 审校

基本信息

定义

疾病焦虑障碍是DSM-5中新定义的精神疾病诊断。在DSM-5中，疑病症及其相关疾病由两个新概念代替：疾病焦虑障碍（无躯体症状或躯体症状轻微；侧重疾病概念）和躯体症状障碍（存在躯体症状，并伴有显著的痛苦和功能受损），二者均为DSM-5躯体症状和相关障碍类别的诊断亚型（DSM-Ⅳ中为躯体形式障碍）。

疾病焦虑障碍（通常被称为健康焦虑）的特征是尽管缺乏相关的躯体症状或医学证据，仍害怕罹患某种严重的未被诊断的疾病。无论是否有临床诊断，与健康相关的焦虑的严重程度显然与个人的健康状况不成比例。既往大多数医学文献探讨的是先前定义的疑病症，目前尚不清楚这些文献如何应用于疾病焦虑障碍。

同义词

躯体形式障碍（DSM-Ⅳ）

健康焦虑

ICD-10CM 编码

F45.21 疑病症

DSM-5 编码

300.7 疾病焦虑障碍

流行病学和人口统计学

患病率：1%～5%（基于对DSM-Ⅲ和DSM-Ⅳ疾病谱中疑病症的估计），但在初级保健门诊患者中可能更高（3%～10%）。

好发性别：男女性发病率相同。

好发年龄：在任何年龄均可发病，但最常见于 20 ～ 30 岁。

遗传学因素 / 危险因素

尚无已知的遗传学因素。受教育程度较低的人群可能更常见。约 2/3 的疾病焦虑障碍患者可能合并其他精神障碍（如广泛性焦虑症、强迫症或抑郁症）；较常见共病人格障碍和其他躯体症状障碍。

体格检查和临床表现

- 无躯体症状或体征或仅有轻度症状；焦虑的焦点是可疑的医学诊断本身（即对疾病的关注而不是症状本身）
- 轻微的躯体症状（如果存在）通常包括非病理性体征或感觉（如嗳气、直立性眩晕）
- 尽管已进行可靠的临床评估，但与健康有关的高度焦虑仍持续存在（未达到妄想的程度）
- 疾病焦虑症状通常与心理社会压力源有关
- 疾病的先占观念可持续至少 6 个月（因恐惧的特定疾病可能有所不同）
- 与健康有关的生活质量和（或）社交、职业或其他重要领域的功能受损
- 患者有两种表现形式：寻求治疗（经常寻求医疗护理）和回避治疗（对医疗保健的适应不良性回避）
- 没有特定的体格检查阳性发现

病因学

神经生物学病因不明。严重的童年期疾病或创伤可能与成年期疾病焦虑障碍有关。

Dx 诊断

鉴别诊断

- 现患躯体疾病
- 妄想性障碍（躯体型——尽管有相反的证据，但害怕罹患疾病的程度达到妄想）
- 适应障碍（对已确认或有记录的疾病产生的健康相关焦虑）
- 躯体症状障碍（与躯体症状相关的极度痛苦；医学上无法解

释的症状）
- 躯体变形障碍（仅限于对外表的关注）
- 伴有健康问题的广泛性焦虑障碍
- 重性抑郁症，仅在抑郁发作期间出现对健康的关注
- 精神病，可与抑郁症和精神分裂症同时出现
- 做作性障碍（孟乔森综合征）
- 诈病

评估

- 病史、体格检查、与年龄匹配的筛查以及实验室和影像学检查（视情况而定），以排除潜在的躯体疾病
- 症状评估（如健康焦虑问卷）可用于识别和定期监测病情的严重程度
- 评估与疾病焦虑障碍相关的其他精神疾病，如抑郁症和广泛性焦虑症

Rx 治疗

非药物治疗

- 心理治疗（特别是 CBT）是主要的治疗方法，其通过特定技术来改变或重建适应不良的思维和行为，并提高应对健康焦虑的能力。个人或团体 CBT、接受与承诺治疗（acceptance and commitment therapy，ACT）、行为压力管理以及基于正念的方法（包括基于网络的治疗方法）已被证明有效
- 定期安排和症状无关的简短就诊
- 重视护理协作
- 避免暗示患者“症状全在您脑海中”
- 关于疾病焦虑障碍的诊断和心身症状构架（从正常到过度焦虑）的教育
- 强调以功能优化（而非治愈）为治疗目标
- 避免重复或指征外的诊断性检查、转诊或治疗
- 限制阅读医学文章或网站
- 良性干预措施（如运动、按摩、冥想、社会支持、睡眠卫生等）可减轻压力并增强心理弹性

长期管理

- 即使没有抑郁症特征，抗抑郁药也会有所帮助：氟西汀和帕罗西汀的安慰剂对照试验表明其对患者有益。已证明 5- 羟色胺和去甲肾上腺素再摄取抑制剂（Norepinephrine- serotonin reuptake inhibitor，NSRI）（如度洛西汀）在治疗抑郁症相关性疼痛和与精神障碍共病的躯体疾病［纤维肌痛、弥漫性肌肉骨骼疼痛（骨关节炎）］相关的疼痛方面有效
- 治疗共病的精神障碍

预后

病情会在数十年的病程中反复波动，缓解率为 30% ～ 85%。预后良好的因素包括病程短、无其他精神障碍共病。

转诊

转诊至相关领域专业技术人员处进行 CBT（治疗的主要手段）。

重点和注意事项

- 治疗疾病焦虑障碍的主要目标是提高患者应对健康恐惧的能力
- 心理治疗和药物治疗可能对不针对疾病而接受治疗的人很有帮助
- 在 DSM-5 中，疑病症及其相关躯体形式障碍已被躯体症状障碍（存在躯体症状，伴有显著痛苦）和疾病焦虑障碍（无躯体症状或躯体症状轻微；关注的焦点是疾病观念）取代

相关内容

躯体症状障碍（相关重点专题）

推荐阅读

Asmundson FJ et al: Health anxiety: current perspectives and future directions, *Curr Psychiatry Rep* 12(4):306, 2010.

Dimsdale JE, Levenson J: What's next for somatoform disorder, *Am J Psychiatry* 170(12):1393-1395, 2013.

Fink P et al: The outcome of health anxiety in primary care: a two-year follow-up study on health care costs and self-rated health, *PloS One* 5(3):e9873, 2010.

Perez DL et al: A neural circuit framework for somatosensory amplification in somatoform disorders, *J Neuropsychiatry Clin Neurosci* 27(1):e40-e50, 2015.

Williams C, House A: Cognitive behavioral therapy for health anxiety, *Lancet* 383(190), 2014.

Tyree P et al: Clinical and cost-effectiveness of cognitive behavioral therapy for health anxiety in medical patients: a multicenter randomized controlled trial, *Lancet* 383:219, 2014.

第 14 章　社交焦虑障碍
Social Anxiety Disorder

Kristy L. Dalrymple

张燕　译　李则宣　审校

基本信息

定义

社交焦虑障碍是指对在社交场合中感到难堪、耻辱或受到负面评价的一种持续的、强烈的恐惧。社交焦虑障碍通常表现为在涉及社交行为的环境中（如与一个或多个人交谈、与有性吸引力的人或权威人士交谈）、表演情境中（如公开演讲、在观众面前表演 / 演戏）或在被观察的情境中（如吃饭时）出现过度的焦虑或恐惧。患有社交焦虑障碍的个体害怕自己在这些情境中的行为会导致自己难堪或他人会对自己有负面评价。许多患者还害怕他人观察到自己的焦虑表现。在这些场合下的焦虑必须持续至少 6 个月，儿童必须是在和同伴的交往中出现焦虑，而不仅仅是在和成人的互动中。这种焦虑常导致患者回避这些场合，导致显著的职业、学业、社会功能受损，同时带来显著的痛苦。当这种恐惧仅见于公共场合演讲或表演时，应给出"仅限表演"的标注。

同义词

社交恐惧症

ICD−10CM 编码

F93.2　儿童社交焦虑障碍

F40.1　社交恐惧症

F40.9　未指明的恐惧焦虑障碍

DSM−5 编码

300.23　社交恐惧症

流行病学和人口统计学

发病率（美国）：（4 ～ 9）/1000 人年；30 岁以下人群的累积发

病率为 11.0%。

发病高峰年龄：最高的人-年标准化发病率出现在 10 ～ 19 岁时。

患病率（美国）：流行病学调查显示终身患病率为 12%，年患病率为 7%；门诊患者的时点患病率为 30%。

好发性别：在流行病学调查中，女性更高发（风险比为 1.5 ～ 2.2），但男性更可能寻求治疗。

好发年龄：平均发病年龄为 16 岁，中位发病年龄为 13 岁，很少在 25 岁后发病，75% 的患者于 8 ～ 15 岁发病。

遗传学因素：

- 遗传度为 20% ～ 50%
- 一级亲属患社交焦虑障碍者的患病风险达 15% ～ 26%
- 尚无公认的与社交焦虑障碍相关的特异性基因

体格检查和临床表现

- 社交情境中的躯体症状包括心悸、出汗、颤抖和（或）脸红，这些可能以惊恐发作的形式出现
- 害怕他人观察到自己社交情况中的躯体症状而对自己有负面评价；害怕自己会“说蠢话”、犯错或冒犯他人
- 患者自述一直是“害羞”的人
- 常见与其他精神障碍（如重性抑郁症和其他焦虑障碍）和物质滥用（如酒精 / 大麻）共病
- 常见的社会人口学因素包括：年龄小、女性、未婚、教育程度低，以及收入水平低
- 很少有患者因社交焦虑障碍就诊，通常最初因其他精神障碍而就诊（如重性抑郁症和其他焦虑障碍）
- 社交焦虑障碍发病通常先于其他共病的精神障碍

病因学

- 尚无明确的病因，可能是多种因素的共同作用
- 已有关于发展心理学（如缺乏来自父母的社会化示范）、气质因素（如行为抑制）及既往创伤性社交经历（如受到同伴的戏弄、在社交或表演场合中难堪或被羞辱）在社交焦虑障碍发病机制中作用的研究
- 家族史可能导致社交焦虑障碍患病风险升高

Dx 诊断

鉴别诊断

- 其他焦虑障碍（如伴广场恐惧症的惊恐障碍）
- 继发于情绪障碍（如重性抑郁症患者出现对社交场合的回避）
- 广泛性发育障碍（如孤独症谱系障碍）
- 人格障碍（如分裂样人格障碍）；但可与回避型人格障碍同时诊断
- 躯体疾病伴发的焦虑，如口吃或帕金森病

评估

- 须采集精神科病史
- 筛查手段可能有助于发现社交焦虑障碍，因为社交焦虑障碍是一种导致功能损害的慢性疾病，许多患者不会主动就医
- 体格检查可能有助于排除其他导致躯体症状的疾病，以及其他躯体疾病所致的社交焦虑

Rx 治疗

非药物治疗

- CBT
- ACT
- 人际心理治疗（interpersonal psychotherapy，IPT）
- 暴露疗法
- 社交技能训练

药物治疗

- SSRI/SNRI
- 苯二氮䓬类（较少使用）
- 单胺氧化酶抑制剂（monoamine oxidase inhibitor，MAOI）（较少使用）
- β 受体阻滞剂（如普萘洛尔、阿替洛尔可用于治疗表演相关的焦虑）

常规治疗

- 社交焦虑障碍为慢性疾病，因此极少需要紧急处理
- 在急性表演相关性焦虑中，常在有需要时给予苯二氮䓬类药物或 β 受体阻滞剂。鉴于苯二氮䓬类药物存在依赖及滥用的可能性及停药后的高复发率，开具苯二氮䓬类药物时需要更谨慎，同时不建议长期使用这类药物
- 在有需要时可以给予 β 受体阻滞剂，尤其是在表演情境下出现躯体症状时。但是，暂无证据支持在其他更广泛形式的社交焦虑障碍中使用这类药物

长期管理

- CBT 对于社交焦虑障碍有效，且为一线治疗方案
- SSRI/SNRI（如舍曲林、艾司西酞普兰、帕罗西汀、文拉法辛）治疗社交焦虑障碍有效，并且是一线治疗药物
- MAOI 曾被认为是治疗社交焦虑障碍的金标准药物，但目前由于其不良反应及饮食限制而较少使用
- SSRI/SNRI 联合 CBT 对社交焦虑障碍有效；确保治疗方案中包括 CBT 可能会带来长期的益处

预后

- 社交焦虑障碍是一种慢性疾病，未经治疗通常不会缓解
- 治疗或许能显著改善社交焦虑障碍，但对于部分患者来说，治疗后症状及功能损害可能持续存在

转诊

- 当有共病精神障碍时，需转诊至精神科相关领域专家处就诊
- 当治疗后症状无改善或对治疗反应不佳时，需转诊至精神科相关领域专家处就诊

相关内容

焦虑（广泛性焦虑障碍）（相关重点专题）

推荐阅读

Asbrand J et al: Maternal parenting and child behaviour: an observational study of childhood social anxiety disorder, *Cog Ther Res* 41:562-575, 2017.

Asher M et al: Gender differences in social anxiety disorder: a review, *Clin Psychol Rev* 56:1-12, 2017.

Haug T et al: Stepped care versus face-to-face cognitive behavior therapy for panic disorder and social anxiety disorder: predictors and moderators of outcome, *Behav Res Ther* 71:76-89, 2015.

Heeran A, McNally R: Social anxiety disorder as a densely interconnected network of fear and avoidance for social situations, *Cog Ther Res* 42:103-113, 2018.

Leichsenring F, Lewke F: Social anxiety disorder, *N Engl J Med* 376:2255-2264, 2017.

McEvoy PM et al: A clinician's quick guide of evidence-based approaches: social anxiety disorder, *Clin Psychol* 20:103-104, 2016.

Spence SH, Rapee RM: The etiology of social anxiety disorder: an evidence-based model, *Behav Res Ther* 86:50-67, 2016.

Stein DJ et al: The cross-national epidemiology of social anxiety disorder: data from the world mental health survey initiative, *BMC Med* 15:1-21, 2017.

第 15 章　焦虑症（广泛性焦虑症）Anxiety（Generalized Anxiety Disorder）

Kristy L. Dalrymple

李则宣　译　陶好娟　审校

基本信息

定义

广泛性焦虑症（generalized anxiety disorder，GAD）常合并其他精神障碍和躯体疾病。GAD 患者以过度和不成比例的高水平焦虑、恐惧或担忧为常见症状，这些症状可涉及多个方面并存在于大多数时间里，其病程应至少达到 6 个月。GAD 患者的担忧必须超出相关现实情境的预期，且须严重干扰患者功能。患者的主观焦虑必须伴随躯体症状（如坐立不安、易激惹、睡眠障碍、肌肉紧张、注意力难以集中或疲劳），成人患者须至少伴随 3 种躯体症状，儿童患者须至少伴随 1 种躯体症状。当 GAD 症状仅在急性期心境障碍（如抑郁症）的背景下发生或焦虑可以更好地由其他急性期焦虑障碍（如 PTSD 或惊恐障碍）来解释时，则不能诊断 GAD。

同义词

焦虑性神经症（焦虑症的曾用名）

慢性焦虑症

ICD-10CM 编码

F41.1　广泛性焦虑障碍

DSM-5 编码

300.2

流行病学和人口统计学

发病率（美国）： 成人初级保健门诊就诊人群的年发病率为 6% ～ 9%；年发病率为 1.12/100 人年。

发病高峰年龄： 相对于其他焦虑障碍（如恐惧症），GAD 患者的发病高峰年龄较大；德国社区调查人群中，34 岁前 GAD 的累积发病率为 4.3%。

患病率（美国）：普通人群中，GAD 的终身患病风险为 9%；年患病率为 2.9%；美国国家共病调查显示，GAD 的终身患病率为 5.7%

- 初级卫生保健机构中，GAD 的患病率为 3%（为该类机构中最常见的焦虑障碍）

好发性别：好发于女性（女性：男性＝ 2：1），但接受治疗的女性相对较少（女性：男性＝ 3：2）。

好发年龄：

- 30% 的患者报告起病于 11 岁前
- 50% 的患者起病于 18 岁前
- 起病中位数年龄为 30 岁

遗传学因素：异卵双生子和单卵双生子的一致率无差异（0% ～ 5%）。

体格检查和临床表现

- 患者报告其生活的方方面面都“令人焦虑”
- 过度担忧，通常与家庭、财务、工作或健康相关
- 睡眠障碍，尤其是入睡困难
- 肌肉紧张（常见于颈部和肩部肌肉）或头痛
- 注意力难以集中
- 白天疲劳
- 符合肠易激惹综合征的胃肠道症状（1/3 的患者）
- 躯体症状通常是患者就诊的原因
- 常与精神障碍（如心境恶劣或重性抑郁症）和物质滥用（如酒精滥用）共病

病因学

- 病因学方面的假说包括基于神经递质（儿茶酚胺、吲哚胺类）的模型和基于发育心理学（如行为抑制、神经质和伤害回避）的模型
- 家族史阳性、应激增加、既往遭受躯体或情感创伤及躯体疾病可导致患病率升高

Dx 诊断

鉴别诊断

- 多种精神障碍和躯体疾病：
  1. 心血管疾病和肺部疾病，如心律失常或慢性阻塞性肺疾病（chronic obstructive pulmonary disease，COPD）
  2. 甲状腺功能亢进、低血糖
  3. 物质滥用（如可卡因、苯丙胺类物质和苯环己哌啶）或戒断（如酒精或苯二氮䓬类）
  4. 其他焦虑障碍（如社交焦虑障碍）、心境障碍
  5. 强迫症中的闯入性思维或疾病焦虑障碍

评估

- 筛查测试可能有助于识别 GAD。初级保健机构中经常使用的筛查工具是 GAD-2。该工具需要询问受试者，“在过去的 1 个月里，您是否因为以下情况而非常困扰：①神经过敏或感到焦虑或紧张不安？②担心很多事情？”对两个问题的回答给予相应的分值：0 分（完全没有），1 分（出现数天），2 分（半数以上时间会出现），3 分（几乎每天都出现）。总分 ≥ 3 分对于识别 GAD 敏感性和特异性分别为 86% 和 83%。简易 7 项诊室内评估工具（GAD-7）包含其他问题，可用以评估症状的严重程度并可用于监测症状
- 体格检查：根据当前的症状进行实验室检查和影像学检查
- 如果焦虑继发于用药变化，则应考虑医源性病因

Rx 治疗

非药物治疗

- 认知行为疗法
- 接受与承诺治疗
- 放松训练和冥想
- 生物反馈
- 精神动力学心理治疗

药物治疗

- SSRI 或 SNRI
- 阿扎哌隆类（如丁螺环酮）
- 苯二氮䓬类（较少使用）

常规治疗

- 由于 GAD 是一种慢性疾病，极少需要急性处理
- 如果患者有急性痛苦，应考虑其他可能的原因，包括其他焦虑障碍（如惊恐障碍）
- 谨慎使用苯二氮䓬类药物，因其有滥用或依赖的可能性。如果需要使用苯二氮䓬类药物，应向患者宣教用药选择和风险

长期管理

- SSRI 和 SNRI（如文拉法辛和度洛西汀）是有效的经典一线治疗药物。对于治疗合并抑郁症的患者尤其有效
- 丁螺环酮可作为有效的治疗药物，其耐药或滥用的可能性很小。但对于既往使用过苯二氮䓬类药物的患者，丁螺环酮的疗效可能会减弱，可能需要大剂量滴定
- 在密切监测的情况下，苯二氮䓬类药物是有效的，但考虑到潜在的功能损害、滥用和依赖的可能性，不能将其作为一线治疗药物
- 具有镇静作用的抗抑郁药（如米氮平）也可用于治疗继发于焦虑性思维反刍的难以入睡

预后

- GAD 呈慢性病程，具有周期性恶化的特点
- 治疗可减轻患者症状和改善其功能。患者的自杀风险高于普通人群

转诊

- 存在难治性症状时需转诊至精神科相关领域专家处就诊
- 合并其他精神障碍时需转诊至精神科相关领域专家处就诊

! 重点和注意事项

由于 GAD 是重性抑郁症的危险因素，因此对 GAD 进行早期筛查

和干预（尤其是女性患者）有助于降低患者未来心境障碍的易感性。

相关内容

惊恐障碍，伴有或不伴广场恐惧症（相关重点专题）

社交焦虑障碍（相关重点专题）

推荐阅读

Altunoz U et al: Clinical characteristics of generalized anxiety disorder: older vs. young adults, *Nordic J Psychiatry* 72:97-102, 2018.

Curtiss J, Klemanski DH: Taxonicity and network structure of generalized anxiety disorder and major depressive disorder: an admixture analysis and complex network analysis, *J Affect Disord* 199:99-105, 2016.

Goodwin H et al: Generalized anxiety disorder, worry and attention to threat: a systematic review, *Clin Psychol Rev* 54:107-122, 2017.

McEvoy PM et al: Group metacognitive therapy for repetitive negative thinking in primary and non-primary generalized anxiety disorder: an effectiveness trial, *J Affect Disord* 175:124-132, 2015.

Mennin DS et al: A randomized controlled trial of emotion regulation therapy for generalized anxiety disorder with and without co-occurring depression, *J Consult Clin Psychol* 86:268-281, 2018.

Romero-Sanchiz P et al: Differences in clinical intrusive thoughts between obsessive-compulsive disorder, generalized anxiety disorder, and hypochondria, *Clin Psychol Psychother* 24:01464-01473, 2017.

第 16 章　惊恐障碍伴或不伴广场恐惧症

Panic Disorder，with or without Agoraphobia

Jeffrey P. Wincze

陶好娟　译　张丽　审校

基本信息

定义

- 惊恐发作主要表现为相对短暂的、突然的强烈害怕或恐惧发作，常伴有大祸来临感、各种躯体不适及令人不安的症状。惊恐发作可能毫无征兆（突如其来），也可能有征兆（如由特定的物体或情景触发）。惊恐发作可出现在多种焦虑相关障碍中（如恐惧症、社交焦虑症、强迫症）。表 16-1 介绍了惊恐发作的诊断标准
- 惊恐障碍是指反复出现无征兆的惊恐发作（至少 2 次），随后

表 16-1　惊恐发作的诊断标准

突然发生强烈害怕和不适感，于 10 min 内达到高峰，在此期间至少出现下列 4 项症状：
• 心悸或心率加快
• 出汗
• 震颤或颤抖
• 呼吸急促或窒息感
• 哽噎感
• 胸痛或胸部不适
• 恶心或腹部不适
• 头晕、站立不稳、头重脚轻、虚弱
• 现实解体（感觉周围世界变得不真实）或人格解体（与自我解离）
• 害怕失去控制或“发疯”的感觉
• 感觉异常（麻木或刺痛感）
• 寒战或潮热

From Kliegman RM et al：Nelson essentials of pediatrics，ed 5，Philadelphia，2006，Saunders.

对未来再次发作及其影响和发作相关显著行为改变的担忧持续至少 1 个月。惊恐障碍的诊断标准见表 16-2。广场恐惧症主要表现为个体对特定场所或情境的焦虑和回避，并且认为一旦出现惊恐发作将无法从特定场景中逃离或得到帮助

表 16-2　惊恐障碍的诊断标准

1. 反复出现无征兆的惊恐发作，伴随担忧或行为改变
2. 排除由物质滥用、用药或躯体疾病导致

同义词

焦虑发作

恐惧发作

神经质崩溃

ICD-10CM 编码

F41.0　惊恐障碍

F40.0　广场恐惧症

DSM-5 编码

300.01　惊恐障碍

300.22　广场恐惧症

流行病学和人口统计学

发病率（美国）：惊恐发作的单月发病率为 1%。

患病率（美国）：

- 一次或多次惊恐发作的终身患病率为 15% ～ 20%
- 惊恐障碍并不常见，终身患病率为 1.5% ～ 3.5%；慢性惊恐障碍的年患病率为 1% ～ 2%
- 广场恐惧症相对罕见；终身患病率为 0.3% ～ 1%；30% ～ 50% 的惊恐障碍患者伴有广场恐惧症
- 据报道，拉丁美洲人、非洲裔美国人、加勒比黑人、亚洲裔美国人惊恐障碍的患病率较低（DSM-5）
- 据估计，亚洲、非洲和拉丁美洲人群惊恐障碍的患病率较低（0.1% ～ 0.8%）（DSM-5）

发病高峰年龄：

- 慢性病程，病情反复

- 发病高峰呈双峰特点，第一个发病高峰出现在 15 ～ 24 岁，第二个发病高峰出现在 35 ～ 44 岁

好发性别：

- 好发于女性（> 85% 的临床人群）
- 惊恐障碍在女性中的患病率是普通人群的 2 倍
- 惊恐障碍伴广场恐惧症在女性中的患病率是普通人群的 3 倍

好发年龄：

- 发病年龄通常在青春期后期至 35 岁。男性发病年龄（24 岁）早于女性（28 岁）
- 45 岁以后发病极少见，应警惕由不同病因所致

遗传学因素：

- 惊恐障碍患者一级亲属的发病风险是普通人群的 4 ～ 7 倍
- 双生子研究发现，约 60% 的惊恐相关致病因素为遗传学因素

体格检查和临床表现

惊恐障碍：

- 主要表现为惊恐发作或与预期再次惊恐发作及其不良后果相关的焦虑或恐惧
- 典型临床特征：无明显诱因突然出现强烈焦虑与恐惧并伴有生理改变（如心悸、出汗、颤抖、气促、胸痛、胃肠道不适、乏力、现实解体、感觉异常等），常伴有对死亡、心脏病发作、卒中、晕倒、失去控制或失去理智的强烈恐惧。惊恐发作通常被个体描述为有生以来“最可怕的”经历
- 患者通常因躯体症状（如胸痛、头晕或呼吸困难）而就诊于急诊科或内科。30% 的胸痛患者罹患惊恐障碍
- 近期一项对 1327 例非心源性胸痛患者的研究显示，77.1% 的患者曾到急诊科就诊
- 报告因惊恐发作而恐惧死亡的患者常具有更多的惊恐发作和广场恐惧症状

广场恐惧症：

- 广场恐惧症患者极少就诊，常表现为门诊爽约或迟到，患者可能会要求上门服务或通过电话进行治疗
- 患者通常对活动范围进行自我限制，以回避可能出现惊恐发作时难以逃离的公共场所或情境，例如：

  1. 拥挤的公共场所（商店、公共交通工具、飞机、教堂）

2. 人际互动（理发师、牙医、社区集会）
3. 开车（尤其是独自一人、离家很远、过桥、穿驶隧道、行驶在高速公路或偏僻的道路上）

- 当患者暴露或预期暴露于使其恐惧的情境时，会产生严重的焦虑，随后发生广泛性躯体症状，引发全面惊恐发作。患者通常认为逃避这些令其畏惧的情境可以减少焦虑症状的发生，从而强化对相关情境的回避。事实上，一次发作后，随着肾上腺素在体内耗竭，约 20 min 后症状即可缓解

病因学

假说（注释：目前有充分数据支持下列假说模型，且模型之间不相互矛盾）

- 自主神经系统中枢控制障碍（常位于蓝斑）。育亨宾、咖啡因或胆囊收缩素也可引起类似的症状
- 对相对轻微或良性的躯体症状的认知过度反应（“灾难性曲解”）可触发真正的自主神经级联反应，导致进一步的曲解
- 中枢性窒息警报机制功能紊乱；代偿性呼吸性碱中毒的部分征象；可用乳酸钠或 CO_2 进行试验性诱导

危险因素

- 气质因素：负性情感和焦虑敏感性是惊恐发作的危险因素。儿童时期严重的分离焦虑可能先于惊恐障碍发生
- 环境因素：惊恐障碍患者常见儿童时期遭受性虐待和躯体虐待。大多数患者能够识别出首次惊恐发作前的一系列应激源
- 遗传与生理因素：确切的致病基因尚不清楚，目前认为多基因参与惊恐发作的易感性

Dx 诊断

鉴别诊断

内科疾病：

- 内分泌系统疾病：
  1. 甲状腺功能亢进
  2. 甲状旁腺功能亢进
  3. 嗜铬细胞瘤

4. 类癌
- 心脏及呼吸系统疾病
  1. 心律失常
  2. 心肌梗死
  3. 慢性阻塞性肺疾病
  4. 哮喘
  5. 二尖瓣脱垂
- 代谢性疾病
  1. 低血糖症
  2. 电解质紊乱
  3. 卟啉症
- 癫痫：复杂部分性发作可出现惊恐发作
- 精神障碍（注释：惊恐发作可见于多种精神障碍。惊恐障碍可被定义为一种伴随惊恐发作的对躯体感觉或情境的恐惧症）
  1. 恐惧症（如特定恐惧症或社交恐惧症）。需要注意的是，因为坠机事故而害怕上飞机是一种特定的恐惧症，而因为担心被困和担心惊恐发作而害怕上飞机则更倾向于惊恐障碍伴广场恐惧症的诊断
  2. 强迫症（可由暴露于强迫对象而触发）
  3. 创伤后应激障碍（可由对应激源的回忆而触发）
  4. 广泛性焦虑障碍（可由过度担忧而触发）
- 使用治疗性药物（茶碱、类固醇）和娱乐性药物（可卡因、苯丙胺、咖啡因、减肥药），以及戒断反应（酒精、大麻、巴比妥类、苯二氮䓬类）

评估

- 急诊表现：心脏、呼吸系统或神经系统症状
- 采集病史和进行体格检查以排除与躯体疾病或物质滥用相关的情况

注释：惊恐障碍和广场恐惧症不是排除性诊断，但通常需要排除其他疾病。

实验室检查

- 甲状腺功能
- 电解质检测，包括血钙

- 毒理学筛查
- 心电图
- 急性病例：心电监护和检测心肌酶以排除心律失常或心肌缺血

影像学检查

- 对于颞叶功能障碍（如颞叶病变或颞叶复杂性部分性癫痫发作的发作期或发作间期）患者，可行头颅 CT、MRI 或脑电图检查
- 动态心电图监测，以排除隐匿性或发作性心律失常
- 怀疑呼吸功能受损的患者，可行胸部 X 线检查、动脉血气分析或肺功能检查

Rx 治疗

非药物治疗

- CBT（尤其是惊恐控制治疗）通常非常有效。通过认知重构（即挑战对躯体症状的灾难性误解）、现实暴露或想象暴露（即在可控的范围内按照难易程度逐步分级暴露，最终达到恐惧反应的习惯化和消退），以及内感受暴露［即通过活动（如旋转椅子、吸管呼吸和过度通气）而重复管理对躯体症状的恐惧感］
- CBT 的治疗效果等于或优于药物治疗，其失访率低，复发率低。CBT 可能需要在数周内进行数次会谈，必要时可能需要转诊至行为治疗师。CBT 已被证明是针对惊恐障碍伴或不伴广场恐惧症患者的最有效的干预方式
- 近期一项关于惊恐障碍认知行为治疗成分的解构研究表明，内感受暴露和面对面的治疗的疗效更好，而肌肉放松和虚拟现实暴露的疗效明显降低

急性期治疗

- 苯二氮䓬类药物（特别是氯硝西泮和阿普唑仑）：在急性情况下非常有效，但由于其潜在的成瘾性，禁止长期使用
- 低剂量氯硝西泮可用于罕见惊恐发作和无症状期患者（必要时予以氯硝西泮 0.25 ～ 0.5 mg 口服 / 舌下给药）
- SSRI 或类似药物可用于起始治疗，并在第 2 ～ 3 周期间逐渐

减少服用苯二氮䓬类药物的剂量

长期管理

- 首选药物：具有显著 5- 羟色胺再摄取抑制作用的抗抑郁药。通常从低剂量开始，逐渐加量滴定。最短治疗时间为 6 ～ 8 个月，但多数患者需要长期服药。这些药物不应突然停药；在病情允许的情况下，应逐渐减量，以避免出现焦虑症状反弹等撤药反应
  1. SSRI：舍曲林（50 ～ 200 mg/d）；西酞普兰（20 ～ 60 mg/d）；艾司西酞普兰（5 ～ 30 mg/d）；氟西汀（5 ～ 60 mg/d）
  2. 丙咪嗪（100 ～ 300 mg/d）
  3. SNRI：文拉法辛（75 ～ 225 mg/d）
- CBT 和 SSRI 的联合使用显示出良好的长期效果，疗效优于单独使用抗抑郁药或单独使用 CBT。CBT 和苯二氮䓬类药物联合使用并不能提供任何额外的获益，而且可能会削弱 CBT 的疗效（如果苯二氮䓬类药物可完全控制焦虑，则内感受暴露和现实暴露可能不太有效）

预后

- 典型病程呈慢性，但病情会有明显的波动（通常有较长的缓解期）
- 伴有广场恐惧症与病程延长有关
- 长期随访研究发现，治疗后 6 ～ 10 年，约 30% 的患者病情得到缓解，40% ～ 50% 的患者症状改善，但仍有残留症状，其余患者的病情无变化或加重

转诊

- 如果患者对 SSRI 无应答，需转诊至精神科相关领域专家处就诊
- CBT 是首选的治疗方法，必要时需转诊至行为治疗师处就诊

重点和注意事项

- 患者和家庭健康教育是管理惊恐障碍非常重要的第一步。宣教可为伴随惊恐的良性躯体感觉提供更多的适应性解释。遗传学知识的介绍和对患者经历的每一种症状的生理学良性性质的解释是减轻恐惧和减少病耻感的良好开端

- 对活动或情景的回避症状的消失是预后良好的征象，并可能促进未来治疗的获益
- 治疗师遵循治疗方案及在首次会诊时建立治疗联盟可以预测 CBT 治疗惊恐障碍伴或不伴广场恐惧症的临床结局更好

推荐阅读

Barlow DH et al: The unified protocol for transdiagnostic treatment of emotional disorders compared with diagnosis-specific protocols for anxiety disorders, *JAMA Psychiatry* 74(9):875-884, 2017.

Boettcher J et al: Internet-based mindfulness treatment for anxiety disorders: a randomized controlled trial, *Behav Ther* 45(2):241-253, 2014.

Foldes-Busque G et al: A closer look at the relationships between panic attacks, emergency department visits and non-cardiac chest pain, *J Health Psychol*, 2017. 1359105316683785.

Lutz W et al: Patterns of early change and their relationship to outcome and early treatment termination in patients with panic disorder, *J Consult Clin Psychol* 82:287-297, 2014.

Pompoli A et al: Dismantling cognitive-behaviour therapy for panic disorder: a systematic review and component network meta-analysis, *Psycholog Med*, 2018, https://doi.org/10.1017/S0033291717003919.

Vervliet B et al: Fear extinction and relapse: state of the art, *Annu Rev Clin Psychol* 9:215-248, 2013.

第 17 章　恐惧症
Phobias

Kristy L. Dalrymple

张颖　译　张丽　审校

基本信息

定义

特定恐惧症属于焦虑障碍，其特征是患者面对特定的对象或情境刺激时出现过度的、持续的恐惧反应，继而避免或忍受此类刺激并伴有强烈的痛苦。激发性刺激可有多种类型，可能是特定的物体，如动物或昆虫；自然环境，如高处或流水；特定情境，如看到血、接受注射、在隧道中或桥上。社交焦虑症（曾被称为社交恐惧症）是一种特殊的、需单独诊断的疾病，其特征是害怕在社交或表演情境中出现尴尬、被羞辱或被拒绝的情况。广场恐惧症也是一种需要单独诊断的疾病，其特征为患者对发生惊恐发作或惊恐样症状时不能从相应场所或情境逃离的情况表现出强烈的焦虑。这些情境包括身处封闭 / 拥挤的空间中或独自在离家超过一定距离的地方。如果惊恐障碍患者同时存在广场恐惧症，则对患者给出两种诊断。

同义词

单纯恐惧症（特定恐惧症的曾用名）

因激发性刺激而命名的恐惧症，如蜘蛛恐惧症（对蜘蛛感到害怕）和恐高症（对高处感到害怕）

特定恐惧症：

ICD-10CM 编码

F40.1　社交恐惧症

F40.2　特定恐惧症

F40.8　其他恐惧性焦虑障碍

F40.9　未特定的恐惧性焦虑障碍

DSM-5 编码

300.23　社交恐惧症

300.29　其他独立的特定恐惧症

广场恐惧症：

ICD-10CM 编码

F40.00　未特定的广场恐惧症

DSM-5 编码

300.22　广场恐惧症

流行病学和人口统计学

发病高峰年龄：绝大多数特定恐惧症患者在 10 岁前发病；中位发病年龄为 7 ～ 10 岁。

患病率（美国）：

- 普通人群中，特定恐惧症的年患病率为 7% ～ 9%；跨国家患病率为 7.4%（终身患病率）和 5.5%（年患病率）
- 普通人群中，广场恐惧症的年患病率约为 1.7%

好发性别和年龄：

- 尽管男女性的发病率因恐惧症类型而不同，但特定恐惧症好发于女性（女性：男性＝ 2：1）
- 广场恐惧症好发于女性（女性：男性＝ 2：1）
- 虽然可发生于任何年龄，但大多数特定恐惧症在儿童期起病（中位发病年龄为 8 岁）
- 特定恐惧症常先于其他精神障碍起病
- 与自然环境、动物或血液-注射恐惧症相比，情境恐惧症发病较晚
- 广场恐惧症通常起病于青春期晚期或成年早期；2/3 的患者在 35 岁前发病

遗传学因素：特定恐惧症在一级亲属中更为常见。

体格检查和临床表现

- 当接近引发恐惧症反应的刺激时，极度的焦虑体验常伴随自主神经症状，如心动过速、震颤和出汗；可能会发生人格解体。在血液或注射恐惧症中，症状常伴随副交感神经反应，进而可引起血管迷走神经性晕厥
- 特定恐惧症常与其他焦虑症同时发生

病因学

病因仍未明确，可能与包括气质（如行为抑制、神经质）、环境

（如与恐惧刺激的负性经历、父母过度保护）和遗传学在内的多因素综合作用有关。

Dx 诊断

鉴别诊断

- 社交焦虑障碍与特定恐惧症患者的不同之处在于，前者所恐惧的是社交或表演情境中的羞辱或尴尬，而不是对特定对象或环境的恐惧
- 惊恐发作（伴或不伴广场恐惧症）：特定恐惧症的焦虑症状可能类似于惊恐发作的症状，但特定恐惧症有明确的存在于特定或社交情境中的刺激，而惊恐发作没有明确的激发性刺激（即惊恐发作在无触发因素的情况下意外发生）
- PTSD：对于定义 PTSD 的创伤性事件，与其特定线索相关的焦虑和生理性觉醒可能类似于恐惧症引起的症状
- 精神病性障碍患者可出于妄想而表现出对公共场合的恐惧

评估

- 病史：通常可做出诊断。应包括其他疾病的信息、药物治疗、创伤史和药物滥用情况。图 17-1 描述了针对特定恐惧症的诊断决策树
- 体格检查：确认无心血管异常（如心律失常）或过度警觉可能的内分泌系统病因（如甲状腺肿大或压痛）

实验室检查

无特异性实验室检查。

影像学检查

无推荐的特异性影像学检查。

Rx 治疗

非药物治疗

- 在对照试验中，CBT 和暴露疗法对治疗特定恐惧症是有效的，其被认为是合适的一线治疗

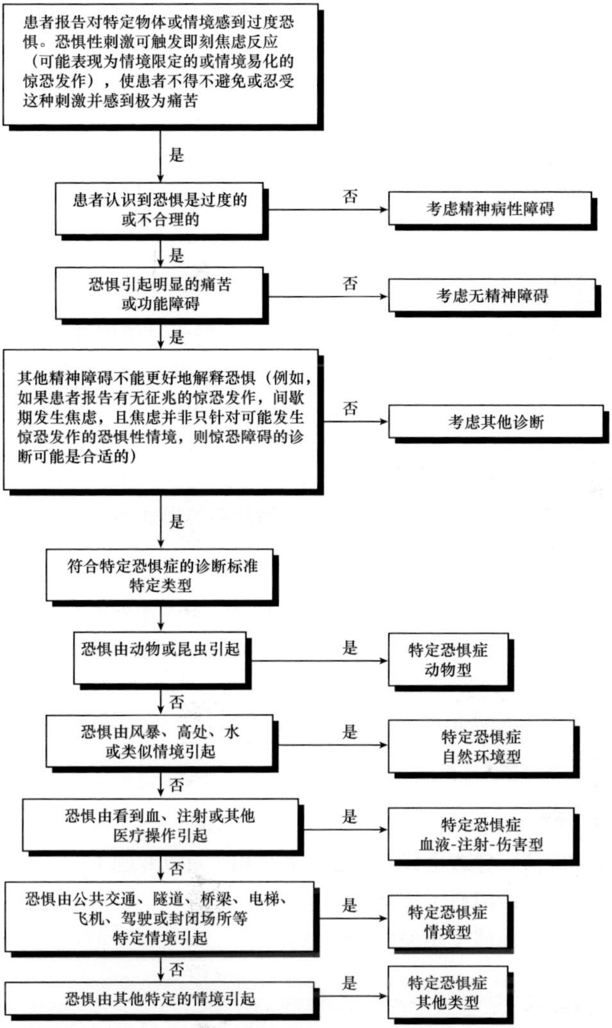

图 17-1　特定恐惧症：诊断决策树。[From Lieberman K：Social and specific phobias. In Lieberman K (ed)：Psychiatry behavioral science and clinical essentials：a companion to Tasman，Philadelphia，2000，WB Saunders，pp. 368-378.]

- 行为治疗包括放松训练，通常与想象和渐进式脱敏相结合
- 当不合并其他焦虑症时，特定恐惧症的治疗成功率更高

常规治疗

虽然苯二氮䓬类药物能快速缓解与暴露激发性刺激有关的焦虑，但它们具有嗜睡、发生意外、滥用和依赖等不良反应，因此不推荐作为一线治疗。

长期管理

如果很少遇到引发恐惧症的刺激，在需要时使用苯二氮䓬类药物可以作为合适的长期治疗方案；然而，由于其具有滥用和依赖风险，故不是长期治疗的理想药物。

补充和替代治疗

尚无明确的证据支持补充或替代治疗对恐惧症的治疗作用。

预后

虽然门诊治疗可有效减轻症状，但恐惧症通常终身存在。

转诊

需要确诊及评估心理治疗和其他治疗时，可转诊至精神科相关领域专家处就诊。

相关内容

惊恐障碍，伴或不伴广场恐惧症（相关重点专题）
创伤后应激障碍（相关重点专题）
社会焦虑障碍（相关重要专题）

推荐阅读

Liberman LC, Öst LG: The relation between fears and anxiety in children with specific phobia and parental fears and anxiety, *J Child Fam Stud* 25(2):598-606, 2016.

Lieb R et al: Impact of specific phobia on the risk of onset of mental disorders: a 10-year prospective-longitudinal community study of adolescents and young adults, *Depress Anxiety* 33(7):667-675, 2016.

Mayer SE et al: The psychology of HPA axis activation: examining subjective emotional distress and control in a phobic fear exposure model, *Psychoneuroendocrinology* 82:189-198, 2017.

Ollendick TH et al: Specific phobias in youth: a randomized controlled trial comparing one-session treatment to a parent-augmented one-session treatment, *Behav Ther* 46:141-155, 2015.

Ryan SM et al: One session treatment for specific phobias in children: comorbid anxiety disorders and treatment outcome, *J Behav Ther Exp Psychiatry* 54:128-134, 2017.

Sigström R et al: Nine-year follow-up of specific phobia in a population sample of older people, *Depress Anxiety* 33(4):339-346, 2016.

Wardenaar KJ et al: The cross-national epidemiology of specific phobia in the world mental health surveys, *Psychol Med* 47:1744-1760, 2017.

第 18 章　强迫症
Obsessive-Compulsive Disorder

Agustin G. Yip
张丽　译　李卫晖　审校

基本信息

定义

强迫症（obsessive-compulsive disorder，OCD）的特征是强迫思维（反复和持续的想法、冲动或被认为是侵入性和不想要的映像）和（或）强迫行为（对强迫观念或必须严格遵守的规则所做出的重复行为或精神活动），这会消耗患者的时间（如＞ 1 h/d）或造成明显的损害或痛苦。这些症状通常（但不总是）被认为是过度和不合理的。

ICD-10CM 编码

F42　强迫症

F60.5　强迫性人格障碍

DSM-5 编码

300.3　强迫症

301.4　强迫性人格障碍

流行病学和人口统计学

发病高峰年龄：平均发病年龄为 19.5 岁。

年患病率：美国成人约为 1.2%，国际患病率估计值相似（1.1% ～ 1.8%）

好发性别：成年期女性比男性略常见，而在儿童期男性更常见。

好发年龄：

- 女性的典型发病年龄为 20 ～ 29 岁
- 男性的典型发病年龄为 6 ～ 15 岁

疾病病程：

- 该病呈慢性病程，其病情具有波动性
- 症状通常会随压力而恶化
- 15% 的患者表现为进行性恶化，5% 的患者表现为发作性病程，

发作间歇期几乎没有损害

遗传学因素：

- OCD 是一种多因素家族性疾病，涉及多基因和环境危险因素
- 同卵双胞胎（57%）的一致率高于异卵双胞胎（27%）
- OCD 和抽动秽语障碍患者一级亲属的患病率（8.2%）远高于普通人群（2%）

体格检查和临床表现

- 持续且反复的侵入性、自我排斥的强迫性观念、想法、冲动或映像，被认为是格格不入的且超出自己的控制范围
- 常经历与污染相关的困扰（如使用电话时）、过度怀疑（如门锁上了吗？）、按部就班（需按照特定秩序）、暴力冲动（如在教堂里大喊淫秽的话）或侵入性的性映象
- 强迫行为（如反复洗手、检查、重新排序）或心理仪式（如计数、重复短语），旨在暂时缓解由强迫引起的焦虑
- 强迫和冲动几乎总是伴随着高度焦虑和主观痛苦。二者通常（但不总是）被视为过度和不合理的

病因学

- 有力证据表明，OCD 患者存在皮质-纹状体-丘脑皮质回路功能障碍
- OCD 起病可能与中枢神经系统感染性疾病（如 Von economico 脑炎、小舞蹈症）相关
- 与链球菌感染相关的儿童自身免疫性神经精神疾病（pediatric autoimmune neuropsychiatric disorders associated with streptococcal infection，PANDAS）通常发生于 12 岁以下的儿童。在链球菌感染（如链球菌性咽喉炎或猩红热）后突然出现 OCD 和（或）抽动障碍时，或在链球菌感染后 OCD 或抽搐症状加重时可做出该诊断
- OCD 可能伴随头部创伤或其他病前神经系统疾病，包括出生缺氧和抽动秽语综合征
- 复杂性部分性癫痫发作患者可出现侵入性、强迫性思维
- 5- 羟色胺能、多巴胺能和谷氨酸能系统被认为在部分仪式性本能行为中很重要，这些通路的功能障碍可能导致 OCD

Dx 诊断

鉴别诊断

- 强迫性人格障碍（obsessive-compulsive personality disorder，OCPD）是一种适应不良的人格类型，表现为过度僵化、对秩序和控制的需求、对细节的专注和过度完美主义。与 OCD 不同，OCPD 是自我协调的
- 可出现强迫性或侵入性思维的其他精神障碍（如躯体变形障碍、进食障碍、疑病症、恐惧症、创伤后应激障碍）
- 冲动控制障碍［如拔毛症（拔毛障碍）、抓痕（皮肤搔抓）障碍、病理性赌博障碍、强迫购物、偷窃癖、妄想症 / 性强迫］
- 可出现重复行为的神经系统疾病（如抽动秽语综合征、小舞蹈症、斜颈、孤独症）
- 妄想或精神病可能被误认为是强迫性思维；与 OCD 不同，这些患者相信他们的幻觉是真实的，很可能符合另一种能完全解释症状的精神病谱系障碍的标准（如精神分裂症）

评估

- 详细的病史收集可确诊
- 青少年和儿童：心理测试可表现为学习障碍
- 筛查既往或现在是否存在抽动障碍，并确定患者对 OCD 的自知力（良好或一般、差、无 / 妄想）

Rx 治疗

非药物治疗

- 包括暴露 / 反应预防的 CBT（联合或不联合认知重评）对 70% 的患者有效。对污染相关强迫观念和强迫清洁行为最有效
- CBT 的阻力包括缺乏可用性 / 可及性、耗时和患者参与治疗的动机（如暴露练习导致的焦虑）

常规治疗

- 具有 5- 羟色胺再摄取抑制作用的抗抑郁药，包括氯丙咪嗪、氟伏沙明、氟西汀、帕罗西汀、舍曲林、西酞普兰和艾司西

酞普兰；最佳剂量通常是处方剂量范围的上限值。风险 / 获益 / 替代方案的讨论至关重要（如使用 5- 羟色胺再摄取抑制剂导致 QT 间期延长的剂量相关性风险，尤其是氯丙咪嗪、西酞普兰和艾司酞普兰）
- 苯二氮䓬类药物（如氯硝西泮）对 OCD 的疗效有限
- 大多数患者在接受治疗后症状可缓解，但即使经过充分的治疗，40% ～ 60% 的患者仍有明显的残余症状
- 可能需无限期治疗。如果停止用药，复发很常见
- 近期研究表明，CBT 联合药物治疗的效果更好。更严重的症状需要联合治疗
- 对一线治疗无反应的患者以及精神病和（或）抽动障碍共病患者可通过使用第一代或第二代抗精神病药（如氟哌啶醇、奥氮平、利培酮）进行强化治疗
- 神经外科干预（如扣带回切开术、深部脑刺激）只适用于症状最严重的难治性病例

预后

- 大多数轻中度患者可在常规门诊进行管理。治疗通常从 SSRI 单药治疗开始，定期随访以评估治疗反应和管理不良反应。剂量应增加至最大耐受量
- 患者和家庭教育可能有助于提高治疗依从性和支持

重点和注意事项

OCD 患者通常对他们的强迫症状有自知力，但缺乏控制它们的能力。除非提供患者教育和支持，否则这可能导致严重的羞耻感和对医疗护理的回避。应进行 OCD 筛查，尤其是对患有“抑郁”或“焦虑”的患者

推荐阅读

Gillan CM et al: A trans-diagnostic perspective on obsessive-compulsive disorder, *Psychol Med* 47:1528, 2017.

Hirschtritt ME et al: Obsessive-compulsive disorder: advances in diagnosis and treatment, *JAMA* 317:1538, 2017.

Skapinakis P et al: Pharmacological and psychotherapeutic interventions for management of obsessive-compulsive disorder in adults: a systematic review and network meta-analysis, *Lancet Psychiatry* 3:730, 2016.

第 19 章　囤积症
Hoarding Disorder

Jeffrey P. Wincze

张丽　译　李卫晖　审校

基本信息

定义

强迫性囤积行为是指对大量无用或价值极低的所有物的主动获取和难以丢弃，伴随囤积行为带来的被胡乱填满而无法发挥正常功能的生活空间，以及极度的痛苦或功能缺陷。既往囤积行为被作为强迫型人格障碍的一个标准。随着 2013 年 DSM-5 的发布，强迫性囤积症已被公认是一种独立的精神疾病。

- 无论他人评估的价值如何，患者对于丢弃或分离所有物感到持续困难（工作小组正在考虑将描述修改为“无论实际价值如何，患者对于丢弃或分离所有物感到持续困难”）
- 这种困难来源于对节约的强烈欲望和（或）与丢弃行为相关的痛苦
- 这种症状会使大量物品占据家中或单位的有效生活空间并使其变得杂乱，导致原本打算利用的空间无法使用。如果所有生活空间被清理，则只可能由第三方进行，如家人、清洁工或政府人员
- 症状会导致临床上的极度痛苦，以及社交、职业或其他重要方面的功能缺陷（包括维持一个对自己和他人来说都安全的环境）
- 囤积症并非由一般躯体疾病导致（如脑损伤和脑血管疾病）
- 囤积症的症状不局限于另一种精神障碍的症状（如由强迫症的强迫观念、重性抑郁症的活力低下、精神分裂症或其他精神病性障碍的妄想、痴呆的认知缺陷、孤独症谱系障碍的限制性兴趣，普拉德-威利综合征的过度进食导致的囤积）

需要进一步判断：

- 存在过度需求：丢弃所有物的行为是否伴随对于不需要的或没有空间放置的物品的过度需求

需要进一步判断：

- 是否有良好或正常的自知力
- 是否有较弱的自知力
- 是否有自知力缺失或妄想性信念

同义词

囤积

强迫症

强迫性人格障碍

强迫型人格障碍

节约

收集

杂乱

ICD-10CM 编码

F42.9　未特定的强迫症

DSM-5 编码

300.3　强迫症

流行病学、患病率和人口统计学

- 社区调查显示，有临床诊断意义的强迫性囤积症患病率估计为 2% ～ 6%。尚无关于囤积症患病率的国际调查
- 临床病例显示，女性患病率更高，而部分流行病学研究则显示男性患病率更高
- 囤积症通常在青春期前期发病
- 迟发性囤积症很罕见
- 除美国外的可用数据显示，囤积症是一种全球性疾病
- 囤积倾向往往在童年期或青春期开始，在中年发展为具有临床意义的疾病
- 成人可能在经历创伤性事件后突然发病
- 相当大比例的患者报告其一级亲属中至少有 1 位有囤积问题。这种相关性在女性一级亲属之间更为明显（如母亲或姐妹）
- 据估计，约 1/4 的强迫症患者有囤积症
- 囤积症被认为是慢性疾病，极少能自行缓解

囤积症可合并轴 I 精神障碍（重性抑郁症、社交恐惧症、强迫

症、广泛性焦虑症、注意缺陷多动障碍）和轴Ⅱ精神障碍（边缘型人格障碍和回避型人格障碍）

危险因素

- 遗传易感性和早期依恋经历被认为可导致囤积行为
- 社交孤立可导致囤积行为，因为囤积可以提供安慰
- 突发创伤性事件可作为共同机制导致囤积行为
- 家族史
- 年龄

病因学

尽管囤积症的病因尚未明确，但患者具有很多共同特征，包括与对所有物的依恋情绪相关的问题（即将物品看作其自身的延伸）、行为回避（即对于决定如何处理所有物感到恐惧）、对于所有物性质的信念（即对所有物夸张的控制欲望、照管好所有物的责任心并为将来做准备）、完美主义［即所有物必须被充分利用（如一份报纸必须被完整读完）］、信息处理缺陷（决策缺陷、记忆功能障碍和组织分类缺陷）、回避浪费。躯体虐待和性创伤与更强烈的获取倾向有关，但与节约行为无关。强烈的负面情绪反应（悲伤）可能也在病因中发挥一定作用。儿童囤积症与行为和情绪调节障碍有关。

Dx 诊断

评估

在囤积行为是其他疾病（如创伤性脑损伤、控制癫痫的手术、脑血管疾病、中枢神经系统感染、神经系统遗传性疾病、孤独症、精神分裂症、重性抑郁症、强迫症或神经认知障碍）的直接后果时，囤积行为不诊断为囤积症。

Rx 治疗

非药物治疗

- Frost 和 Hartl 建立了一种针对囤积症的认知行为模型，其将囤积行为概念化为以下情况的后果：①信息处理缺陷；②依恋情绪问题；③行为回避；④对所有物性质的不正确信念

- Steketee 和 Frost 出版了一本针对强迫性囤积症的认知行为治疗手册，该手册使用认知行为策略进行治疗。作者建议在 1 年内进行 26 次治疗。治疗可为个体或团体治疗并结合居家治疗和诊室治疗。推荐进行家庭咨询，重点是教育和治疗囤积行为
- 特定因素（包括女性、年龄较小，认知行为疗法和家庭咨询的次数多）与更好的临床结果有关

常规治疗

抗抑郁药可能对潜在的心境障碍或焦虑障碍有效。

长期管理

- 认知行为疗法是囤积症的首选治疗方法，但 SSRI 是重症患者首选的药物治疗
- 近期关于认知行为疗法、药物治疗的和基于家庭的干预的综述显示，其可轻微改善病情
- 一项关于囤积症认知行为疗法的系统综述对比了传统强迫症治疗和针对囤积症的疗法。研究显示，两种疗法均可改善囤积症状。然而，二者的疗效差异尚无定论
- 近期研究显示，基于网络的认知行为疗法在治疗囤积症方面有潜在的益处

处理

长期随访对于复发性囤积行为非常重要，且需治疗潜在的心境障碍。

转诊

- 认知行为疗法是首选治疗
- 如果潜在的心境障碍症状（如抑郁和焦虑）影响治疗，建议进行药物治疗

重点和注意事项

对囤积症患者的治疗具有一定挑战性，因为许多患者并未认识到自己存在问题，也不了解囤积症给自己和家人的生活带来的负面影响。患者通常不相信自己需要治疗，且能从所有物中获得巨大

的慰藉。患者和家庭教育是囤积症治疗中重要的第一步。家庭成员通常对囤积症患者感到沮丧和生气，因为感觉他们只是单纯的“脏乱”“懒”等。心理辅导可帮助家庭成员了解该病的复杂本质，他们可以在指导下成为“代理的治疗师”而不是让患者因扔掉囤积物而感到痛苦。家庭成员和专业囤积症治疗师共同参与治疗很重要。

患者和家庭教育

国际强迫症基金会：http://208.88.128.33/hoarding

推荐阅读

Fitzpatrick M et al: “Blended” therapy: the development and pilot evaluation of an Internet-facilitated cognitive behavioral intervention to supplement face-to-face therapy for hoarding disorder, *Internet Interv* (12)16-25, 2018.

Ivanov VZ et al: Enhancing group cognitive-behavioral therapy for hoarding disorder with between-session Internet-based clinician support: a feasibility study, *J Clin Psychol* 74(7):1092-1105, 2018, https://doi.org/10.1002/jclp.22589. Epub.

Muroff J et al: Pilot trial of cognitive and behavioral treatment for hoarding disorder delivered via webcam: feasibility and preliminary outcomes, *J Obsessive Compuls Relat Disord* (18)18-24, 2018.

Thompson C et al: A systematic review and quality assessment of psychological, pharmacological, and family based interventions for hoarding disorder, *Asian J Psychiatr* 27:53-66, 2017.

Wincze JP et al: Categorization in compulsive hoarding, *Behav Res Ther* 45:63, 2007.

第 20 章　注意缺陷多动障碍 Attention Deficit Hyperactivity Disorder

Pamela E. Hoffman，Emily R. Katz

任昕昕　译　刘应科　审校

基本信息

定义

注意缺陷多动障碍（attention deficit hyperactivity disorder，ADHD）是一种以慢性注意力障碍和（或）多动冲动为核心临床表现的疾病。这些症状必须出现在 12 岁之前，至少持续 6 个月，并在多种情况下导致功能损害。ADHD 的诊断要点如表 20-1 所示。

同义词

多动

运动过度

注意缺陷障碍（attention deficit disorder，ADD）

表 20-1　ADHD 的诊断要点

1. 注意力不集中
    a. 在课业、工作或其他活动中粗心大意
    b. 与别人交谈时漫不经心
    c. 难以安排好课业或其他家务事
    d. 组织困难
    e. 易受外界刺激而分散注意力且健忘
2. 多动
    a. 静坐不能
    b. 不停活动，像“受发动机驱动一样”
    c. 讲话过多
3. 冲动
    a. 在课堂上来回走动
    b. 对需要轮换的事情不耐烦等待
    c. 打断他人活动

ICD-10CM 编码

F90.0　注意缺陷多动障碍，注意缺陷为主型

F90.1　注意缺陷多动障碍，多动为主型

F90.2　注意缺陷多动障碍，混合型

F90.8　注意缺陷多动障碍，其他类型

F90.9　注意缺陷多动障碍，未特定类型

DSM-5 编码

314.00　314.01

流行病学和人口统计学

发病高峰：首次诊断通常在学龄期（6～9岁）。

患病率：5%～10%的学龄期儿童（是儿童中最常见的神经发育障碍）；5%的青少年和2%～4%的成人。低社会经济地位家庭的儿童和有公共医疗保险的儿童被诊断为ADHD的概率高于同龄人。

好发性别：儿童患者中以男性为主，比例为（2～4）：1。在成人中，这一比例接近1：1（性别差异可能反映了转诊的偏移）。

好发年龄：有些症状必须在12岁之前出现。症状（尤其是运动性多动）会随着年龄的增长而减少。高达70%的人在青春期仍符合诊断标准，估计有40%～65%的人在成年后仍有部分症状。

遗传学因素：以多基因作用为主。ADHD患者的一级亲属患ADHD的风险是对照组的5倍。研究表明，许多基因可能参与其中，包括与5-羟色胺、谷氨酸转运体及多巴胺代谢和神经元发育相关的基因。

危险因素：可能的危险因素包括宫内烟草/药物暴露或缺氧、低体重新生儿、早产、妊娠、铅暴露（尽管大多数铅水平升高的儿童不会发展为ADHD）、幼儿头部外伤、家庭功能障碍、社会经济地位低下。有证据表明，饮食因素（如精制糖、食品添加剂）与小部分ADHD患者之间可能存在关联。环境毒素和ADHD之间的因果关系尚不明确。

体格检查和临床表现

- 临床可分为3种类型：
  1. 注意缺陷为主型：难以组织、计划、记忆、集中注意力、开始/完成任务；症状可能在偏爱的活动中不存在

2. 多动–冲动为主型：急躁 / 不安、健谈、破坏性 / 侵犯性、不受抑制、不耐烦
3. 混合型：二者均有

- 当小学成绩下降、行为问题难以容忍时通常可被诊断。学习效率低下、与同龄人和家庭关系有问题或有纪律问题的儿童通常会被推荐进行评估。在美国 400 多万患有 ADHD 的儿童中，大多数都有合并症（见下文），近 50% 的儿童接受特殊教育和心理健康服务
- 50% 的儿童可能患有相关疾病，如精神疾病（对立违抗性障碍、品行障碍、抑郁症、焦虑、进食障碍）、学习障碍或物质滥用
- 在成人中，运动性多动不常见，但不安、急躁和难以放松是常见的症状。混乱和难以完成任务也是常见的问题

病因学

遗传基因是最有力的证据。其他理论包括大脑儿茶酚胺代谢异常、脑结构异常、基底节和前额叶激活减少及环境因素（见上文）。

Dx 诊断

鉴别诊断

- 躯体疾病：视觉 / 听觉障碍、癫痫、头部损伤、睡眠障碍、药物相互作用、智力低下 / 智力障碍、特定的学习障碍、自闭症谱系障碍 / 发育迟缓、甲状腺异常、铅中毒、运动障碍
- 精神疾病：抑郁症、双相障碍、破坏性心境、失调障碍、焦虑、强迫症、对立违抗障碍、间歇性暴怒障碍、品行障碍、创伤后应激障碍、反应性依恋障碍和物质滥用
- 社会心理疾病：学习环境与能力不匹配、家庭功能障碍、虐待 / 忽视

评估

- 临床访谈应包括评估症状和对工作 / 学校和人际关系的影响；生长发育史；个人史和家族精神疾病史，包括物质滥用；社会史，包括家庭功能障碍；用药史
- 应进行体格检查以寻找症状的病因、共病情况和治疗禁忌证。

应特别关注躯体畸形特征的评估；神经系统检查，包括神经皮肤的评估；听力和视力的评估

- 来自父母、同伴、教师等的间接信息对诊断至关重要。许多患者在门诊就诊时不会出现症状，可能会少报或多报症状
- 自评量表和间接信息的标准化症状特异性问卷可以帮助诊断和评估对治疗的反应。使用 ADHD 相关行为评定量表可提高敏感性和特异性
- 只有当病史或体格检查有阳性发现时才应进行实验室或影像学检查
- FDA 已批准定量脑电图检查用于帮助诊断 ADHD，但是缺乏足够的证据支持其常规使用
- 可根据临床症状进行辅助检查［如神经心理学测试（包括语言和智商 / 成绩测试和语言评估）、心理健康评估］，可能需要转诊

Rx 治疗

非药物治疗

- 绝大多数比较药物干预和非药物干预疗效的研究都证明了药物治疗的优势
- 在中枢兴奋剂联合行为治疗的研究中，ADHD 的核心症状没有显著改善。但联合治疗组在亲子关系、攻击性、教师评定的社交技能和学业成就等方面都有所改善
- 目前的主流观点倾向于多模式干预，其中行为治疗包括亲子行为治疗和社会技能治疗可用于治疗共病或对药物治疗无反应的行为
- 单纯行为治疗适用于 6 岁以下儿童、症状和损害程度较轻、父母反对用药或患儿不能耐受药物治疗、诊断不确定或不一致（如家长和教师的描述不一致）
- 建议进行教育干预，尤其是有学习障碍的患儿。在美国，根据“504 计划”或《残疾人教育法》，患有 ADHD 的儿童有权享受合理的教育措施
- 行为干预（如目标设定和奖励制度）有短期效果，并得到大多数机构的认可。时间管理和组织技能训练有效，社交技能

培训也可能有效

- 心理治疗（如认知治疗、游戏治疗或领悟导向心理治疗）对 ADHD 核心症状的改善不明显。但对共患精神障碍可能有帮助
- 早期研究主要关注利用电子健康系统（远程医疗、移动应用程序、文本提醒）来提高诊断、改善疗效和药物依从性，具有一定前景
- 通常不推荐使用排除饮食法（排除饮食即不含致过敏性食物的饮食）
- 目前有许多支持和倡导组织可提供教育和其他资源［如儿童青少年 ADHD 组织、美国国家注意缺陷障碍协会及美国儿童青少年精神病学会（American Academy of Child and Adolescent Psychiatry，AACAP）］

常规治疗

- 大多数关于 ADHD 治疗的研究都是在儿童中进行的，关于成人的数据有限
- 主要治疗方法是中枢兴奋剂。二线治疗包括抗抑郁药和 α 受体激动剂。表 20-2 总结了 FDA 批准的 ADHD 治疗方法
- 中枢兴奋剂：
  1. 释放多巴胺和去甲肾上腺素或阻断其再摄取
  2. 包括短效和长效哌甲酯、右旋安非他命和右旋安非他命/安非他命合剂（混合苯丙胺盐）。可以使用哌甲酯贴片（Daytrana），它是右旋安非他命的前药形式，赖氨酸安非他命（商品名 Vyvanse）的设计旨在限制潜在的药物滥用。也可选择哌甲酯长效口服混悬液（Quillivant XR）、哌甲酯长效咀嚼片（QuilliChew ER）、混合苯丙胺长效口腔崩解片（Adzenys XR-ODT）和长效液态苯丙胺制剂（Dyanavel XR）
  3. 所有中枢兴奋剂的疗效均相同；但并非所有患者服用中枢兴奋剂后都有好转。对一种中枢兴奋剂反应不佳的患者可能对另一种中枢兴奋剂产生反应
  4. 按说明书用药，避免引起欣快或成瘾
  5. 可改善认知功能、注意力不集中、冲动/多动和驾驶技能。对学习成绩、学习能力和行为问题的改善有限
  6. 不良反应通常轻微、可逆，且呈剂量依赖性，包括厌食、

表 20-2　FDA 批准的 ADHD 治疗方案

通用名	商品名	剂型及规格	药物作用时间（h）	注释
安非他命				
右旋安非他命	Dexedrine	片剂：5、10 mg	3 ～ 6	
	Dexedrine Spansule	缓释胶囊：5、10、15 mg		
	ProCentra	口服液：5 mg/5 ml		
安非他命 / 右旋安非他命混合制剂	Adderall	片剂：5、7.5、10、12.5、15、20、30 mg	4 ～ 6	
	Adderall XR	胶囊：5、10、15、20、25、30 mg	8 ～ 10	按照 1∶1 装载速释微球和缓释微球胶囊
	Evekeo	片剂：5、10 mg	10	硫酸消旋安非他命、1∶1 的右旋安非他命和左旋安非他命
	Dyanavel	口服悬液：2.5 mg/ml	8 ～ 13	服药前摇匀
赖氨酸安非他命	Vyvanse	胶囊：20、30、40、50、60、70 mg	8 ～ 12	非活性前药，其中左旋赖氨酸与右旋安非他命化学结合
哌甲酯				
利他林	Ritalin	片剂：5、10、20 mg	3 ～ 4	
	Methylin	片剂、咀嚼片：2.5、5、10 mg	3 ～ 4	
		口服液：5 mg/5 ml、10 mg/5 ml（500 ml）	3 ～ 4	

续表

通用名	商品名	剂型及规格	药物作用时间（h）	注释
	Ritalin LA	胶囊：10、20、30、40 mg	8 ～ 9	胶囊的速释微球与缓释微球比例为 1：1
	Metadate ER	片剂：10、20 mg	5 ～ 8	
	Metadate CD	胶囊：10、20、30 mg	8 ～ 9	胶囊的速释微球与缓释微球比例为 3：7
	Concerta	片剂：18、27、36、54 mg	8 ～ 12	OROS 技术：即释＋控释，保证 12 h 持续释放
	Daytrana	透皮贴剂：10、15、20、30 mg/9 h	9	根据 6 ～ 12 岁患儿 9 h 的耗损程度，贴片的给药速率分别为 1.1、1.6、2.2、3.3 mg/h
	Quillivant XR	口服混悬液：25 mg/5 ml	8 ～ 12	服药前摇匀
	QuilliChew ER	咀嚼片：20、30、40 mg	8	
	Aptensio XR	胶囊：10、15、20、30、40、50、60 mg	9 ～ 12	可吞咽或打开胶囊，将内容物混入食物中
右哌醋甲酯	Focalin	片剂：2.5、5、10 mg		哌醋甲酯 d- 苏氨酸对映体的药效是外消旋哌醋甲酯的 2 倍
	Focalin XR	胶囊：5、10、20 mg		

OROS，渗透泵型控释技术口服给药系统

From Stern TA et al：Massachusetts General Hospital handbook of general hospital psychiatry，ed 7，Philadelphia，2018，Elsevier.

体重减轻、睡眠障碍、心率增快和血压升高、易激惹、喜怒无常、头痛、运动性抽动发作或恶化、生长迟缓（但成人身高除外）。癫痫患者在服用适当的抗惊厥药物时，使用中枢兴奋剂不会使其癫痫发作恶化。停药后症状会反弹

7. 中枢兴奋剂的使用与心血管事件和死亡风险增加有关。在开始治疗前，应认真评估患者是否患有心血管疾病，并在治疗期间进行定期监测，包括血压监测。然而，尽管有心血管风险，这些药物通常是安全的。近期研究表明，在中青年患者中，与未使用或很久前使用 ADHD 药物的患者相比，使用或新近使用 ADHD 药物的患者出现严重心血管事件的风险未增加。目前美国儿科学会或 AACAP 不推荐在药物治疗前常规进行心电图筛查
8. 据报道，儿童和青少年使用中枢兴奋剂后会出现精神病性症状（尤其是幻觉）或躁狂症状，2006 年的一份报告显示，0.25%（1/400）接受治疗的儿童可能出现这些症状（Ross RG：Am J Psychiatry 163：1149-1152，2006）

- 托莫西汀（Strattera）：
  1. 选择性去甲肾上腺素再摄取抑制剂
  2. 一般认为该药不如中枢兴奋剂有效，但对于不能耐受中枢兴奋剂或对中枢兴奋剂无反应的患者，或在患者或家庭存在滥用药物的情况下，是有效的替代药物
  3. 2 年以上治疗的有效性和安全性尚未得到研究。有报道称儿童和青少年的行为异常和自杀倾向增加
  4. 不良反应：胃肠不适、睡眠障碍、食欲减退、头晕、男性性功能方面的不良反应。相关心血管不良反应也有报道
  5. 罕见成人和儿童严重肝损伤的报告
- 抗抑郁药（安非他酮、丙咪嗪、地昔帕明、去甲替林）：
  1. 对合并精神疾病的 ADHD 患者可能有用
  2. 比较疗效和中枢兴奋剂的研究尚无定论
  3. 不良反应：心律失常、抗胆碱能作用、降低癫痫发作阈值
- α_2 受体激动剂（可乐定、胍法辛）：
  1. 不如中枢兴奋剂有效，但作为中枢兴奋剂的辅助治疗可能尤其有用，特别是对中枢兴奋剂产生部分反应或经历不良反应（如睡眠障碍）或同时出现过度兴奋、易怒或攻击性行为的患者

2. FDA 已经批准胍法辛（Intuniv）和可乐定（Kapvay）缓释制剂用于治疗 6 ～ 17 岁 ADHD 儿童。也可使用可乐定透皮贴片
3. 可能的不良反应包括镇静、疲劳、头痛、心动过缓、低血压和抑郁症

- 药物使用过程中需要经常监测，特别是使用中枢兴奋剂时

预后

- 尽管 ADHD 症状可能会随时间的推移而缓解，但对于多数患者来说，ADHD 是一种需要终生管理的慢性疾病
- ADHD 患者出现学习成绩不佳、社会经济地位较低、工作和人际关系困难、高风险行为和共病精神病的风险更高

转诊

- 共病难治的精神障碍、发育障碍或智力低下使诊断复杂时，需转诊至精神科相关领域专家处就诊
- 对中枢兴奋剂 / 托莫西汀 / α 肾上腺素能药物应答不佳时，需转诊至精神科相关领域专家处就诊

重点和注意事项

- 世界卫生组织编制的成人自我报告量表（Adult Self-Report Scale，ASRS）v1.1 在初级医疗保健机构中具有良好的敏感性和适用性
- 试验表明，在接受药物治疗但持续存在 ADHD 症状的成人患者中，与接受放松训练和教育支持相比，CBT 可改善 ADHD 症状，疗效可维持 12 个月
- 部分研究显示，ADHD 与犯罪行为有关。数据分析表明，接受药物治疗期间的 ADHD 患者的犯罪率较低
- 美国疾病预防控制中心发布了 ADHD 的诊断和管理建议（www.cdc.gov/ncbddd/adhd/guid elines.html）

推荐阅读

Chan E et al: Treatment of attention-deficit/hyperactivity disorder in adolescents, a systematic review, *J Am Med Assoc* 315(18):1997-2008, 2016.

Feldman HM, Reiff MI: Attention deficit-hyperactivity disorder in children and adolescents, *N Engl J Med* 370:838-846, 2014.

Felt BT et al: Diagnosis and management of ADHD in children, *Am Fam Physician* 90(7):456-464, 2014.
Habel LA et al: ADHD medications and risk of serious cardiovascular events in young and middle-aged adults, *J Am Med Assoc* 306(24):2673-2683, 2011.
Layton TJ et al: Attention deficit-hyperactivity disorder and month of school enrollment, *N Engl J Med* 379:2122-2130, 2018.
McGough JJ: Treatment controversies in adult ADHD, *Am J Psychiatry* 173(10):960-966, 2016.
Olsen MR, Casado-Lumbreras C, Colomo-Palacios R: ADHD in eHealth—a systematic literature review, *Procedia Comput Sci* 100:207-214, 2016.
Punja S et al: Amphetamines for attention deficit hyperactivity disorder (ADHD) in children and adolescents, *Cochrane Database Syst Rev* 2:CD009996, 2016.

第 21 章 品行障碍
Conduct Disorder

Hassan M. Minhas，Elizabeth A. Lowenhaupt

陶好娟 译 高雪屏 审校

基本信息

定义

品行障碍（conduct disorder，CD）是一种重复和持续的行为模式，其特点是侵犯他人的基本权利和（或）严重违反与年龄匹配的主要社会规范。CD 归类于 DSM-5 中的“破坏性、冲动控制和品行障碍”。

ICD-10CM 编码

F43.24 适应障碍伴品行障碍

F43.25 适应障碍伴混合性情绪和品行障碍

F91.0 局限于家庭的品行障碍

F91.1 儿童期发生型品行障碍

F91.2 青少年期发生型品行障碍

F91.8 其他品行障碍

F91.9 未特定的品行障碍

I45.89 其他特定的品行障碍

I45.9 未特定的品行障碍

DSM-5 编码

312.81 儿童期发生型

312.32 青少年期发生型

312.89 未特定的发生型

流行病学和人口统计学

发病率：1%［时间跨度为 12 个月，数据来自美国全国共病调查（National Comorbidity Survey-Replication，NCS-R）］。

患病率：接近 2% ~ 10%。NCS-R：9%。破坏性行为障碍是儿童转诊至精神科的最常见原因。

好发性别： 男性多见（青春期前男女性比例为 4∶1，青春期后为 2∶1）。目前尚不清楚是否由于诊断标准由男性样本验证而导致女性 CD 患者代表性不足。例如，非对抗性的攻击和性滥交可能是性别特异性标准的一个例子，目前其预测效度未知。

好发年龄： 最常见于青春期早期。中位发病年龄为 11 岁。

遗传学因素： 如果父母或兄弟姐妹患病，则患病风险增加。

危险因素： 气质因素（包括低智商，尤其是语言功能低下）、家庭因素（包括父母的拒绝或忽视、早期寄宿生活、频繁更换照顾者、家庭规模大、父母犯罪或物质滥用）和社区因素（包括同伴排斥、接触不良少年或接触暴力）。颅脑外伤病史也可增加 CD 的风险。

体格检查和临床表现

- DSM-5 列出了 15 种可能的 CD 行为表现，分为 4 类：攻击他人和动物、毁坏财物、欺诈或盗窃和严重违反规则。患者必须在过去的 12 个月内发生 15 种行为中的至少 3 种，且在过去 6 个月内发生至少 1 种
- 标注描述了发病年龄和病情的严重程度
- DSM-5 中新增了一个行为意图和行为反应问题的附加标注，包括以下选项："有限的亲社会情感""缺乏悔意或内疚""冷漠缺乏同理心""对表现漠不关心"和"情感表浅或缺乏"
- CD 在临床表现、病因、严重程度和病程方面具有异质性
- 症状的严重程度常随年龄的增长而增加（如因性侵和抢劫而撒谎、逃学）
- 有攻击性的年轻人更可能以消极或敌对的态度对待中立者，且更可能相信冲突可以通过暴力来充分解决
- 抗挫折能力差、易激惹、脾气暴躁和鲁莽常与 CD 有关
- 对恐惧的自主神经反应降低伴静息心率减慢是 CD 最稳定的生物标志物

病因学

不同因素导致反社会行为的估计比例如下：

- 基因：50%
- 家庭成员中共享的环境因素：20%
- 家庭成员中非共享的环境因素：20% ～ 30%

Dx 诊断

鉴别诊断

- 对立违抗性障碍
- ADHD
- 心境障碍
- 适应性障碍
- 物质使用障碍、中毒和戒断
- 创伤后应激障碍
- 反社会型人格障碍（年龄＞ 18 岁）
- 适应性行为或亚文化行为不良
- 基础神经系统疾病（罕见）

评估

根据病史可做出诊断，包括个人和家庭访谈及其他信息来源（如父母、老师、其他医务人员、治疗师）。

实验室检查

可考虑进行尿液毒理学检测以发现可能存在的物质滥用。

影像学检查

无推荐的影像学检查。然而，研究发现 CD 患者特定脑区存在结构和功能的改变。

Rx 治疗

CD 的早期治疗应包括旨在降低不良行为发生频率和严重程度的心理和环境干预。如果下列干预无效或存在严重的安全性问题或功能受损问题，针对特定症状（如攻击）或共病障碍（如 ADHD、焦虑症或心境障碍）的药物干预可能有所帮助。目前 FDA 尚未批准针对 CD 的治疗药物。

非药物治疗

- 家长管理训练
- 认知问题-解决能力训练（包括基本社交能力、冲突解决、愤怒管理、冲动控制和职业训练）

- 多系统治疗（MST）
- 社交能力训练
- 个体心理治疗
- 家庭心理治疗
- 如果在 CD 的基础上出现急性安全问题（如严重攻击性），可能需要更高水平的医疗护理（如住院治疗或应急场所）来稳定病情
- 为了监测患者或社区安全，需要法律介入或离家安置

药物治疗

药物治疗是行为治疗的辅助，或用于治疗共病情况。有证据表明，多种精神类药物（包括兴奋剂、心境稳定剂、非典型抗精神病药、抗抑郁药和 α_2 受体激动剂）可改善症状，这些药物均对攻击性症状尤为有效。然而，药物不应单独使用或作为 CD 的一线治疗。

预后

- 约 50% 早期发病的 CD 患者在成年后会出现反社会行为。尚无可靠的方法对患者进行预测
- 约 50% 早期发病的 CD 患者成年后不会出现反社会型人格障碍，这一亚群在成年后患抑郁、焦虑、社交孤立的风险更高
- 约 85% 青春期发病的 CD 患者不会表现为终身持续性暴力、犯罪和监禁。然而，这些患者成年后常会出现物质滥用和犯罪

重点和注意事项

专家点评

- 不依从治疗很常见（预计不依从率为 30%）
- 考虑以社区为基础的资源（包括患者和家庭的独特优势），利用多学科协作以制订最有效的治疗计划

推荐阅读

Erskine H et al: Long-term outcomes of attention-deficit/hyperactivity disorder and conduct disorder: a systematic review and meta-analysis, *J Am Acad Child Adolesc Psychiatry* 55(10):841-850, 2016.

Jolla NJ et al: Attention deficit hyperactivity disorder and arrest history: differential association of clinical characteristics by sex, *Int J Law Psychiatry* 58: 150-156, 2018.

Noordermeer S et al: A systematic review and meta-analysis of neuroimaging in oppositional defiant disorder (ODD) and conduct disorder (CD) taking attention-deficit hyperactivity disorder (ADHD) into account, *Neuropsychol Rev* 26:44-72, 2016.

Sun X et al: MAOA genotype influences neural response during an inhibitory task in adolescents with conduct disorder, *Eur Child Adolesc Psychiatry* 27(9): 1159-1169, 2018.

第 22 章　边缘型人格障碍
Borderline Personality Disorder

Mark Zimmerman，Theresa A. Morgan

刘帮杉　译　张丽　审校

基本信息

定义

边缘型人格障碍（borderline personality disorder，BPD）的特征是在人际关系、自我形象、情感调节和冲动控制方面存在普遍不稳定性，并造成严重的主观痛苦或功能损害。患者须至少满足以下标准中的 5 项：

1. 疯狂地努力以避免真实或想象中的被抛弃
2. 以过度理想化和过度贬低交替为特征的不稳定的、紧张的人际关系
3. 以不稳定的自我形象为特征的自我身份紊乱
4. 至少在两个方面存在可能造成自我伤害的冲动行为（如过度消费、性活动、物质滥用、暴饮暴食、鲁莽驾驶）
5. 反复的自杀行为、姿势、威胁或自残行为
6. 显著的心境反应性导致的情感不稳定
7. 长期空虚感
8. 不恰当的强烈愤怒或难以控制愤怒
9. 短暂的、与压力相关的偏执观念或严重的分离症状

ICD-10CM 编码

F60.3　情绪不稳定型人格障碍

F60.3　边缘型人格障碍

DSM-5 编码

301.83

流行病学和人口统计学

患病率：普通人群为 1% ～ 3%，精神科门诊患者高达 10%。

好发性别：既往研究显示女性居多（3∶1），近期研究表明性别

差异较小。

好发年龄：20 ～ 30 岁。

遗传学因素：BPD 患者一级亲属的患病风险可能增加约 5 倍。BPD 患者的一级亲属中心境障碍和物质滥用的患病率增加。

危险因素：与儿童期躯体虐待、性虐待或情感虐待和（或）忽视有关。

体格检查和临床表现

- 体格检查可见手臂、腿部或身体其他部位的自伤瘢痕。精神状况检查可能会显示出情感不稳定性
- 临床表现包括以下情况：
  1. 普遍的孤独感和空虚感
  2. 潜在的以病理性心境恶劣为特点的负性情感
  3. 共病精神障碍的频率高，尤其是 PTSD、焦虑障碍、心境障碍、ADHD 和物质使用障碍
  4. 强烈的情绪反应且难以回到正常情绪基线
  5. 全或无，或以“分裂”现象为特点的认知风格，即患者认为情境或人都是非好即坏
  6. 难以维持对长期目标的承诺；有过多次暴风骤雨般的关系和（或）多份工作经历
  7. 由于冲动和（或）成为受害者而有大量性伴侣
  8. 对实际的或感觉到的被遗弃表现出强烈的愤怒、惊慌、绝望；可能在近期的压力源下表现出自杀或自残行为
  9. 试图阻止疼痛的体验，这可能会导致现实解体、人格解体、意识改变和（或）以幻觉和妄想为特点的短暂精神病性反应
  10. 患者会通过物质滥用、赌博、过度消费、暴食和（或）自伤以逃避强烈的痛苦情感

病因学

- 心理社会逆境与遗传学因素的交互作用
- 目前的病因假说包括：
  1. 遗传学病因：若一级亲属患 BPD，则个体患 BPD 的风险增加
  2. 生物学病因：大脑边缘系统和其他脑区异常可导致情绪失调。5- 羟色胺能的功能可出现紊乱
  3. 环境病因：有童年虐待（最常见为性虐待）、贬低或忽视史

Dx 诊断

鉴别诊断

- 表演型人格障碍、反社会型人格障碍和自恋型人格障碍具有一些共同特征
- 持续性抑郁障碍和其他抑郁障碍：有稳定的情感症状，可区别于 BPD
- 双相障碍：BPD 的情绪变化通常由压力源引发，并且持续时间短于双相障碍
- 物质滥用或依赖：常引起冲动和情绪不稳定的行为
- PTSD：患有 BPD 的个体通常有创伤史，但不会像 PTSD 患者那样逃避可怕的刺激或再体验创伤
- 部分轻度精神分裂症患者的表现可能类似于 BPD

漏诊和误诊

- BPD 可能会被漏诊，尤其是在门诊，因其观察时间短
- BPD 筛查应包括评估情感不稳定和长期愤怒这两种最常见的特征，特别是在年轻人中
- 许多 BPD 患者被误诊为双相障碍。环性心境障碍是 DSM-5 中双相障碍的一个亚型，其特点是分离相关的情感敏感及频繁的抑郁和轻度躁狂发作，可能是最难与 BPD 区分的疾病
- 通常于青春期发病。疾病特征不应被视为正常的青少年行为

评估

- 病史（从家人和朋友处收集到的间接信息通常很有帮助）
- 体格检查：神经系统软体征可能反映出对冲动和情感风暴的易感性
- 精神状况检查

实验室检查

- 毒理学筛查；物质滥用常见，它与人格障碍有相似的表现特征
- 筛查 HIV 感染和其他性传播疾病

影像学检查

结构和功能磁共振成像显示杏仁核过度活跃，海马和杏仁核

体积减小，脑岛和后扣带回皮质激活增加，从杏仁核到扣带和前额叶皮质的区域激活较少。正电子发射断层成像（positron emission tomography，PET）显示前额叶皮质代谢减低。近期 PET 研究揭示内源性阿片类功能失调。头颅 MRI 可发现灰质密度降低。不建议将影像学检查作为常规评估的一部分。

Rx 治疗

非药物治疗

- 心理治疗是 BPD 的主要治疗方法
- 辩证行为疗法（dialectical behavior therapy，DBT）、基于心智化的疗法、CBT 的各种类型和心理动力学疗法（包括移情-焦点疗法）在随机试验和近期的 meta 分析中得到了实证支持。尽管如此，在长期随访中，这些治疗的效果弱且不稳定
- DBT 和大多数 CBT 类型的目标是帮助患者提高对情绪的意识、控制冲动行为和愤怒的爆发，并发展社交技能。在正念治疗中，重点是教会患者站在自己的感受之外，并观察自己和他人的情绪。移情-焦点疗法的重点是检查患者和治疗师关系中出现的情感相关主题。初步证据已证明了综合治疗模式的有效性，如联合治疗方案和基于正念的治疗。应用“良好的精神科管理（good psychiatric management，GPM）”也显示出积极的结果，它结合了各种疗法的基本原则，并强调心理教育和目标设定。有效的治疗通常需结合每周的小组和个人治疗会谈
- 对于较为严重的病例，治疗可能包括住院和部分住院治疗

常规治疗

可使用小剂量抗精神病药控制冲动或短暂精神病发作。

长期管理

- 药物治疗的有效性为低至中等，在改善冲动、情绪不稳定和自伤行为的症状方面最为有效。目前仅研究了治疗前 3 个月的疗效
- 若伴有心境障碍，可使用 SSRI。可能需要比重性抑郁症更高的剂量

- 小剂量抗精神病药
- 心境稳定剂（锂盐、丙戊酸钠、卡马西平、托吡酯）
- 在安慰剂对照试验中，拉莫三嗪对 BPD 无效
- 在初步研究中，ω-3 脂肪酸可改善易激惹

预后

- 病程多不相同。最不稳定的时期通常为成年早期；绝大多数患者在晚年可获得社会/职业功能方面更好的稳定性，但常难以维持亲密关系
- 在老年患者中，酒精/物质使用和自伤等临床显著特征可能并不突出
- 患者在急性痛苦的情况下常就诊于急诊科
- 尚无证据表明 BPD 会发展为精神分裂症，但共病抑郁症和其他精神障碍的发生率很高
- 在治疗前症状严重的患者中，能够建立和保持良好医患同盟的患者治疗获益最大
- 不同研究的脱落率不同，个体患者的治疗脱落率可能很高

转诊

- 以下情况需转诊至精神病学相关领域专家处就诊：
  1. 获得诊断和管理
  2. 需进行药物治疗
  3. 患者功能严重受损或有自杀倾向

重点和注意事项

专家点评

- 卫生保健提供者对 BPD 患者的负面看法可能影响对疾病的准确诊断、照护可及性和提供治疗的质量
- 与诊断其他精神障碍的方式一样以清晰、直接的方法诊断 BPD。无论是否被诊断为 BPD，患者对医生的满意度相同
- 考虑对需求多、要求高或躯体化的 BPD 患者进行频繁、简短、定期的访视
- 在表达对患者行为控制的期望时，应肯定患者的感受
- 实事求是；避免表达极端情绪

- 对自杀风险保持警惕，应经常评估自杀风险
- 警惕非自杀性自伤的风险，如割伤
- 应表现出自己对治疗的胜任力，但对诊疗中的小错误可大方承认
- 应降低寻求精神科咨询的门槛
- 患者通常在多种情况中表现出显著的功能损害。心理社会损害程度类似于或超过双相障碍
- DSM-5 第三部分提供了一个诊断边缘型人格障碍的替代模型，包括：①人格功能受损（身份认同、自我导向、共情或亲密）；② 7 种不适应人格特征中至少符合 4 种（情绪不稳定、焦虑、分离性不安、抑郁、冲动、冒险和敌意）

预防

- 目前尚无预防 BPD（或其他人格障碍）的方法
- 应积极和持续监控自杀行为
- 应尽量少用和慎用苯二氮䓬类药物、麻醉性镇痛药和其他可能产生依赖性的药物，因其可导致冲动控制受损并有成瘾的风险
- 应经常详细询问患者有关养育子女的做法。低挫折容忍度、对心理困扰的指责外化以及冲动控制受损会使其子女面临被忽视或虐待的风险

患者和家庭教育

- 美国国家精神障碍联盟（National Alliance for the Mentally Ⅲ，NAMI；www.nami.org）为 BPD 患者及其家人提供患者信息、在线聊天小组和支持小组的信息
- 美国国家边缘型人格障碍教育联盟（National Education Alliance for Borderline Personality Disorder，NEA BPD）提供关于 BPD 的在线患者、家庭和专业信息
- 美国有很多地区和（或）线上 BPD 支持小组

推荐阅读

American Psychiatric Association: Practice guidelines for the treatment of patients with borderline personality disorder. Available at www.psychiatryonline.com/pracGuide/pracGuideTopic_13.aspx, https://psychiatryonline.org/pb/assets/raw/sitewide/practice_guidelines/guidelines/bpd.pdf.

Cristea IA et al: Effect of psychotherapies for borderline personality disorder: a systematic review and meta-analysis, *JAMA Psychiatry* 74:319-328, 2017.

Gunderson JG: Borderline personality disorder, *N Engl J Med* 364: 2037-2042, 2011.
Gunderson JG, Links P: *Handbook of good psychiatric management for borderline personality disorders*, Arlington, VA, 2014, American Psychiatric Publishing.
National Education Alliance for Borderline Personality Disorder (NEABPD): www.borderlinepersonalitydi sorder.com.
Skodol AE: Personality disorders in DSM-5, *Annu Rev Clin Psychol* 8:17-44, 2012.

第 23 章　表演型人格障碍
Histrionic Personality Disorder

Mark Zimmerman，Theresa A. Morgan

刘帮杉　译　张丽　审校

基本信息

定义

表演型人格障碍（histrionic personality disorder，HPD）患者普遍存在过度情绪化和寻求注意行为，通常起病于成年早期。患者必须至少满足以下标准中的 5 项：

1. 当不是他人关注的焦点时会感到不舒服
2. 与他人的互动通常以不恰当的性诱惑或挑衅行为为特征
3. 表现出快速变化和肤浅的情绪表达
4. 持续利用外表来吸引别人注意自己
5. 讲话风格过度印象主义且缺乏细节
6. 自我戏剧化和夸张的情感表达
7. 暗示性强（即易受他人或环境影响）
8. 认为与他人的关系比实际更亲密

同义词

歇斯底里性人格障碍

心理幼稚型人格障碍

人格障碍（未特定的）

人格障碍（特定特质的）

ICD-10CM 编码

F60.4　表演型人格障碍

DSM-5 编码

301.5　表演型人格障碍

流行病学和人口统计学

患病率（美国）：

- 多见于女性（85%）；男性罕见

- 患病率：1% ～ 3%

好发性别：女性。文化因素（如男性的寻求注意行为不被接受）可能导致女性更常被诊断。

好发年龄：一般从成年早期开始。

遗传学因素：使用访谈和自我报告方法的研究表明，HPD 具有中等的遗传组分。

体格检查和临床表现

- HPD 没有特异性体格检查阳性发现
- 夸张的情绪性
- 临床表现：
  1. 夸张、肤浅和（或）迅速变化的情绪
  2. 反复寻求注意的行为模式，通常为暗示性或挑衅的行为
  3. 戏剧化

病因学

- 未知
- 有假设认为儿童时期的事件、社会心理逆境和遗传因素在 HPD 的发病机制中发挥一定作用
- Cloninger 和 Guze（1975 年）进行的一项两代人研究表明，若父亲具有反社会倾向，其女儿更易患癔症，其患癔症共病反社会倾向的风险也增加

Dx 诊断

鉴别诊断

- HPD 与其他 B 类人格障碍（自恋型人格障碍、边缘型人格障碍，尤其是癔病性心境恶劣、反社会型人格障碍）具有部分共同的特征
- 其他人格障碍（如依赖型人格障碍）
- 普通躯体疾病引起的人格变化
- 与慢性物质滥用相关的症状

评估

无用于诊断的检查。

Rx 治疗

非药物治疗

- 首选长期个体心理治疗
- 一项对照研究表明，相比于接受常规治疗或澄清导向的心理治疗的患者，接受图式疗法（schema therapy）的患者功能改善和症状减轻更显著
- 与其他类型人格障碍患者不同，HPD 患者经常寻求治疗，并夸大他们的症状和功能障碍
- 患者常更需要情感上的关注，且通常不愿意终止治疗

常规治疗

- 尚无安慰剂对照试验
- 冲动-攻击型患者偶可获益于 SSRI 类抗抑郁药
- 开具药物处方时应谨慎，因为这可能会导致自伤行为或其他有害行为

预后

- 治疗方法不应着眼于长期人格变化，而应注重短期缓解患者生活中的具体困难和缺陷
- 那些重视模棱两可、含糊不清的躯体症状、焦虑症状或抑郁症状的治疗方法常会失败
- 患者很可能无法忍受或放弃接受延迟满足的治疗方法
- 成年后症状相对稳定，随着年龄的增长，症状可能减轻或缓解

转诊

主要由精神卫生专业人员治疗。

! 重点和注意事项

- 该病很难治疗
- 如大多数人格障碍患者一样，HPD 患者一般在生活中的压力或其他环境因素使他们无法发挥能力并有效应对时才会接受治疗
- 应定期评估自杀和自伤风险，不应忽视或忽略自杀威胁和自

残行为。患者可能具有更高的自杀风险（或有自杀史）

- 患者可能会报告冲动行为的高发生率，其目的是为了寻求刺激感或新奇感
- DSM-5 第三部分提出了另一个模型，将 HPD 重新定义为"人格障碍，特定特质的"，包括：①人格功能损害［身份认同、自我导向、共情和（或）亲密关系］；②病理性人格特质，如寻求注意、夸大及操纵性

患者和家庭教育

一般不推荐团体和家庭治疗方法，因为该病患者常试图引起人们对自己的注意，夸大每一项行为和反应。

推荐阅读

Bamelis L et al: Results of a multicenter randomized controlled trial of the effectiveness of schema therapy for personality disorder, *Am J Psych* 171:305-322, 2014.

Cloninger CR, Guze SB: Hysteria and parental psychiatric illness, *Psychol Med* 5:27-31, 1975.

Torgersen S et al: The heritability of cluster B personality disorders assessed both by personal interview and questionnaire, *J Pers Disord* 17:848-866, 2012.

第 24 章　依赖型人格障碍
Dependent Personality Disorder

Timothy R. Kreider，John Q. Young

刘帮杉　译　张丽　审校

基本信息

定义

依赖型人格障碍（dependent personality disorder，DPD）的特点是对照顾的普遍而过度的需要，导致顺从和依附行为及对分离的恐惧。DPD 起病于成年早期，可造成多个功能领域的严重痛苦或损害。患者必须至少满足以下标准中的 5 项，每项标准均应为持久性，且在不同环境中普遍存在：

1. 如果没有他人过多的建议和保证，很难做出日常的决定
2. 需要其他人来承担其生活中大部分重要领域的责任
3. 由于害怕失去支持或认可而难以表达与他人不同的意见
4. 由于对能力缺乏自信（而不是缺乏动力或精力），无法独自启动或完成项目
5. 过分试图从他人处获得养育和支持
6. 独自一人时感到不舒服或无助，因为过分担心无法照顾自己
7. 当一段亲密关系结束时，急切地寻求另一段关系
8. 具有不切实际的先占观念，认为自己会被遗弃

ICD-10CM 编码

F60.7　依赖型人格障碍

DSM-5 编码

301.6　依赖型人格障碍

流行病学和人口统计学

患病率：普通人群为 0.5%。相较于 DPD 本身，精神卫生门诊患者最常报告依赖型特质。

好发性别：临床上多见于女性（2：1）。男性可能存在诊断不足的问题。

临床表现

- 发病早，通常呈慢性病程。只有仔细检查时才能发现功能损害
- 访谈时，患者会过分迁就伴侣或父母
- 在日常决策中犹豫不决
- 依靠父母或配偶来决定他们应该在哪里生活、工作、娱乐，以及应该和谁做朋友
- 过度需求他人的帮助，与其年龄和实际情境不符
- 会同意反对的意见，接受不合理的要求，不会表达适当的愤怒或失望，因为害怕疏远其极度依赖的人
- 坚信自己不能独立生活，表现得很无能
- 常不能发展独立的生存技能，导致其长期依赖
- 社交关系常仅限于少数其依赖的人

病因学

慢性躯体疾病或分离焦虑障碍可能是 DPD 的易患因素。

Dx 诊断

鉴别诊断

- 其他精神障碍引起的依赖和人格改变
- 躯体疾病导致的依赖
- 最常见的共病精神障碍包括社交焦虑障碍、惊恐障碍、广场恐惧症、强迫症、重性抑郁症和其他人格障碍
- 最常见的共病人格障碍包括表演型人格障碍、回避型人格障碍和边缘型人格障碍。这些患者均有依赖特征。DPD 的特征是以顺从、响应性和依附行为为主

评估

- 病史：病史采集对于确定患者在多个生活领域存在长期稳定的人际关系模式非常重要
- 体格检查
- 精神状况检查

实验室检查

应进行必要的实验室检查以排除躯体疾病所致的人格改变。

影像学检查

应进行必要的影像学检查以排除躯体疾病所致的人格改变。

Rx 治疗

非药物治疗

- CBT 可减少和更好地控制焦虑，帮助患者发展自我胜任感，并学习必要的自信技巧
- 心理动力学治疗可帮助发展和改善自我概念和人际功能
- DPD 患者的综合管理指南：
  1. 总体策略是向患者提供保证，消除其对被遗弃的恐惧
  2. 安排规律而经常性的就诊，无论患者不适的程度如何（即给予照料，但不依条件而定）
  3. 在治疗过程中，尽早对依赖的可及性进行切实可行的限制
  4. 争取卫生保健团队其他成员的支持
  5. 鼓励患者发展额外的“外部”支持系统

常规治疗

苯二氮䓬类药物可用于控制高度焦虑状态，但对于具有依赖型人格的患者，应慎重考虑其习惯化适应和药物滥用的风险。

长期管理

可使用 SSRI 和 SNRI 治疗共病的抑郁症、社交恐惧症、广场恐惧症和其他焦虑障碍。

补充和替代治疗

尚无证据表明补充和替代治疗对 DPD 有效。

预后

- 慢性病程；严重程度不等
- 患重性抑郁症、社交恐惧症、广场恐惧症和其他焦虑障碍的风险增加
- DPD 患者有遭受伴侣伤害的风险。如果他们的关系受到威胁，患者也有自杀或暴力行为的风险

转诊

- 需要药物治疗或心理治疗时，建议转诊至精神病学相关领域专家处就诊
- 若患者存在功能受损，建议转诊至精神病学相关领域专家处就诊

重点和注意事项

专家点评

- DPD 患者在患躯体疾病时会担心被他人抛弃
- 这种同时对无助和被遗弃的恐惧会强化其需要感，并可能导致对紧急医疗处理的巨大需求
- 当医师的反应不如其意时，愤怒会随之爆发
- 医疗照护也可以成为患者满足其需求的一种手段。因此，部分患者可能会无意识或有意识地夸大他们的其他疾病（如通过这么做而从中获益）。他们可能成为卫生服务的高度使用者
- 医师对患者过分需求的应对方式往往是回避或过度投入，两者均可导致倦怠

推荐阅读

American Psychiatric Association: *Diagnostic and statistical manual of mental disorders*, ed 5, Arlington, VA, 2013, American Psychiatric Publishing.

Angstman KB, Rasmussen NH: Personality disorders: review and clinical application in daily practice, *Am Fam Physician* 84(11):1253-1260, 2011.

Disney KL: Dependent personality disorder: a critical review, *Clin Psychol Rev* 33(8):1184-1196, 2013.

第 25 章　自恋型人格障碍
Narcissistic Personality Disorder

Timothy R. Kreider，John Q. Young

刘帮杉　译　张丽　审校

基本信息

定义

自恋型人格障碍（narcissistic personality disorder，NPD）的特点是自大、需要被崇拜、缺乏同情心，多发病于成年早期，并对多个功能领域造成严重的痛苦或损害。患者必须至少满足以下标准中 5 项，每项标准均应为持久性，且在不同的环境中普遍存在：

- 夸大的自我重要感。例如，患者没有相应的成就，却会夸大成就和天赋，或期望得到高人一等的认可
- 痴迷于对无限成功、力量、才华、美貌或理想爱情的幻想
- 认为自己“特殊”而独特，应只与其他特殊或地位高的人和机构来往
- 需要被过度崇拜
- 特权意识。例如，对被特别优待或他人自觉遵从其期望有不合理的期待
- 人际剥削
- 缺乏同情心：不愿意承认或认同他人的感受或需求
- 经常嫉妒别人或认为别人嫉妒自己
- 表现出自大或傲慢的行为

ICD-10CM 编码

F60.81　自恋型人格障碍

DSM-5 编码

301.81　自恋型人格障碍

流行病学和人口统计学

患病率：普通人群的患病率＜ 1%；就诊人群的患病率估计值为 2% ～ 6%

好发性别：多见于男性（男女性比例为 3∶1）

好发年龄：20 ~ 40 岁

临床表现

- 患者具有潜在的自卑感和不满足感，尽管外在行为提示其自尊心强
- 为了避免这些想法及其相关的痛苦影响，患者会试图说服自己和他人去相信其是特别的、最好的或是不寻常的天才
- 他们对地位等级和“啄食顺序”具有敏锐的意识
- 自尊的脆弱性使这些患者对批评、失败或感知到的软弱极为敏感，而这会导致他们感到羞辱、丢脸和空虚
- 患者对其感知到的轻视的反应是更强烈的傲慢和寻求崇拜或是蔑视和愤怒。任何一种反应都试图通过贬低或批评他人来增强他们的自我意识
- 自暴自弃的经历会导致患者社交回避、情绪低落或假装谦逊，从而掩盖其浮夸
- 患者的人际关系通常较肤浅和局限
- 尽管其雄心壮志和自信可能会带来高成就，但职业能力可能会因不能容忍批评而受到影响

病因学

- 双胞胎研究表明该病的遗传度高达 80%
- NPD 病因的经典假说是由于缺乏父母的充分肯定和温暖而导致的自我价值的形成受损

Dx 诊断

鉴别诊断

- 躁狂和轻躁狂
- 心境恶劣与重度抑郁性发作
- 物质引起的欣快，尤指可卡因滥用
- 表演型、边缘型、反社会型和偏执型人格障碍具有某些共同的特征，且常同时存在
- 躯体疾病可导致人格改变，包括大脑额叶-颞叶改变

评估

- 病史：病史采集对于确定患者在多个生活领域存在长期稳定的人际关系模式非常重要
- 体格检查
- 精神状况检查

实验室检查

应进行必要的实验室检查以排除可能导致人格改变的躯体疾病。

影像学检查

应进行必要的影像学检查以排除可能导致人格改变的躯体疾病。

Rx 治疗

非药物治疗

- CBT 可帮助患者控制愤怒、管理患者感受到的批评，并发展社交技能
- 心理动力学治疗有助于改善自我概念、情感耐受性和人际功能
- NPD 患者的综合管理指南：
  1. 尊重患者，不带敌意
  2. 帮助患者在治疗服务中运用其感知的特长
  3. 将患者的批评理解为患者在试图控制自己强烈的不安全感
  4. 有策略地应对患者的自恋。例如，同意患者“有权”获得适当的照料，并引用“最高权威”支持循证照料

常规治疗

合并冲动性障碍（如边缘型或反社会性人格障碍）的 NPD 患者出现攻击行为的风险增高，可使用苯二氮䓬类药物或小剂量抗精神病药控制急性攻击行为。

长期管理

尚无证据表明 NPD 有特定的药物治疗，因此药物治疗均应针对共病症状，如 SSRI 治疗抑郁症状。

补充和替代治疗

尚无证据表明对 NPD 有效。

预后

- NPD 患者病情的严重程度不等，病程通常呈慢性。绝大多数患者在 50 岁及以后其浮夸会被悲观情绪所取代，此时患者可能获得更高的社会功能。许多患者终生难以维持亲密关系
- 患重性抑郁症和物质滥用或依赖（尤其是可卡因）的风险增加

转诊

若判断患者需要药物治疗或心理治疗，需转诊至精神病学相关领域专家处就诊。

重点和注意事项

专家点评

- NPD 患者在患躯体疾病时，其自我优越感常受到威胁
- 为了抵抗这种威胁，患者会最小化症状或否认疾病的存在
- 患者通常会要求高年资和知名医师对其进行特殊治疗
- 患者可能贬低、批评或质疑治疗医师的行为或资格

推荐阅读

American Psychiatric Association: *Diagnostic and statistical manual of mental disorders*, ed 5, Arlington, VA, 2013, American Psychiatric Publishing.

Angstman KB, Rasmussen NH: Personality disorders: review and clinical application in daily practice, *Am Fam Phys* 84(11):1253-1260, 2011.

Roepke S, Vater A: Narcissistic personality disorder: an integrative review of recent empirical data and current definitions, *Curr Psychiatry Rep* 6(5):445, 2014.

第 26 章　偏执型人格障碍
Paranoid Personality Disorder

Timothy R. Kreider，John Q. Young

张丽　译　李卫晖　审校

基本信息

定义

偏执型人格障碍（paranoid personality disorder，PPD）的特点是多疑、缺乏信任的模式，导致患者对他人的动机抱有恶意。PPD 起病于成年早期，可造成多个功能领域的严重痛苦或损害。患者必须至少满足以下标准中的 4 项，每项标准均应为持久性，且在不同环境中普遍存在：

- 无理由的猜疑他人在利用、伤害或欺骗他们
- 因无端怀疑朋友或同伴的忠诚和信任而显得心事重重
- 因无理由地害怕所说的信息会被用来恶意攻击他们而不愿意向他人倾诉
- 从友善的评论或事件中推断出贬低自己或威胁自己的意思
- 持续地记恨他人。例如，PPD 患者无法原谅感知到的或实际受到的嘲笑或轻视
- 对于在他人看来并无明显冒犯之意的举动，PPD 患者却感知为是对自己的冒犯，并很快生气地回应或反击
- 常反复无端怀疑同伴或伴侣的忠诚度

ICD-10CM 编码

F60.0　偏执型人格障碍

DSM-5 编码

301.0　偏执型人格障碍

流行病学和人口统计学

患病率：流行病学研究显示美国普通人群的患病率为 2.3% ～ 4.4%。

好发性别：在临床病例中以男性常见。

遗传学因素：精神分裂症和偏执型妄想性障碍患者的亲属 PPD

的患病率升高。

临床表现

- PPD 患者对于人际交往中的威胁极其多疑和警觉
- 患者可能表现为冷漠、谨慎且抵抗，就像临床诊疗者在进行不适当的窥探
- 患者也可能会表现为对立且好辩，防御感知到的攻击，并且可能以诉讼来威胁
- 患者在关系上可能显得死板且控制欲强，持续质问并批判他人的行为和动机，包括恋人（病态的嫉妒）
- 由于很难信任别人，PPD 患者渴望变得自给自足且自主，因此，任何的弱点（如患病）对于他们来说都是危险的
- 出于对压力的应激，患者可能经历非常短暂的精神病性发作（数分钟到数小时）。但是他们不会出现持续的怪异妄想

病因学

- 在精神分裂症和偏执型妄想性障碍患者的亲属中，PPD 的患病率增加，提示 PPD 的发病受遗传学因素的影响
- 儿童期遭受虐待、欺凌和创伤与偏执特性的形成相关

Dx 诊断

鉴别诊断

- 精神分裂症或偏执型妄想性障碍的诊断均需持续存在阳性精神病性症状，如妄想或幻觉
- 物质滥用诱发的偏执狂，特别是可卡因、苯环己哌啶或甲基苯丙胺使用障碍
- 由影响中枢神经系统的躯体疾病引起的人格改变
- 与感觉障碍相关的偏执症状（如听力缺陷）
- 其他人格障碍：
  1. 分裂样人格障碍表现为奇特的想法和异常的知觉体验
  2. 分裂样人格障碍及边缘型人格障碍无显著的偏执思想
  3. 回避型人格障碍包括对于尴尬的恐惧
  4. 自恋型人格障碍会表现出对于其隐藏的“缺点”或“劣性”可能会被揭露的恐惧

- 最常合并的精神障碍包括重性抑郁症、强迫症、广场恐惧症和物质使用障碍
- 最常合并的人格障碍包括分裂样人格障碍、自恋型人格障碍，回避型人格障碍和边缘型人格障碍
- 应考虑个体的行为和态度并不属于病理性，而是特定社会文化背景下的适应性反应，例如，少数族裔或移民身份相关的慢性应激会导致个体反复出现愤怒和不信任的表现。诊断 PPD 时，个体在行为和态度上的特质必须具有稳定性、适应不良性和持续性的特点

评估

- 病史：病史采集对于确定患者在多个生活领域存在长期稳定的人际关系模式非常重要
- 体格检查
- 精神状况检查

实验室检查

应进行必要的实验室检查以排除躯体疾病所致的人格改变。

影像学检查

应进行必要的影像学检查以排除躯体疾病所致的人格改变。

Rx 治疗

非药物治疗

- CBT 可帮助患者控制愤怒，管理感知到的批评，提升社交技巧
- 心理动力学治疗可帮助患者培养信任的能力并改善社交功能
- PPD 患者的综合管理指南：
  1. 传达“不伤害患者”的意图
  2. 以清晰、直接、细致的方式处理患者的恐惧和顾虑（无论有多么不合理）
  3. 应谨记患者的敌意背后隐藏的是真实的恐惧
  4. 保持专业且中立的立场
  5. 避免太过友善和温和的回应，这可能强化偏执
  6. 告知患者关于治疗计划的具体而真实的信息

7. 给予患者在治疗计划上尽可能多的控制权
8. 不以私人的角度看待患者的敌意和怀疑，应理解这是他们对处理潜藏恐惧的尝试
9. 明确患者对于诊断和治疗计划的顾虑

常规治疗

苯二氮䓬类药物或小剂量抗精神病药可控制敌意和偏执。

长期管理

- 小剂量抗精神病药治疗多疑的效果较弱。应少量增加剂量以最大限度地降低不良反应的风险
- 治疗共病症状，如以选择性 5- 羟色胺抑制剂治疗抑郁症或广场恐惧症

补充和替代治疗

尚无证据表明能有效治疗 PPD。

预后

- 严重程度不等，呈慢性病程，患者通常终生难以维持亲密关系
- 在某些病例中，PPD 是偏执型妄想性障碍的前兆

转诊

- 如果患者接受，需要药物治疗或心理治疗时，建议转诊至精神病学相关领域专家处就诊
- 如果患者的功能受损因应激反应而急性加重，建议转诊至精神病学相关领域专家处就诊

重点和注意事项

专家点评

- 躯体疾病会加剧患者的脆弱感，这会增加他们的恐惧，进而加强其对立行为
- 与医生交流个人信息会刺激患者的防御性和自我保护机制，这通常会增强其对于医生将要伤害他们的恐惧感
- 面对医生会增强患者的过度警觉反应，导致患者将医生的一些无害的、甚至对其大有帮助的举动感知为操控或威胁

- 在感受到威胁的情况下，这些患者常会对抗或质疑医生的动机及其诊断和治疗的原理。冲突和争论十分常见
- 与患者建立治疗同盟可能会很有挑战性
- 医生可能会对这类患者无端的怀疑和疏远采取防御反应以及对他们的疑虑不予回应，这两种反应方式都会增加患者的焦虑和偏执

推荐阅读

American Psychiatric Association: *Diagnostic and statistical manual of mental disorders*, ed 5, Arlington, VA, 2013, American Psychiatric Publishing.

Angstman KB, Rasmussen NH: Personality disorders: review and clinical application in daily practice, *Am Fam Physician* 84:1253-1260, 2011.

Triebwasser J et al: Paranoid personality disorder, *J Pers Disord* 27(6):795-805, 2013.

第 27 章　恋童症
Pedophilic Disorder

Hassan M. Minhas，Elizabeth A. Lowenhaupt
张丽　译　李卫晖　审校

基本信息

定义

根据 DSM-5，恋童症（pedophilic disorder，PD）是 8 种已确认的性欲倒错障碍之一。性欲倒错障碍被描述为“任何强烈而持久的性兴趣，但不是对表型正常、生理发育成熟和有意愿的人类伴侣之间的生殖器刺激和准备性爱抚的性兴趣”。这种性兴趣会对患者造成痛苦、功能损害或伤害，或有对别人造成伤害的风险。

PD 的诊断标准包括反复出现的对单个或多个青春期前儿童（一般≤ 13 岁）的强烈性唤起幻想、性冲动或涉及性活动的行为，持续时间至少为 6 个月。患者会因冲动而采取行动或出现严重的痛苦或人际交往困难。患者年龄必须≥ 16 岁，且比性兴趣对象至少大 5 岁。对于恋童症患者，DSM-5 亚型根据患者对受害者的性别偏好［男性和（或）女性］、性冲动的排他性（是否只被儿童吸引）以及与受害者的关系（“仅限于乱伦”）将 PD 分为不同亚型。在 DSM-5 中，个体在青春期晚期与 12 岁或 13 岁儿童发生性关系不包括在该病中。

ICD-10CM 编码
F60.4　恋童症
DSM-5 编码
302.2　恋童症

流行病学和人口统计学

患病率：未知，男性可能最高为 5%，女性远低于男性。

发病年龄：青春期前后，因为青春期开始形成性兴趣。

好发性别：绝大多数恋童症者是男性（女性约占儿童性侵犯的 1% ～ 6%）。

体格检查和临床表现

- 可通过临床访谈进行诊断，通常由于患者不愿透露症状而使诊断变得复杂，除非恋童症行为已经被确认
- 法律介入很常见，这可能是提出照护的原因
- 性犯罪者的一般犯罪再犯率高于性犯罪再犯率。当已知的儿童性骚扰者再次被捕时，约 40% 是由于性侵犯

Dx 诊断

鉴别诊断

- 反社会型人格障碍
- 品行障碍
- 物质使用障碍或中毒
- 强迫症

评估

需要多种来源的综合数据，包括自我报告、既往性犯罪定罪、过去和现在的伴侣报告、心理生理学评估、法医计算机分析和（或）评估工具。异常的性偏好和生活方式不稳定 / 犯罪与一般的性累犯密切相关。因此，临床访谈应探讨性偏好（性冲动、性欲倒错的兴趣、受害者特征）、既往性行为（包括调查儿童色情作品的阅读情况），以及违反规则史、物质滥用史和冒险史。探索个体与儿童相处的机会，以及探索个体的优势和保护因素同样重要。

量表和实验室检查

- 阴茎容积描记术：给予个体多种性刺激物后测量其阴茎的体积或周长。测量结果可能是既往性侵犯者再次性侵犯的预测因子。然而，对于所呈现的性刺激物，20% ～ 30% 的个体为低反应或无反应。此外，在美国，持有儿童色情材料给研究人员带来了法律上的困境。其他局限性包括资料缺乏对女性和阳痿男性的适用性，以及个体具有通过分散注意力来抑制性感受的能力。这种形式的检查目前不能在法庭上用于判定有罪
- 观看时间：观看时间与自我报告的对儿童的性兴趣和对儿童的阴茎性唤起有关。尚无研究显示这一指标可以预测性侵再犯
- 上述两种检查均要求向受试者提供视觉刺激，这可能违反美

国关于持有儿童色情制品的法律

- 量表：对于预测一般性侵再犯，最准确的方法是使用特定精算和动力学测量，其中包括 Static 99（广泛使用的性侵犯者风险评估工具）、MNSOST-3（明尼苏达性侵犯者筛查工具 -3）、风险矩阵 -2000 和成人用 SVR 20（性暴力风险 -20）或青少年用 J-SOAP- Ⅱ（青少年性侵犯者评估工具Ⅱ）、ERASOR（青少年性侵累犯风险评估）和 J-SORRAT- Ⅱ（青少年性侵累犯风险评估工具Ⅱ）。根据具有相似特征的一组个体的平均风险来估计其再犯的可能性

Rx 治疗

非药物治疗

- 对性侵犯行为的治疗通常需要综合多种方式，包括个人、团体、家庭、社会技能、行为和教育疗法
- 治疗的关键要素包括对行为负责、培养对受害者的共情、培养防止再次犯罪的技能
- 治疗的一般目标包括改善对越轨行为的控制、冲动控制和应对；增强冲突解决、愤怒管理和社交技能；增强共情；理解认知、情感和事件在导致不当行为中的循环作用；在男女关系中尊重对方；促进健康性行为的性教育（尤其是对青少年进行治疗时）
- 社区干预措施包括对父母的教育（如高风险情境、邻里性犯罪者）和对儿童的教育（如自信心训练等）

药物治疗

- 用于治疗成人、青少年和儿童患者的药物均为超说明书用药
- 治疗的目标包括抑制和消除不正常的性幻想，消除不正常的性冲动和行为，以及降低再犯的风险
- SSRI
- 青少年首选药物治疗，因为不良反应很少（尤其是对青少年的生理发育）
- 病例报告和小型研究支持使用氟西汀和舍曲林
- 抗雄激素和激素类药物
- 醋酸甲羟孕酮（medroxyprogesterone acetate，MPA）：

1. 是美国最常用的激素类药物
2. 证据大多基于开放性试验
3. 减少性冲动、性幻想和性活动
4. 不良反应包括恶心、呕吐、女性化、体重增加、精子生成减少、糖尿病、头痛、深静脉血栓形成、潮热
5. 减少肝内的睾酮还原酶，增加睾酮的代谢清除及降低血浆睾酮清除率
6. 具有孕激素作用，可导致促性腺激素分泌减少

- 醋酸环丙孕酮（cyproterone acetate，CPA）：
  1. 加拿大最常用该药
  2. 具有抗雄激素、抗性腺激素和孕激素作用
  3. 主要作用于雄激素受体——阻断细胞内睾酮的摄取和雄激素代谢
  4. 与 MPA 作用相似
  5. 效应存在剂量相关性
  6. 研究表明，治疗后性欲倒错的再犯率下降
  7. 不良反应包括勃起、手淫和性交减少；肝功能不全；肾上腺抑制；骨质疏松症；骨质减少
- 对于严重的行为异常，药物治疗应在经验丰富的精神科医生和小儿内分泌科医生的指导下使用（短期使用）
- 促黄体素释放素（luteinizing hormone-releasing hormone，LHRH）激动剂
- 醋酸亮丙瑞林在美国最常用
- 醋酸戈舍雷林和醋酸曲普瑞林均已上市
- 专针对性变态者使用
- 药物阉割作用
- 不推荐 18 岁以下儿童使用，仅适用于症状严重的成人
- 下丘脑-垂体轴过度刺激会抑制促性腺激素分泌
- 减少或消除睾酮有利于前列腺癌的治疗

重点和注意事项

- 对于恋童症患者，如果其既往与儿童发生性接触的风险是未知的，则他们的犯罪风险也是未知的
- 医生必须了解其涉及司法的报告要求

推荐阅读

Fazio RL: Toward a neurodevelopmental understanding of pedophilia, *J Sex Med* 2018.

Lett TA et al: Multimodal neuroimaging measures and intelligence influence pedophile child sexual offense behavior, *Eur Neuropsychopharmacol* 2018.

Nassau C et al: Executive functioning in pedophilia and child sexual offending, *J Int Neuropsychol Soc* 23(6):460-470, 2017.

第 28 章　性侵犯
Sexual Assault

Yaneve Fonge，Sarah L. Chisholm

周建松　译　陶好娟　审校

基本信息

定义

性侵犯是指对未表示同意或无法表示同意的人实施的性行为。

同义词

强奸

ICD-10CM 编码

Y05　暴力型性侵犯

Z04.41　涉嫌成人强奸后接受的检查和观察

Z04.42　涉嫌儿童强奸后接受的检查和观察

流行病学和人口统计学

发病率： 女性为 19%，男性为 3%。

发病率峰值： 高达 25%。

患病率（美国）： 2300 万女性，280 万男性。

好发性别和年龄： 女性，12 ～ 34 岁。

危险因素： 饮酒 / 吸毒、既往遭受性虐待 / 躯体虐待、有多个性伴侣、从事性相关工作、贫穷、监禁 / 收容机构、智力障碍。

体格检查和临床表现

- 生殖器外创伤：70% 的患者会出现红斑、瘀伤、擦伤和撕裂伤，以及大腿、手臂、面部和颈部骨折
- 肛门生殖器创伤：27% 的患者会出现乳房、外生殖器、阴道、肛门和直肠损伤
- 其他：妊娠（5%）、子弹伤、死亡

若在性侵犯事件发生后 72 h 内、性侵犯事件发生在室外和作案者不明时，更有可能有阳性检查结果。

Dx 诊断

评估

框 28-1 描述了采集性侵犯受害者（sexual assault victim，SAV）病史时需准备的初步问题和策略。框 28-2 总结了知情同意问题。

- 病史：
  1. 侵犯环境：日期、时间、地点
  2. 作案者的身体描述
  3. 创伤部位，尤其是口腔、阴道、肛门直肠接触或插入的细节
  4. 避孕套的使用
  5. 射精：有或无

框 28-1　采集性侵犯受害者（SAV）病史时需准备的初步问题和策略

提供一个安静、私密、安全的环境
- 私下与 SAV 简要回顾访谈和检查的过程
- 解释可能涉及敏感、隐私、令人尴尬的提问及私下访谈的权利
- 对 SAV 的即刻舒适性表示关心（如当 SAV 感觉口干时，可以先取口腔拭子，之后可让其喝水）
- 提供辩护
- 尝试以相同的方式与受害者进行访谈
- 困难的问题留到最后；体格检查中某些部分可能需要重复进行
- 解释为什么问这个问题和可能的反应
- 解释所有的问题都会被问到

From Marx JA et al：Rosen's emergency medicine，ed 8，Philadelphia，2014，WB Saunders.

框 28-2　性侵犯案件中的知情同意问题

知情同意书应具体告知 SAV 以下内容，并签名确认：
- 医院和卫生保健专业人员为法定报告人，可匿名撰写无名氏报告
- 接收有关受害者赔偿资金的信息
- 具体了解检查和证据收集程序
- 具体了解记录身体和生殖器损伤的照相技术
- 收集到的信息将发送至执法部门，并由辩护律师获取
- 可收集无患者身份信息的数据，以用于教学和科研
- 可随时撤回知情同意书
- 无论是否报告给执法部门，都不收取任何检查费用

From Marx JA et al：Rosen's emergency medicine，ed 8，Philadelphia，2014，WB Saunders.

6. 受害人或作案者的有无流血
7. 最近自愿的性行为
8. 性侵犯事件后洗澡、沐浴、换衣服

- 体格检查：
  1. 最好由受过性侵犯检查训练的医务人员进行，如性侵犯护士评估（Sexual Assault Nurse Evaluation，SANE）提供者：www.sane-sart.com
  2. 体格检查需要 3 ～ 6 h 才能完成
  3. 内容：
     a. 全身体格检查
     b. 法医证据收集
     c. 性传播疾病的评估和治疗
     d. 妊娠风险评估
     e. 伤口护理
  4. 一般体格检查的内容：
     a. 躯体创伤的记录，包括照片
     b. 阴道镜检查：可能发现轻微的生殖器外伤部位
     c. 伍德光：可显示外来异物或精液
  5. 法医鉴定：非必须，但应提供；需签署知情同意书：
     a. 提供市售的样品收集工具：收集完成后，需按照说明书密封和处理
     b. 美国要求提供免费的标本采集
     c. 血液、唾液、黏膜拭子样本：颊 / 阴道 / 直肠、指甲刮屑 / 剪样、头发样本
     d. 服装：需性侵犯事件后没有更换
- 框 28-3 总结了可能用于取证的标本
- 图 28-1 总结了遭遇性侵犯后患者的急诊管理流程

实验室检查

- 表 28-1 总结了性侵犯的实验室评估
- 妊娠试验（如果适用）
- 性传播疾病检测：
  1. 生殖器念珠菌病（genital candidiasis，GC）/ 沙眼衣原体（chlamydia trachomatis，CT）：建议所有患者进行检测，选择预防性治疗的患者可除外

框 28-3 可能作为法医鉴定证据的标本收集

衣物
- 每件衣物应包装在单独的纸袋中，以避免交叉感染
- 如果患者已更换衣服，则只需收集内衣

已知的血液样本
- 由犯罪实验室评估患者的分泌物状态和血型
- 毒理学检测（尿液和血液）
- 用于怀疑涉嫌药物导致的性侵犯
- 性侵犯发生后 72 ～ 96 h 内收集评估（具体时间因犯罪实验室不同而异）

口腔拭子和涂片
- 性侵犯发生后 24 h 内进行收集评估

  梳子中的毛发

  指甲中的刮屑

  异物收集

  咬痕或作案者口部接触患者区域的拭子

  阴毛梳

  生殖器外拭子

阴道拭子和涂片
- 性侵犯发生后 96 ～ 120 h 内应考虑进行宫颈取样进行评估

  肛周拭子

  肛门直肠拭子和涂片
- 性侵犯发生后 24 h 内进行收集

  法医照相
- 每个受伤部位拍摄 3 张视图，其中一张带有标尺

From Adams JG et al：Emergency medicine：clinical essentials，ed 2，Philadelphia，2013，Elsevier.

2. 湿法或阴道拭子检测滴虫
3. 基线 HIV/ 肝炎 / 梅毒检测：作为个体基线
4. 事件发生后第 6 周、第 3 个月和第 6 个月再次检测 HIV/ 梅毒

影像学检查

根据其他受伤情况进行影像学检查，以诊断 / 治疗骨折、软组织和其他创伤性损伤

Rx 治疗

非药物治疗

急性危机咨询：性侵犯事件后立即为受害者提供心理健康支持

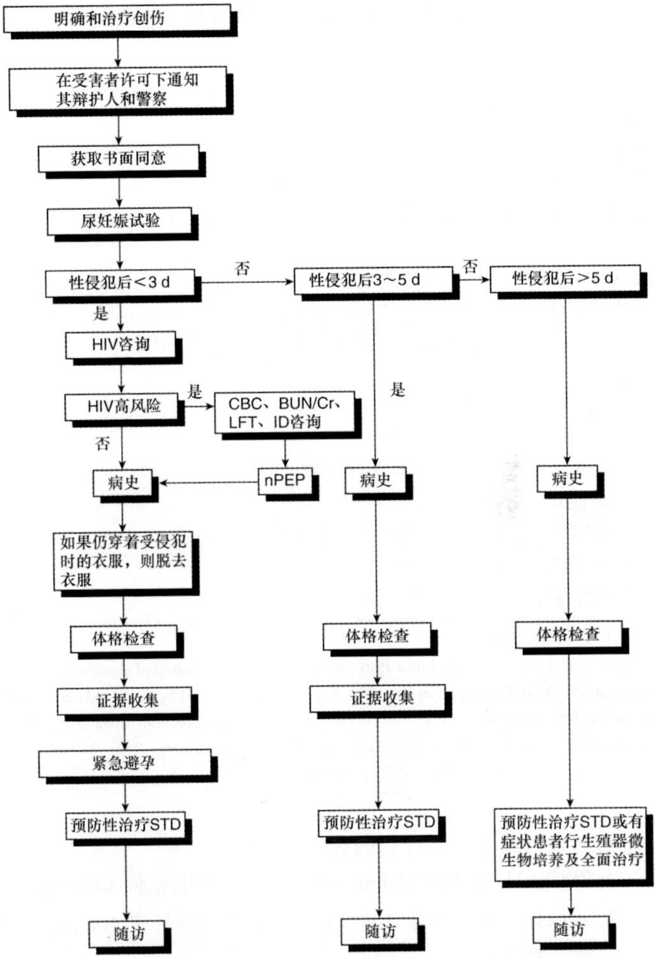

图 28-1　性侵犯后患者的急诊管理。BUN，血尿素氮；CBC，血常规；Cr，血肌酐；HIV，人免疫缺陷病毒；ID，传染性疾病；LFT，肝功能检查；nPEP，非职业性暴露后预防；STD，性传播疾病。（From Adams JG et al: Emergency medicine，clinical essentials，ed 2，Philadelphia，2013，Elsevier.）

常规治疗

- 表 28-2 总结了急性性侵犯受害者的暴露后预防（post-exposure prophylaxis，PEP）
- 性传播疾病：

表 28-1 性侵犯的实验室评估

8 ～ 12 h 内（如果有记录证明）
针对约会强奸药物［γ-羟基丁酸（GHB）、氟硝西泮、氯胺酮］的尿液检查和血液检查
24 h 内（如果有记录证明）
血液样本进行全面毒理学筛查（针对其他类别的药物）
72 h 内（或最长 96 h，具体取决于所使用的检查方法）
法医证据试剂盒
妊娠试验
乙型肝炎筛查（乙型肝炎表面抗原、表面抗体和核心抗体）
梅毒［快速血浆反应素（RPR）、性病研究实验室（VDRL）］
HIV 感染
细菌性阴道病（BV）和念珠菌病：即时检查和（或）湿法检测阴道 pH 值，并使用 KOH 进行胺臭味试验
阴道毛滴虫：尿液或阴道标本进行核酸扩增试验（NAAT）或阴道样本进行即时检查（DNA 探针）
衣原体和淋病奈瑟球菌：在插入或可能插入的部位进行 NAAT：
1. 淋病奈瑟菌从口咽、直肠、尿液 * 取样
2. 衣原体从尿液 *、直肠 * 取样

* 脏的尿样可替代生殖器拭子

From Centers for Disease Control and Prevention：Sexually transmitted diseases：Treatment guidelines 2015，MMWR Recomm Rep 64（RR-3）：1-140，2015，and Updated guidelines for antiretroviral postexposure prophylaxis after sexual，injection drug use，or other nonoccupational exposure to HIV—United States，2016. In Kliegman，RM：Nelson textbook of pediatrics，ed 21，Philadelphia，2020，Elsevier.

1. 建议行经验性治疗，因为随访率低
2. 淋病：头孢曲松 250 mg 肌内注射或头孢克肟 400 mg 口服
3. 衣原体：阿奇霉素 1 g（单剂量）或多西环素 100 mg 每日 2 次，共 7 d
4. 滴虫病：甲硝唑 2 g 口服（单剂量）

- 乙型肝炎：
  1. 如果已知作案者感染乙型肝炎病毒：乙型肝炎免疫球蛋白（hepatitis B immunoglobulin，HBIG）＋接种乙型肝炎疫苗
  2. 如果作案者感染状况未知：仅进行乙型肝炎疫苗接种
  3. 如果受害者已接种疫苗：无需治疗
- HIV：
  1. 性侵犯后使用抗反转录病毒药物尚存争议
  2. 感染 HIV 的总体风险未知，但在特定情况下风险更大：

表 28-2　急性性侵犯受害者的暴露后预防（PEP）

常规治疗
性传播疾病预防性治疗的推荐方案
头孢曲松 250 mg 肌内注射＋阿奇霉素 1 g 单剂量口服＋甲硝唑 2 g 单剂量口服或替硝唑 2 g 单剂量口服
预防妊娠 *
左炔诺孕酮（替补方案）1.5 mg 单剂量口服或醋酸乌利司他 30 mg（长达 120 h 有效）
人乳头状瘤病毒（HPV）
评估 HPV 疫苗史；对于未免疫的患者，在初次检查时进行首剂疫苗接种，如果患者年龄＞ 15 岁，则在 1 ～ 2 个月和 6 个月时进行 2 次补种，如果年龄≤ 15 岁，则在 6 ～ 12 个月时进行 1 次补种
建议
对于所有接受 PEP 的患者均应开具 28 d 疗程的两药或三药抗反转录病毒治疗方案的处方
人免疫缺陷病毒（HIV）†
首选方案：
替诺福韦 300 mg 联合固定剂量恩曲他滨 200 mg（特鲁瓦达）每日 1 次＋雷特格韦 400 mg 每日 2 次或度鲁特韦 50 mg 每日 1 次 ‡
乙型肝炎病毒（HBV）
疫苗、免疫球蛋白和（或）加强免疫的具体适应证取决于作案者感染 HBV 的状况

* 为尿妊娠筛查阴性的患者提供。此外，接受紧急避孕的患者可开具止吐药（丙氯拉嗪、昂丹司琼）

† 当患者被插入且作案者已知 HIV 阳性或处于感染高风险（监禁史、静脉注射毒品或有多个性伴侣）时，应向患者提供 HIV PEP。用药前必须进行实验室检查（HIV、血常规、肝功能检查、血尿素氮 / 血肌酐、淀粉酶、脂肪酶），须安排后续随访

‡ 早期妊娠患者使用度鲁特韦与胎儿神经管缺陷有关。因此，应避免用于怀孕患者或妊娠风险大的患者

U.S. Department of Health and Human Services，U.S. Food & Drug Administration. Juluca，Tivicay，Triumeq（dolutegravir）：FDA to evaluate potential risk of neural tube birth defects. May 18，2018. In Kliegman，RM：Nelson textbook of pediatrics，ed 21，Philadelphia，2020，Elsevier.

a. 男性强奸男性
b. 事件发生于性侵犯高发地区
c. 多名作案者
d. 肛门性侵犯
e. 受害者 / 作案者存在创伤、出血或生殖器病变

3. 在所有情况下均应提供抗反转录病毒药物
4. 理想情况下，抗反转录病毒药应在性侵犯后 4 h 内开始服

用；如果＞ 72 h，则不应使用

- 妊娠：
  1. 对于 12 ～ 45 岁的女性，每次被强奸的妊娠风险估计为 5%
  2. 对所有受害者均应提供紧急避孕措施
     a. 左炔诺孕酮：0.75 mg 每 12 h 1 次，分两次或单次 1.5 mg
     b. Yuzpe 方案：100 μg 乙炔雌二醇＋ 0.5 mg 左炔诺孕酮，12 h 内重复给药
     c. 乌利司他（选择性孕激素受体调节剂）：性侵犯后＞ 72 h 的首选方法
  3. 止吐药：抗生素用于预防性治疗传播疾病时常引起恶心

长期管理

- 无长期处方
- 可能需要长期精神病咨询

相关内容

生殖道衣原体感染（相关重点专题）
避孕（相关重点专题）
淋病（相关重点专题）
梅毒（相关重点专题）
人类免疫缺陷病毒（相关重点专题）

推荐阅读

American College of Obstetricians and Gynecologists: Committee on health care for underserved women: Committee opinion no. 499: sexual assault, *Obstet Gynecol* 118(2 Pt 1):396-399, 2014.

American College of Obstetricians and Gynecologists: Sexual assault. ACOG Committee opinion No. 777, *Obstet Gynecol* 133:e296-302, 2019.

Bates CK et al: Evaluation and management of adult sexual assault victims. Available at www.uptodate.com.

CDC: *MMWR: Sexually Transmitted Diseases Treatment Guidelines* 64, 2015. No. 3.

Fisher BS et al: *The sexual victimization of college women.* Department of Justice, National Institute of Justice, Publication No. NCJ 182369: Washington, DC.

Senn CY et al: Efficacy of a sexual assault resistance program for university women, *N Engl J Med* 372:2326-2335, 2015.

Tjaden P, Thoennes N: *Extent, nature, and consequences of rape victimization: findings from the National Violence against Women Survey*, Department of Justice, 2006. Available at: www.ncjrs.gov/pdffiles1/nij/210346.pdf.

第 29 章　性别焦虑与性别不一致 Gender Dysphoria and Gender Nonconformity

Caroline Golski，Michelle Forcier

廖梅　译　陶好娟　审校

基本信息

定义

跨性别或性别多样化（gender dysphoria and gender nonconformity，TGD）身份是一个笼统的术语，指个体对自己是男性或女性（即性别身份）的感知和固有感受与由染色体、激素、器官、第二性征决定的性别身份不同。对于部分 TGD 个体，当其性别认同与先天性别不一致时可能导致性别焦虑，表现为对自己外部性征感到不适或厌恶以及渴望从生理上改变性别。其他 TGD 个体可能不会经历性别焦虑或痛苦，但他们以不同于男-女性二元论的方式理解其性别。性别转变涉及社会化、内科治疗和外科手术的过程，这个过程可使 TGD 个体以他们所认同的性别身份存在。性别转变通常分为 3 类（可逆性、部分可逆性和不可逆性），但在整个生命周期中应根据个人情况进行调整，同时提供全面的医疗护理。

同义词

性别焦虑 / 性别不一致

跨性别——性别多样化；儿童、青少年、成人性别焦虑

跨性别——性别多样化身份

变性人

ICD-10CM 编码

由于为跨性别个体提供医疗服务，ICD-10 编码已经不够准确，不能代表和反映当前关于性别发育的标准和理解。根据 DSM-5 精神疾病编码，性别认同障碍已不被作为疾病进行诊断。

F64.0　易性癖

F64.2　儿童性别认同障碍

F64.9　未特定的性别认同障碍
F64.8　其他性别认同障碍
E34.9　内分泌失调或激素紊乱所致的复杂亚型
DSM-5：请参阅上文有关 DSM-5 的注释

流行病学和人口统计学

发育和背景：性别发育早在 18 个月即开始。2 ～ 4 岁的幼儿能理解性别差异，并使用“他”和“她”的人称代词。学步期儿童能确认自己的性别身份，并在 5 ～ 6 岁时认为性别是一种稳定的个人特征。所有儿童都参与性别游戏，并探索性别活动、行为和角色。性别游戏并不意味着儿童存在性别焦虑、不喜欢自己的性别或认同另一种性别。青春期前的性别多样性不只表现为性别游戏，还有更多形式；青春期前儿童性别不一致表现出持续一致地坚持另一性别身份的玩耍、穿着、特质和其他活动。这些儿童中的部分人会经历对自身生殖器感到烦躁不安或对其生物性别表现出不同程度的不适和厌恶；部分性别不认同的青春期前儿童可能会口头上声称自己是另一种性别或需要成为另一种性别。部分 TGD 儿童、青少年和成人对性别的理解较不稳定，不能简单应用男性和女性二元性别分类法。随着我们与患者的交流越来越多，我们对性别的内在多样性有了更多的了解。

好发年龄：发病率可能与文化期望密切相关。通常青春期前女性化的男孩比“假小子”女孩更难被接受。随着不同于心理性别的第二性征的出现，性别焦虑在青春期达到高峰。

患病率：总体而言，根据 2016 年美国疾病预防控制中心行为风险因素监测系统和加州大学洛杉矶分校法学院威廉姆斯研究所的数据，估计有 0.6%（约 140 万）美国人是跨性别者。由于缺乏准确的数据，所以患病率可能被低估。此外，年龄较小与地理位置可能与 TGD 的增加有关。

遗传学因素：目前尚无已知的与 TGD 或性别焦虑有关的单一或特定的遗传学基础。跨性别身份与社会经济地位、人种或民族无特定关系。TGD 身份可能在孤独症谱系障碍患者中更常见。

危险因素：大多数儿童和成人受益于医疗保健系统以及不将其内在感受和自我体验病态化的社会系统。然而，TGD 儿童和青少年既往发生童年虐待、欺凌、精神健康问题（如焦虑、抑郁症、自杀、进食障碍）和物质使用障碍的概率更高。成年跨性别人群的既往健康状况更差，如抑郁症、焦虑、自伤和自杀、物质使用障碍、失业、无家可归、监禁以及 HIV 阳性。健康状况较差可以用少数派压力理论来解释（由耻辱和焦虑引起的慢性应激），而不是由性别本身造成。

体格检查和临床表现

青春期前的 TGD 儿童可能对相反性别身份的活动和行为表现出持续、一致、坚定的兴趣和表现，或者表现出不稳定的性别认同。许多性别焦虑的儿童可能最初在性别游戏中表现得比较正常，但其仍然存在内在性别认同的潜在问题。

尽管可能在生命早期即出现跨性别的感受和身份认同，许多青少年和成人 TGD 可能在任何年龄段出现临床症状。对部分个体来说，青春期的身体变化是难以忍受的对内在性别和外在性别不一致的提醒。研究表明，当性别焦虑随青春期的开始而加剧时，其几乎不会消退。部分性别焦虑个体最初不表现为性别焦虑，而是出现情感、行为或社交问题。

Dx 诊断

- TGD 身份不是病理性或需要精神评估及诊疗。相反，发育模型认为在生物学范围内性别具有多样化的表现形式和表达方式。个体可以是 TGD 身份但不伴有严重的自我憎恨或明显的烦躁表现。精神评估不再是“诊断”性别不一致的必要或必需条件；但是，精神卫生服务和社会工作服务可能帮助支持跨性别者或其家庭的性别转变计划
- DSM-5 的变化侧重于“性别焦虑”和对出生性别和生物性别特征的内在困扰，反映了身份“紊乱”的转变。被诊断为性别焦虑的个体需要有以下特征：生理性别和心理性别的显著差异须持续至少 6 个月；在社会、职业或其他重要功能领域造成有临床意义的痛苦或损害；强烈和持续地渴望变性

评估

- 理想状态下，此评估从对个体进行访谈开始，并作为整体健康评估的一部分。不同行为健康等级或经历的个体均可进行这些访谈。精神健康和社会支持可以帮助个体应对躯体焦虑，治疗精神障碍共病问题，帮助培养社交和情感技能，并制订

安全且成功的性别转变方案。TGD 儿童的父母可以从咨询服务中受益，从而处理他们自己对性别转变的反应，并成功地关注孩子的问题和需求。研究一致表明，家庭对儿童真实性别身份的早期支持与后期更好的精神心理健康有关

- 临床访谈包括评估从童年到现在的性别经历；期望的名字、代称以及性别谱中过去和现在的位置；过去和现在试图通过衣着、头发、装扮、激素（处方药和非处方药）、手术等方式使自己女性化或男性化；性别转变的未来目标、性别身份和外在表现。性别转变目标、性别认同以及外在表现会因人而异，可能不适用于以往的男女二元性别分类。对于许多儿童，父母可能会提供关于早期儿童性别认同和表达的见解。对于部分儿童，父母的痛苦和对变性的拒绝是其接受医疗帮助最大的阻碍
- 通过询问以下精神健康问题来回顾已知的共病情况：抑郁症、焦虑、进食障碍、自残（割伤、自杀意念、自杀企图）、精神障碍住院治疗史、物质使用障碍。病史也应当包括：性吸引力和性行为，以及性传播疾病和妊娠的风险；社会史、被霸凌的经历、厌恶犯罪、躯体或情感 / 言语虐待、无家可归、失业、性生活。弹性理论模型还提到应关注个体的力量和重视社会支持系统
- 根据检查者和个体的目标，初次就诊可进行体格检查。许多性别焦虑者对其生殖器及生殖器检查感到十分不适。如果评估是为了提供信息和咨询，则检查可以推迟，直到个体感到更舒适或与检查者更熟悉时进行。生殖器 Tanner 分期和激素检测可估计青春期阶段以及使用发育阻断剂或性别确认激素（gender-affirming hormone，GAH）是否合适
- 黄体生成素是首选的实验室检查，以评估青春期前儿童和促性腺激素释放激素（gonadotropin releasing hormone，GnRH）类似物的使用，其他实验室检查包括卵泡刺激素、睾酮或雌二醇。对于开始使用 GAH 的大龄青年或成人，基线实验室指标还可包括血常规、血脂和肝功能检查。GAH 可能影响造血功能、胆固醇水平并刺激肝。近期数据表明，对于大多数个体，广泛的实验室检查可能是没有必要的，因为随着时间的推移，这些实验室检查指标没有显著变化。睾酮可用于检测认定自己是女性并接受雌激素治疗的男性的雄激素抑制情况，

或用于检测认定自己是男性的女性的雄激素水平。评估雌二醇或睾酮水平仅在未达到临床目标的情况下才有意义。转变为女性过程中开始使用螺内酯阻止男性型毛发生长时，有必要监测血钾和血压

- 建议根据性行为筛查性传播疾病（尿道、直肠和口腔衣原体和淋病；梅毒；单纯疱疹病毒；HIV；乙型肝炎和丙型肝炎）和是否妊娠。跨性别女性（包括有色人种跨性别女性）HIV 感染率最高，如果存在性行为，应考虑提供 HIV 暴露前预防（pre-exposure prophylaxis，PREP）
- 所有 TGD 个体均应注意常规的日常健康需求（疫苗、实验室检查和筛查）。随着时间推移，个体应根据当时的激素种类和生理结构对出生性别和认定性别进行常规的预防和筛查试验

Rx 治疗

应根据个体表达的特定目标进行个性化治疗。治疗取决于个体的年龄、发育情况（包括 Tanner 分期）和在性别谱中期待的位置。在开始 GAH 治疗前应明确性别焦虑和性别不一致的诊断。

可逆性性别转变

- 社会性别转变包括根据自己认可的性别取名，以及决定服装、鞋、发型、化妆和其他可识别性别特征的社会线索。对于青春期前中性化的儿童，社会性别转变不需要激素治疗，但需要为公开身份、社会支持、基于同龄人或学校的活动制订广泛的计划。社会性别转变所需的时间不等，但是很多人在接受治疗前已经开始社会性别转变过程
- GnRH 激动剂的作用是阻断下丘脑–垂体–性腺轴，并“暂停”内源性性激素的分泌。青春期阻滞剂是完全可逆的，在非常早期的 Tanner Ⅱ期（即乳腺和睾丸发育期）使用效果最佳。在青春期早期使用阻滞剂，可以停止青春期发育，使激素水平回到青春期前水平，使个体处于中性生理性别特征。停止青春期发育为个体及其家庭争取了时间来探索性别目标，并确定安全而健康的下一步措施
- GnRH 类似物可用于青春期晚期（生殖器检查的 Tanner 3 ～ 5 期）但第二性征不明显（如声音、面部和身体的毛发、骨骼、肌肉和脂肪沉积）的个体。阻滞剂也可用于阻止勃起功能或

月经，这些特点常令性别焦虑者十分痛苦

- GnRH 类似物的作用完全可逆。一旦停止使用，个体可继续进入生物学青春期，且不影响未来的性别特征和生育能力
- 大多数选择使用 GnRH 激动剂阻止青春期发育的青少年都会继续制订性别转变计划，并最终以他们认同的性别接受 GAH 治疗和进入青春期。过去 30 年及以上的文献表明，持续、一致且坚持性别不认同或需要变性的青少年不可能改变决定或后悔使用阻滞剂或 GAH。这对父母来说既是担忧又是解脱，因为他们决定最好地支持他们的孩子

部分可逆性性别转变

- GAH 治疗包括男性化的睾酮和女性化的雌二醇。这两种激素对于皮肤、脂肪沉积和肌肉质量的影响可能是可逆的。睾酮的不可逆影响包括声音低沉、男性型面部毛发和体毛、阴蒂增大。雌二醇的不可逆影响包括乳晕增大和乳腺组织增生。这些变化通常是跨性别者所期望的，并希望继续转变到其认可的性别。告知 GAH 的局限性也很重要
- 雌二醇可使皮肤更柔软、女性化的脂肪沉积（臀部和大腿）和乳房发育。它可能会损害勃起功能，这可能是部分跨性别者不希望的，因为有些从男性转变到女性的个体仍需要或依赖于阴茎功能［手淫、性关系和（或）性功能］。雌二醇一般为舌下给药，但也可肌内注射、口服或局部给药
- 睾酮通过使声音变低沉和形成男性型毛发、脂肪沉积、肌肉（背部、腰腹）、使阴蒂增大来实现男性化
- 这两种性激素均不能替代避孕，因为目前的证据表明，雌二醇和睾酮作为避孕手段并不是很有效。对于服用睾酮的个体进行无保护卵子-精子性行为，应告知其妊娠的概率并提供除睾酮外的其他避孕措施。另外，接受 GAH 治疗可能损害生育能力，对于强烈希望未来拥有自身遗传基因的后代或自己生育的个体，应在开始 GAH 治疗前咨询生殖内分泌学专家和不孕症专家，讨论保留精子和卵细胞的策略
- 在跨性别激素治疗前，告知个体已知和未知的情况非常重要。目前尚无针对将要进行的预防措施和注意事项的强有力的指南或研究结果

不可逆性性别转变

美国卫生与公共服务部上诉委员会规定，医疗保险将性别确认

诊疗和手术治疗排除在外是不合理且违反医疗护理标准的。多个州已通过立法防止保险公司将跨性别者的医疗护理排除在外；然而目前有关跨性别者医疗服务的全民医保尚未达成共识或计划。

男性化的手术包括乳房切除术和男性胸部重建术、子宫-卵巢切除术和阴茎成形术。女性化的手术包括睾丸切除术和外阴阴道重建术，乳房假体植入及其他美容手术。部分个体不想接受手术治疗，而部分个体希望通过局部手术来实现性别转变。

其他治疗方法

抗雄激素药物（如螺内酯和非那雄胺）可防止男性型毛发生长，而激光治疗和电离治疗可以永久脱毛。女性化个体可能需要声音训练、气管修整、面部女性化手术。孕激素可促进乳房发育，但目前尚无证据证明其有效性或风险。局部激素治疗可能不能促进阴蒂生长。

个人、家庭和婚姻方面的咨询和治疗很重要，在个人和家庭协商性别转变的过程中，使用精神科药物治疗共病同样重要。美国所有医学和心理委员会和协会一致认为修复治疗是不道德和有害的。

预后

- 青春期前性别不一致者长大后可能成为性别一致者或跨性别、异性恋或同性恋者。早期有持续一致的性别焦虑或跨性别认同者更可能持续到青春期并最终进行性别转变。也有越来越多的性别不稳定者不能被简单地归入二元性别分类
- 转变为个体所认可的性别可以避免其受仇恨犯罪和人际暴力、社会经济地位低下、失业和孤立不良因素的影响，发挥显著的保护作用。早期识别个体的性别认同、早期性别转变和更好的可接受度可为性别焦虑者带来显著的心理社会获益

转诊

对于大多数跨性别和性别焦虑者，很少有性别转变的禁忌证。有精神障碍和没有能力签署知情同意的个体需要进一步精神评估，但这种情况极为罕见。对于老年个体，使用激素治疗时应考虑其可能导致心脏病、肝病和血栓等风险。

重点和注意事项

- 对个体在性别谱中位置的定期评估可从幼儿开始，并持续至成年。这是帮助尽早识别和支持 TGD 或性别焦虑者的有效方

法。对性别焦虑和 TGD 者的早期识别和父母支持可显著改善个体心理和躯体健康结局

- 当性别焦虑个体想要转变成异性时，激素阻滞剂和 GAH 的获益通常远大于风险
- TGD 者的治疗方式因其具体目标和性别表现而有所不同。治疗应个性化且全面，包括适当的筛查和预防性检查、社会和法律支持及精神卫生资源
- 美国联邦和州政府对医疗保险覆盖性别相关诊疗的强制制度的改变（包括性别确认手术）可能会为越来越多的跨性别者带来实质性的好处

患者和家庭教育

- 世界跨性别者健康专业协会，通过制定跨性别者、变性人和性别不一致人群的健康护理标准（standards of care，SOC）提倡最高标准的健康照护。SOC 基于目前最好的科学和专家的专业共识：www.wpath.org/publications/soc
- 跨性别健康卓越中心，其使命是增加跨性别人群获得全面、有效且确定的卫生保健服务机会：http://transhealth.ucsf.edu/
- 芬威跨性别健康计划有助于保证跨性别女性、跨性别男性、性别酷儿（genderqueer；性别非二元论者）、性别不一致者、双性别者、性别确认者、有跨性别史者，以及任何需要医疗服务的不同性别身份或表现者获得高质量、知情同意的照护：http://fenwayhealth.org/care/medical/transgender-health/

推荐阅读

Chipkin SR et al: Ten most important things to know about caring for transgender patients, *Am J Med* 130(11):1238-1245, 2017.

Daniel H et al: Lesbian, gay bisexual, and transgender health disparities: executive summary of a policy position paper from the American College of Physicians, *Ann Intern Med* 163(2):135-137, 2015.

Durwood L et al: Mental health and self-worth in socially transitioned transgender youth, *J Am Acad Child Adolesc Psychiatry* 56(2):116–123, 2017. e2.

Enhancing Transgender Health Care, *Am J Public Health* 107(2):230–231, 2017.

Gorton RN et al: Hormonal and surgical treatment options for transgender men (female-to-male), *Psychiatr Clin North Am* 40(1):79-97, 2017.

Jarin J et al: Cross-sex hormones and metabolic parameters in adolescents with gender dysphoria, *Pediatrics* 139(5):e20163173, 2017.

Olson KR et al: Mental health of transgender children who are supported in their identities, *Pediatrics* 137(3):e20153223, 2016.

Olson KR: Prepubescent transgender children: what we do and do not know, *J Am Acad Child Adolesc Psychiatry* 55(3):155-156, 2016. e3.

Radix A, Davis AM et al: Endocrine treatment of gender-dysphoric/gender-incongruent persons, *JAMA* 318:1491-1492, 2017.

Schechter LS et al: Gender confirmation surgery: guiding principles, *J Sex Med* 14(6):852–856, 2017.

Schmidt E et al: Disease screening and prevention for transgender and gender-diverse adults, *JAAPA* 30(10):11–16, 2017.

Schuster MA et al: Beyond bathrooms: meeting the health needs of transgender people, *N Engl J Med* 375(2):101–103, 2016.

Shumer DE et al: Advances in the care of transgender children and adolescents, *Adv Pediatr* 63(1):79–102, 2016.

Wesp LM et al: Hormonal and surgical treatment options for transgender women and transfeminine spectrum persons, *Psychiatr Clin North Am* 40(1):99–111, 2017.

第 30 章　急性应激障碍
Acute Stress Disorder

Lindsay M. Orchowski，Nykia Leach

张丽　译　李卫晖　审校

基本信息

定义

急性应激障碍（acute stress disorder，ASD）的特征是严重的急性应激反应（acute stress reaction，ASR），其在暴露于创伤事件（直接暴露或间接暴露）后 3 天到 1 个月内发生。

同义词

急性应激反应

ICD-10CM 编码

F43.0　急性应激反应

F43.11　急性创伤后应激障碍

DSM-5 编码

308.3　其他急性应激反应

流行病学和人口统计学

患病率：急性应激障碍的患病率因创伤事件的性质而异。在不涉及人身攻击的情况下（如机动车事故、脑外伤、严重烧伤等），估计患病率为＜ 20%；在经历人际创伤（如性侵犯、目击大规模枪击事件）的情况下，患病率为 20% ～ 50%。

好发年龄：所有年龄段均可诊断急性应激障碍。儿童倾向于表现出不同的症状（如无法直接反映创伤的可怕梦境）。幼儿在受伤时或再次受伤时可能不会报告恐惧。

好发性别：与男性相比，女性更易患急性应激障碍。性别不确定人群中的发病率尚不清楚。

遗传学因素：5- 羟色胺转运体的功能差异可能介导了个体对创伤的不同反应。5- 羟色胺转运体基因启动子连锁多态区（5-hydroxytryptamine transporter gene linked polymorphic region，5-HTTLPR）可能是遗传候选区域。女性急性应激障碍的发病率较高可能是由于女性遭遇暴力行为的发生率较高，以及应激反应中与性别有关的神经生物学差异。

危险因素：更严重的创伤感知（即对事件的灾难性解释、对未来伤害的夸大评估、绝望）、高水平的负面情绪、回避应对方式、既往创伤史、缺乏社会支持、病前精神障碍（如既往存在焦虑症或抑郁症）。

体格检查和临床症状

满足以下条件时，即符合 DSM-5 标准：

A. 通过以下一种或多种方式遭受实际或威胁的严重伤害、死亡或性侵犯：

1. 个人经历过创伤事件
2. 目击创伤事件的发生
3. 得知家人或好友经历创伤事件
4. 反复或极端地暴露创伤事件的细节

B. 存在以下 5 个类别中至少 9 种以下症状：①侵入；②负性心境；③分离；④回避；⑤唤醒

1. 反复的、令人痛苦的非自主创伤记忆（侵入）
2. 与创伤有关的反复痛苦梦境（侵入）
3. 闪回事件，个人的感觉 / 行为好像事件在重复发生（侵入）
4. 对于能令人回忆起创伤的线索，会产生强烈或长期的心理困扰或生理反应（侵入）
5. 持续无法体验积极情绪（负性心境）
6. 现实感改变（分离）
7. 无法回忆创伤的组成部分（分离）
8. 避免与事件相关的记忆、想法或感受（回避）
9. 避免事件的外部提示（回避）
10. 睡眠障碍（唤醒）
11. 烦躁和愤怒爆发（唤醒）
12. 高度警惕（唤醒）
13. 注意力难以集中（唤醒）
14. 夸张的惊吓反应（唤醒）

C. 症状通常在创伤后立即开始，并且必须在接触创伤后持续至

少 3 d，最多 1 个月。如果症状持续超过 1 个月，可考虑诊断为 PTSD

D. 遭受外伤必须导致有临床意义的功能损害

E. 症状不能归因于躯体疾病或物质滥用，且不能通过短暂精神障碍来更好地解释

病因学

尚无能预测急性应激障碍发生的因素。但已经提出了多种理论模型。分离模型认为个体可通过限制对事件的意识减少恐惧，从而最大限度地减少创伤的情感后果。认知理论认为，有意的认知过程（如回避、分离、功能障碍评估、责任归因）会导致对创伤的病理反应。生物学理论侧重于创伤对神经元功能的即时影响，皮质醇、儿茶酚胺、糖皮质激素、5- 羟色胺和内源性阿片类药物等物质可作为创伤反应的介导因子。

Dx 诊断

鉴别诊断

- 适应障碍
- 惊恐障碍
- PTSD
- 强迫症
- 分离性身份障碍
- 游离性遗忘
- 人格解体–现实解体障碍
- 精神障碍
- 创伤性脑损伤

诊断

根据个体访谈进行诊断，包括既往创伤史、创伤时的年龄及创伤的持续时间。可使用结构化的临床访谈，并辅以标准化的自我报告法。应注意的是，分离症状可能会阻止个体记住创伤的组成部分，以及记住恐惧、无助或恐怖的感觉。临床医生通常会从其他来源（如家人、好友、医疗提供者、治疗师）寻求辅助数据来诊断。临床医生也可使用结构化的评估方法（如斯坦福急性应激反应问卷、急

性应激障碍访谈或急性应激障碍量表），这对严重程度的评估最有用，也可用于协助诊断和治疗评估。

Rx 治疗

- 早期治疗应注重建立治疗联盟并认可患者对未来暴露于创伤事件的负面情绪（即恐惧）
- 以复原力为重点的社会心理干预措施应侧重于更好地承受创伤相关记忆所导致的痛苦，确定与创伤事件有关的触发因素以减少情绪反应或重新遭受创伤，减少与创伤有关的回避和睡眠障碍及噩梦，增加社会支持，减少会干扰日常生活的行为，限制对所经历危险的泛化，并改变适应不良的归因和评估
- 早期的行为和教育干预措施对减轻心理创伤的症状显示出轻中度的影响
- 对于因人际暴力经历而遭受创伤且仍处于不安全状况或人际关系中的个体，必须进行安全计划
- 药物治疗通常仅适用于已接受心理治疗的个体。针对急性应激障碍药物治疗的对照试验很少
- 目前尚无 FDA 批准用于治疗急性应激障碍的药物。临床医生可考虑 FDA 批准用于治疗 PTSD 的药物，如帕罗西汀和舍曲林

非药物治疗

- CBT
- 认知加工疗法（cognitive processing therapy，CPT）
- 放松和正念

常规治疗

- 当个体处于危险、激越或精神病状态时，可能需要急性药物治疗。在紧急情况下，短效苯二氮䓬类药物或镇静剂可能有效且不良反应少
- 抗肾上腺素能药物（如 β 受体阻滞剂）可能对唤醒症状有治疗作用
- 短期使用苯二氮䓬类药物（即阿普唑仑、氯硝西泮、替马西泮）可能对唤醒、失眠和焦虑症有效。应注意，长期使用苯二氮䓬类药物会增加 PTSD 症状慢性化的风险
- 建议使用哌唑嗪治疗梦魇

- SSRI 和其他抗抑郁药可能对再闯入症状、回避症状和高警觉症状有效

补充和替代治疗

- 患者可能发现增加放松的活动［如瑜伽、冥想法（包括放松反应呼吸技术、正念和进行性肌肉放松）］有效
- 眼动脱敏和再处理（eye movement desensitization and reprocessing，EMDR）在缓解急性应激障碍患者的症状方面具有一定前景；但需要更多的研究来进一步了解 EMDR 治疗的效果与创伤应激自然恢复之间的关系

预后

治疗应在严格限制的环境中进行，以确保患者安全。大多数急性应激障碍患者可在门诊治疗。对于合并精神障碍 / 躯体疾病的患者；自杀或有杀人的念头、计划或意图的人；重度患者的危机处理，住院治疗时必要的。

重点和注意事项

专家点评

- 尽管许多急性应激障碍患者会继续发展成 PTSD，但也有许多患者没有发展为 PTSD。现有可用数据表明，急性应激障碍诊断标准不足以识别有发展为 PTSD 的风险的个体
- 有证据表明，对急性应激障碍亚型的识别和关注高水平唤醒症状可能对后续诊断 PTSD 有更好的预测性

预防

创伤后的紧急事件应激晤谈（critical incident stress debriefing，CISD）通常是指在创伤发生后 72 h 内进行 1 次持续 2 ～ 3 h 的小组会议，目的是让幸存者“摆脱”创伤。有证据表明，CISD 不能预防 PTSD，并且可能导致恢复不良。心理急救（psychological first aid，PFA）旨在通过培养安全、冷静、社交和乐观来改善创伤后的预后。尽管 PFA 已获得一些经验支持，但有关最佳治疗形式的问题仍不清楚。

患者和家庭教育

美国国家 PTSD 中心、公共部门、退伍军人及普通民众和家庭关

于创伤和 PTSD 的信息：急性应激障碍（www.ptsd.va.gov/professional/treatment/early/acute-stress-disorder.asp）。

相关内容

创伤后应激障碍（相关重点专题）

推荐阅读

Armour C, Hansen M: Assessing DSM-5 latent subtypes of acute stress disorder dissociative or intrusive? *Psychiatry Res* 225:476-483, 2014.

Bryant RA et al: A review of acute stress disorder in DSM-5, *Depress Anxiety* 28:802-817, 2011.

Bryant RA et al: Acute and chronic posttraumatic stress symptoms in the emergence of posttraumatic stress disorder: a network analysis, *JAMA Psychiatry* 74:135-142, 2017.

Gradus JL: Prevalence and prognosis of stress disorders: a review of the epidemiologic literature, *Clin Epidemiol* 9:251-260, 2017.

Tol WA et al: Management of acute stress, PTSD, and bereavement: WHO recommendations, *J Am Med Assoc* 310:477-478, 2013.

第 31 章　创伤后应激障碍
Posttraumatic Stress Disorder

Catherine D'Avanzato
王楠　译　杨礼腾　李卫晖　审校

基本信息

定义

创伤后应激障碍（posttraumatic stress disorder，PTSD）是指部分人在目睹或经历涉及对自身或他人的实际或威胁性伤害的创伤事件后出现的一类精神障碍。症状可在事件发生后持续超过 1 个月以上或可能延迟发作，包括侵入性思维、梦魇、闪回、回避与创伤有关的事情、警觉性增高、睡眠障碍以及心境和认知的负性改变。这些症状令人痛苦并会导致人际交往、社交和职业能力的下降。PTSD 患者可能会感到麻木或易怒，可能很容易受到惊吓或害怕，有时会将自己与他人隔离开来。PTSD 患者有共病精神疾病、物质滥用和自杀的风险。

同义词

"士兵的心"
奋力综合征（effort syndrome）
炮弹休克
集中营综合征

ICD-10CM 编码

F43.10　未特定的创伤后应激障碍
F43.11　急性创伤后应激障碍
F43.12　慢性创伤后应激障碍

DSM-5 编码

309.81　创伤后应激障碍
309.89　其他特定的创伤及相关障碍
309.9　未特定的创伤和应激相关障碍

流行病学和人口统计学

发病率： 经历过创伤性事件的人只有不足 10% 会发展成 PTSD；但是，不同创伤类型的患病率存在很大的差异。

患病率（美国）：

- 美国年患病率为 3% ～ 6%。预计终身患病率为 7.8% ～ 12.3%
- 高危人群（如退伍军人或暴力犯罪受害者）的患病率高达 58%
- 共病很常见：抑郁症、焦虑症、物质滥用、人格障碍和躯体症状障碍
- 与疾病发展最相关的因素是既往的创伤经历和随后的生活应激以及感知到缺乏社会支持

好发年龄和性别：

- 无年龄易感因素
- 女性患病率是男性的两倍（女性患病率为 10% ～ 14%，男性患病率为 5% ～ 6%）。女性中超过 50% 的患者与性侵犯有关

遗传学因素： 多项研究（包括双生子研究）已证明遗传学因素会增加创伤暴露后罹患 PTSD 的风险

体格检查和临床表现

核心症状群包括侵入症状、回避症状、负性心境和认知、高警觉症状，有时有分离症状。个体患者可表现出这些症状的不同变化。在创伤后的第 1 个月内表现出这些核心症状群被认为是急性应激障碍。在 PTSD 中，这些症状必须在创伤后出现，持续出现 1 个月以上，并导致严重的痛苦和功能损害。

PTSD 的主要症状：

- 关于该事件的痛苦记忆或梦境。注意：6 岁以上的儿童可在重复游戏中表现出这种症状
- 闪回
- 事件被唤起后出现极度痛苦
- 回避与创伤相关的想法或感受
- 持续的与创伤相关的负性情绪
- 感觉分离
- 攻击性或鲁莽的行为
- 过度警觉
- 注意力或睡眠问题
- 人格解体

病因学

- 常见的创伤类型：暴力人身攻击、自然灾害、军事战斗、强奸、机动车事故、童年虐待和忽视、重大疾病或在重症监护病房（intensive care unit，ICU）住院治疗、严重的躯体伤害、危及生命的疾病
- 危险因素：既往创伤、最初对事件反应的严重程度、精神病史、创伤性脑损伤、童年虐待或忽视、社会支持差、性别、年龄
- 人际暴力比机动车事故或自然灾害等事件更容易引起 PTSD
- 躯体伤害严重程度预测 PTSD 的能力弱于心理痛苦；其中应激持续时间和社会支持是其影响因素
- 可能的机制包括杏仁核的激活、杏仁核的前额叶皮质调控被破坏，以及过度应激诱导下丘脑-垂体-肾上腺轴和 α_1 受体的激活

Dx 诊断

当应激源符合 DSM-5 的定义且出现再体验、回避、负性心境和认知、警觉和反应等症状时可诊断 PTSD。症状必须持续＞ 1 个月，必须引起功能障碍，并且不能归因于物质滥用或其他医疗情况。亚型包括分离型（符合 PTSD 诊断标准和人格解体或现实解体）和延迟发作型（符合 PTSD 诊断标准，症状在事件发生后至少 6 个月出现）。

应激源的定义：

- 暴露于死亡或死亡威胁、实际或威胁性的严重伤害、直接经历实际或威胁性的性暴力、目睹该事件发生在他人身上或得知亲人或好友遭受创伤。如果事件涉及实际死亡或死亡威胁，则必须是暴力或意外事件
- 通常在履行专业职责的过程中重复或极端地间接接触到令人恶心的事件细节（如现场急救员收集身体残骸；专业人员反复接触虐待儿童的细节）

鉴别诊断

- 适应障碍：引发应激的灾难性较小，心理反应的特异性较低
- 心境障碍：抑郁症或双相障碍
- 焦虑障碍

- 躯体症状或转换障碍（功能性神经症状障碍）
- 精神病性障碍
- 创伤性脑损伤

评估

- 经过效度检验的自我报告调查问卷和结构化诊断工具［包括创伤后诊断量表（Posttraumatic Diagnostic Scale，PDS）和临床用创伤后应激障碍诊断量表（Clinician Administered PTSD Scale，CAPS）］
- 尽管已经发现了许多潜在的生物标志物并正在研究中，但目前尚无定论。迄今为止，实验室检查和影像学检查尚未在临床上应用
- 美国退伍军人管理局推荐的初级保健创伤后应激障碍（PC-PTSD）筛查
- 以下 4 个问题中有 3 个回答“是”则为筛查阳性。在您的生活中，您是否有过非常恐怖、可怕或令人苦恼的经历，且在过去的 1 个月中，您是否出现过以下情况：
  1. 曾经做过相关的噩梦，或者在不想想起的时候想起过它？
  2. 试图不去想它，或者竭尽全力回避让您想起它的情况？
  3. 时刻警惕、警觉或容易受惊吓？
  4. 感到麻木或与他人、活动或与您的周围环境脱离？

Rx 治疗

- 根据国际创伤应激研究学会（International Society for the Study of Traumatic Stress，ISTSS）最新的治疗指南，在目前的心理治疗中，CBT 的经验最多，包括延长暴露（prolonged exposure，PE）治疗和认知加工治疗（cognitive processing therapy，CPT）
- PE 包括对应激反应的心理教育、针对重现创伤记忆的想象暴露以及针对减少对创伤相关诱发焦虑的情境的回避的想象暴露
- CPT 结合了对创伤记忆的书面陈述与认知治疗
- 近期的一项临床试验发现，简短的书面陈述治疗并不比标准 CPT 差，且退出者更少
- 团体治疗。当前的标准建议将个体治疗作为一线治疗。越来越多的研究证明了 CBT 在团体形式下的有效性，尽管结果尚

无定论，一些研究发现个体治疗效果更优
- 眼动脱敏再加工治疗（eye movement desensitization reprocessing，EMDR）在 PTSD 治疗指南中被认为是基于循证的治疗方法，在临床试验中被证明与传统 CBT 具有同等疗效。然而，尚不清楚它是否优于传统 CBT 或通过不同的机制起作用。支持眼球运动和平行刺激成分有效性的证据有限
- 越来越多的研究证明了通过新模式来实施 CBT 对 PTSD 有效，包括将虚拟现实技术与基于互联网和电话的 CBT 相结合的暴露疗法，但仍需要更多的研究来确定这些方法是否与传统治疗方法的疗效相似
- 适当时进行夫妻治疗

药物治疗

PTSD 尚无确切的治疗方法，而且个人对不同药物的反应也不尽相同。舍曲林和帕罗西汀都是 SSRI 类抗抑郁药，是 FDA 批准治疗 PTSD 的唯一药物。其他药物为超说明书使用，但有不同程度的证据支持。药物用于治疗 PTSD 症状和与 PTSD 相关的躯体症状，以及常与 PTSD 共病的精神疾病。根据 ISTSS 治疗指南，SSRI 和 SNRI 目前被认为是 PTSD 的一线治疗药物，建议至少使用 8 ～ 12 周，部分研究表明，最大获益需用药至 36 周。

- SSRI：舍曲林、帕罗西汀、氟西汀
- SNRI：文拉法辛、度洛西汀
- 其他抗抑郁药：米氮平在小型随机试验中显示出疗效
- α 受体阻滞剂：哌唑嗪已被证明对减少梦魇有一定效果。一项纳入 6 项比较哌唑嗪和安慰剂的随机对照试验的 meta 分析表明，哌唑嗪可使梦魇的痛苦和（或）频率显著降低，但近期一项针对退伍军人 PTSD 的随机对照试验没有显示出疗效
- 非典型抗精神病药（如利培酮、喹硫平、奥氮平）已被证明对于对 SSRI 有部分反应的个体具有增强作用，对患有妄想症、极度焦虑或愤怒发作的个体尤其有益
- 经颅磁刺激（transcranial magnetic stimulation，TMS）是可能有效的治疗方式
- 氯胺酮：近期临床试验表明，静脉注射氯胺酮可减轻 PTSD 的抑郁症状，尽管还需要更多的研究进一步证实
- N- 甲基 -D- 天冬氨酸（N-methyl-D-aspartate，NMDA）激动

剂以及部分激动剂在早期临床试验中显示出一定疗效，但需要更多的研究来证明
- 近期研究关注于在创伤暴露后早期给予药物是否能有效预防 PTSD，但需要更多研究来证实

常规治疗

- 创伤发生后即刻晤谈可能会使结局恶化
- 目前不推荐苯二氮䓬类药物用于 PTSD 的单药治疗，因为没有证据表明其可减少再体验和回避 / 麻木症状
- 在创伤后数小时内给予 β 受体阻滞剂以破坏生理性应激反应可能有帮助，但还需要更多的研究证实
- 有镇静作用的抗抑郁药或睡眠辅助药可能对早期失眠有帮助

预后

- 发病后的前 12 个月恢复率最高
- 对于接受治疗的患者，平均症状持续时间为 36 个月，对于从未接受治疗的患者，平均症状持续时间为 64 个月
- 2 年的缓解率为 50%；50% 的症状慢性化
- 慢性病程的预测因素包括既往创伤、发病前的精神状况、事件发生时的惊恐反应、长时间的恐惧或事件发生时的分离症状

转诊

由于早期干预可改善结局，因此一旦确诊，应尽快转诊至精神科相关领域专家处就诊

重点和注意事项

- PTSD 与自杀意念和自杀企图的增加有关
- PTSD 与攻击行为和暴力行为有关
- 创伤性医疗经历（如入住 ICU、心肌梗死或急诊剖宫产术）可能导致 PTSD
- PTSD 患者常共病精神障碍，包括药物滥用、抑郁症、焦虑症和人格障碍
- 在近期参加过战争的退伍军人中，41% 的人患有轻度创伤性脑损伤
- PTSD 会因文化背景不同而表现为特定文化综合征和痛苦的习

惯用语

- 即使在发生创伤事件数年后开始治疗也可能有效
- 在美国许多州的药房都可以买到用于治疗 PTSD 的大麻，但其治疗 PTSD 症状的疗效仍不确定。目前的证据尚未得出植物性大麻制剂治疗 PTSD 患者的利弊的确切结论，但一些正在进行的研究可能很快会提供答案[①]

推荐阅读

Amos T et al: Pharmacological interventions for preventing post-traumatic stress disorder (PTSD), *Cochrane Database Syst Rev* 7:CD006239, 2014.

Cusack K et al: Psychological treatments for adults with posttraumatic stress disorder: a systematic review and meta-analysis, *Clin Psychol Rev* 43:128-141, 2016.

Edmundson D et al: Posttraumatic stress prevalence and risk of recurrence in acute coronary syndrome patients: a meta-analytic review, *PloS One* 7(6):e38915, 2012.

Feder A et al: Efficacy of intravenous ketamine for treatment of chronic post-traumatic stress disorder: a randomized clinical trial, *JAMA Psychiatry* 71:681, 2014.

Shalev A et al: Post-traumatic stress disorder, *N Engl J Med* 376(25):2459-2469, 2017.

Sloan DM et al: A brief exposure-based treatment vs cognitive processing therapy for posttraumatic stress disorder: a randomized noninferiority clinical trial, *JAMA Psychiatry* 75:233-239, 2018.

Watts BV et al: Meta-analysis of the efficacy of treatments for posttraumatic stress disorder, *J Clin Psychiatry* 74(6):e541-e550, 2013.

① O' Neil MF et al：Benefits and harms of plant-based cannabis for posttraumatic stress disorder，Ann Int Med 167：332-340，2017.

第 32 章　复杂的或延长的哀伤
Grief，Complicated or Prolonged

Abigail K. Mansfield

张丽　译　李卫晖　审校

基本信息

定义

居丧是人类的一种普遍经历，失去亲人后的悲伤被认为是正常而健康的反应。正常的悲伤通常会随时间的推移而慢慢消失。在一小部分丧失亲人的个体中，哀伤不会慢慢消失。在复杂或长时间的哀伤中，强烈的哀伤症状会严重损害个体功能。复杂的哀伤被提议纳入 DSM-5 的诊断，而延长哀伤障碍被建议纳入 ICD-11。持续性复杂性哀伤障碍被列入 DSM-5 附录中，需要进一步研究。

同义词

延长的哀伤障碍

持续性复杂性居丧障碍

ICD-10CM 编码

DSM-5 或 ICD-10 中不包括复杂的哀伤和延长的哀伤

流行病学和人口统计学

发病率：研究表明，在居丧者中，约 10% 会经历居丧症状并随时间而加重或持续存在，严重损害其功能。

好发性别和年龄：延长的哀伤常见于女性。老年人由于随年龄的增长会经历更多的丧失，故延长的哀伤也更常见。

体格检查和临床表现

延长的或复杂的哀伤的关键特征是丧亲 6 ～ 12 个月后表现出在职业、社交或其他情况下的功能受损，其症状集中在丧失的感觉上。再长期的或复杂的痛苦中挣扎的个体可能会表现出对死者的强烈渴望，空虚感，对丧失相关的刺激物的反应延长，不愿承担新角色，难以融入社会关系，孤立和脱离社交以及执著于过去以及和过去相关的回忆。他们可能难以想象没有死者的生活，因此可能会经历自杀意念或意图。

病因学

病因不明，但孤立或注意偏差等并发症会阻碍哀伤的正常消失，并导致延长的或加重的悲伤症状。危险因素包括创伤史或居丧史、心境障碍或焦虑障碍史、不安全的依恋风格、对社会支持的低感知、压力增加、曾照顾死者、悲观性格及死者因暴力而死亡等。

Dx 诊断

关于延长的哀伤的标准各不相同，但其共同点包括居丧（失去亲人）并经历以下症状至少 6 个月（不同标准提出的最短时长不同，范围为 6 ～ 12 个月）：

- 对死者有强烈的思念、悲伤、痛苦或先占观念
- 感到震惊或难以接受亲人的死亡
- 空虚或自我缺失感
- 情感麻木
- 与失去亲人相关的痛苦
- 回避任何与失去亲人相关的提示
- 难以继续生活并结识新朋友或追求爱好或兴趣
- 难以融入社交关系
- 难以想象没有死者的生活
- 社会、职业或其他领域的功能障碍

鉴别诊断

- 重性抑郁症：重性抑郁症以普遍的悲观情绪为主导，而延长的或复杂的哀伤的负性情绪只集中于逝去的亲人
- PTSD：PTSD 主要表现为害怕、恐惧、愤怒、负罪感、羞耻和过度警觉，而延长的或复杂的哀伤以思念、丧失感和空虚为特征

评估

全面的临床访谈应评估症状何时开始、症状和负性情绪是否集中在失去的亲人、功能受损、绝望或自杀意念或企图。评估还应探

讨依恋史和其他精神障碍的病史或存在情况。

影像学检查

影像学检查可表现为复杂哀伤的患者暴露于逝者相关线索时，伏隔核被激活，而正常哀伤不会。

Rx 治疗

研究验证了各种针对哀伤的治疗方法的有效性。有效治疗方法的共同点包括：

- 关于哀伤的心理教育
- 专注于处理失去亲人的丧失，包括丧失感和对亲人的积极回忆
- 专注于恢复功能和有目的的生活
- 专注于会恶化负性情绪的有挑战性的想法

一些研究发现，抗抑郁药对延长的哀伤症状无效，关于精神药理学和延长的哀伤方面需要更多的研究。例如，部分研究报告，部分居丧者（20%）符合重性抑郁症的诊断标准，其病程和治疗反应与非居丧重性抑郁症患者相似。近期研究发现，在有自杀意念的居丧者中，对复杂的哀伤的治疗可增强对抗抑郁药的依从性，改善功能，并减少自杀意念。

针对抑郁症的心理治疗（包括人际心理治疗）对于延长的或复杂的哀伤效果不明显。

预后

与正常的哀伤相比，延长的或复杂的哀伤与使人衰弱的痛苦、残疾、自杀意念以及不良健康结局有关。

! 重点和注意事项

- 在失去亲人后的 6 ～ 12 个月评估患者并确定他们是否罹患延长的或复杂的哀伤十分重要
- 对于延长的或复杂的哀伤患者，针对哀伤的治疗已被证明有效，应鼓励参与治疗
- 针对抑郁症的治疗对复杂的哀伤的治疗效果不明显
- 必须评估自杀情况

推荐阅读

Jordan AH, Litz BT: Prolonged grief disorder: diagnostic, assessment, and treatment considerations, *Prof Psychol Res Pract* 45(3):180-187, 2014.

Kendler et al: Does bereavement related major depression differ from major depression related to other stressful life events? *Am J Psychiatry* 165:1449-1455, 2008.

Shear MK: Complicated grief, *N Engl J Med* 372:153-160, 2015.

Zisook S et al: Treatment of complicated grief in survivors of suicide loss: a HEAL report, *J Clin Psychiatry* 79(e1-e7), 2018.

第 33 章　虐待老人
Elder Abuse

Robert Kohn

朱旖　译　杨礼腾　李卫晖　审校

基本信息

定义

虐待老人是指老人信任关系中的某人（无论是在社区还是公共机构）对老人所实施的一系列伤害行为。

- 躯体虐待：造成身体疼痛或损伤
- 性虐待：强迫进行性活动
- 心理虐待：造成心理痛苦，包括恐吓、侮辱或威胁
- 经济虐待：不经同意擅自使用资源、财产和资金
- 忽视：弃养、不履行监护责任，包括不提供食物、不提供安全住所、没有躯体和心理的健康照护、不提供基本的日常照护
- 框 33-1 列出了各种虐待的定义，并举例说明了其行为和影响

同义词

虐待老人综合征

老年虐待

针对待老人的家庭暴力

Diogenes 综合征

亲密伴侣暴力行为（intimate partner violence，IPV）

根据确认或怀疑虐待行为和虐待的方式（忽视、躯体虐待、心理虐待或性虐待），成人虐待、忽视、虐待综合征涵盖了一系列诊断编码。DSM-5 包括的编码是在其他临床问题下的次级编码。

核心编码：

ICD-10CM 编码

T74 和 T76　虐待、忽视和其他虐待

T74.0 和 T76.0　忽视或弃养

T74.1 和 T76.1　躯体虐待

T74.2 和 T76.2　性虐待
T74.3 和 T76.3　心理虐待
T74.9 和 T76.9　未特定的虐待

DSM-5 编码

根据具体诊断

流行病学和人口统计

发病率： 美国每年有 5 000 000 例老年人受虐待。

发病高峰： 75 岁以上；近期研究表明为 75 岁以下。

患病率：

- 60 岁及以上老人的患病率约 10%
- 经济虐待产生的情绪影响是最常见的类型
- 美国年发病率：情绪虐待 4.6% ～ 9.0%；躯体虐待 0.2% ～ 1.6%；性虐待 0.6%；忽视 0.5%；经济虐待 3.5% ～ 5.2%
- 根据家庭成员的报告，过去 1 年中 21% 在养老机构中的老年人遭受过至少 1 次被忽视，超过 24% 在养老机构中遭受躯体虐待
- 在英国痴呆患者的看护者中，50% 的人出现虐待行为，1/3 有严重的施虐行为。通常是语言侮辱，躯体虐待较少
- 虐待老人会增加老年人死亡、被照护人员忽视、功能障碍、精神障碍（如抑郁症、焦虑和创伤后应激）的风险
- 成人伴侣暴力行为的施暴方比非施暴方更有可能在儿童时期目睹暴力行为
- 老年女性比男性更容易成为虐待对象

危险因素（受害者）：

- 认知损伤
- 行为问题
- 患有精神或心理疾病
- 精神或躯体依赖
- 身体健康状况差或衰弱
- 创伤或既往虐待
- 与施虐者共同生活及病前关系
- 社会隔绝或社会支持差
- 低收入家庭

危险因素（施虐者）：

- 与受害者有冲突
- 物质滥用、精神疾病（特别是抑郁症）
- 看护的负担或压力，多见于并非自愿承担看护责任或难以承受或心生不满

体格检查和临床表现

- 躯体虐待表现为新旧伤痕叠加，而不能合理解释原因
- 恐惧、过度警觉或畏缩
- 显著的营养不良、脱水、卫生不良、多处或未被察觉的压疮、生殖器或肛门疼痛、未给予合适的医疗或有束缚的痕迹（手腕或脚腕挫伤）
- 有非处方药物中毒的表现
- 依从性差、常常失约或很少接触医疗保健机构
- 照护者不允许单独询问患者

Dx 诊断

鉴别诊断

- 痴呆
- 抑郁症、物质滥用、创伤后应激障碍和其他精神疾病
- 营养不良（自身因素）
- 不依从治疗
- 亲属关系不好
- 跌倒

评估

- 直接询问以下问题：
  1. “身边的人是否直接叫你的名字或最近有人把你推倒在地上？”
  2. “和你生活在一起或照顾你的人中，有没有人让你害怕？”
  3. “在家里有没有人伤害你？”
  4. “在没有得到你允许的情况下，有没有人触碰你？”
  5. “有没有人强迫你做不想做的事情？”
  6. “在没有得到你同意的情况下，有没有人拿走你的东西或钱？”
  7. “你有没有签署一些你不清楚的文件？”

框 33-1　不同虐待类型的定义及其行为和后果的举例

- **躯体虐待：** 蓄意体罚导致身体伤害、疼痛或失能
  - 行为举例：打、扇耳光、推搡、烧灼、绑缚
  - 后果举例：挫伤、骨折、烧伤、牙齿缺损、扭伤、割伤、头发脱落、头皮出血、恐惧、紧张、焦虑、抑郁
- **精神虐待：** 长期恐吓、侮辱、欺凌、咒骂和其他的语言方式，和（或）导致心理或生理痛苦的精神虐待
  - 行为举例：像训斥孩子一样训斥老人、指责、咒骂、侮辱、直呼姓名、暴力威胁、禁闭
  - 后果举例：恐惧、抑郁、意识错乱、失眠、食欲差
- **经济虐待：** 侵占和不当使用老人的金钱、财产或其他资源
  - 行为举例：挪用钱、贵重物品或财产；强迫改变意愿；不让老人获得个人资助
  - 后果举例：损失金钱等、不能支付账单、健康或生活水平恶化、缺乏便利设施、银行账户异常、在不清楚的文件上签名、缺乏稳固的财务计划和管理、遭到驱离或出售房屋
- **性虐待：** 未经同意直接或间接参与性活动
  - 行为举例：
    - 非接触：看、摄影、不雅照、骚扰、严重挑逗或影射、色情文学
    - 接触：触摸乳房、生殖器、肛门、嘴；自淫或手淫；用阴茎、手指及其他物体抽插或试图抽插阴道、肛门及口腔
  - 后果举例：行走或坐立困难、挫伤、出血、性病、心理创伤
- **忽视：** 对日常生活中老人的重要活动不提供帮助
  - 行为举例：不提供食物、住所、衣服、医疗照护、卫生、个人护理；不合理用药或用药过量
  - 后果举例：营养不良、压疮、过度镇静、不治疗、抑郁症、意识错乱

From Fillet HM：Brocklehurst's textbook of geriatric medicine and gerontology，ed 8，Philadelphia，2017，Elsevier.

8. “你是不是经常一个人独处？”
9. “当你有需要的时候，是否有人不能协助你照顾好自己？”
10. 如果情况允许，可以直接询问“你受到虐待了吗？”

- 分别调查患者和可疑的施虐人
- 如果怀疑性虐待，应检查盆腔
- 躯体伤害需要拍照存证

实验室检查和影像学检查

- 筛查是否存在脱水、营养不良和横纹肌溶解
- 毒理学检测和治疗药物监测有时是有帮助的
- 根据患者的临床表现完成影像学和其他相关检查

Rx 治疗

非药物治疗

- 将施虐者与老人分开
- 患者和照护者可能受益于精神评估和对物质滥用、精神疾病或认知障碍的治疗
- 如果条件允许，可评估患者的相关功能
- 评估虐待老人的流程图见图 33-1

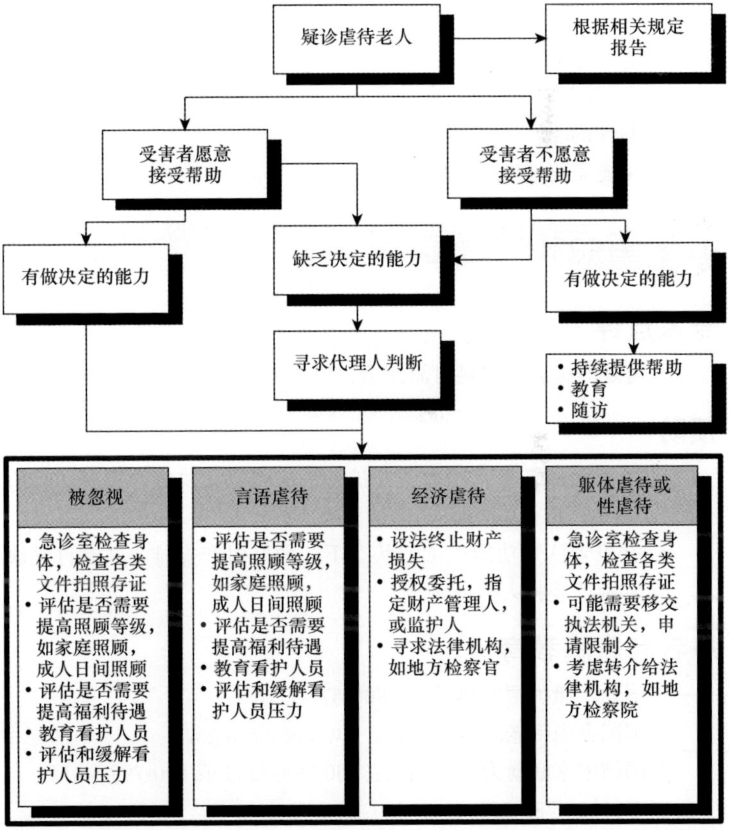

图 33-1　虐待老人的管理流程。［Adapted from Kohn R，Warner J，Murphy E，Verhoek-Oftedahl W：Elder abuse. In Holzer JC，Kohn R，Recupero PR，Ellison JM（eds）：Textbook of geriatric forensic psychiatry，New York，2018，Oxford University Press.］

常规治疗

- 根据需要治疗损伤或缓解疼痛
- 根据需要治疗精神疾病、认知障碍、谵妄

处理

如果患者因失能而不能独立生活，则需要将其安置于专业机构。监护和保护的等级按照各地区所制定的标准指南执行。

转诊

- 对于门诊患者，应报告当地的成人保护机构，在美国的大多数州，报告是强制性的
- 老人之间的虐待在养老院非常普遍。对于养老院的患者，须向区域长期护理监察员报告，根据美国联邦法律，报告是强制性的
- 可能需要提供精神健康服务

重点和注意事项

专家点评

与可疑的施虐者接触时需谨慎，以免失去与受害者接触的机会。

预防

- 对于照顾老人有压力的照护者，应向其提供社会服务（如临时照护或家庭护理）
- 在患者认知功能正常的状态下，做好财产安排，并制订健康和财产委托人

患者和家庭教育

美国老人照护帮助热线：1-800-677-1116

美国国家虐待老人救助中心：www.nceaaoa.gov

美国国家家庭暴力求助热线：800-799-7233 或 800-799-SAFE

TTY：800-787-3224

美国疾病预防控制中心：预防暴力

www.cdc.gov/violenceprevention/intimatepartnerviolence

推荐阅读

Burnes D et al: Prevalence of financial fraud and scams among older adults in the United States: a systematic review and meta-analysis, *Am J Public Health* 107:e13-e21, 2017.

Dong X: Elder abuse: systematic review and implications for practice, *J Am Geriatr Soc* 63:1214-1238, 2015.

Gibbs LM, Mosqueda L: Medical implications of elder abuse and neglect, *Clin Geriatr Med* 30:671-902, 2014.

Hoover RM, Polson M: Detecting elder abuse and neglect: assessment and intervention, *Am Fam Physician* 89:453-460, 2014.

Lachs MS, Pillemer KA: Elder abuse, *N Engl J Med* 373:1947-1956, 2015.

Lachs MS et al: The prevalence of resident-to-resident elder mistreatment in nursing homes, *Ann Int Med* 165(4):229-236, 2016.

Miller E, McCaw B: Intimate partner violence, *N Engl J Med* 380(9):850-857, 2019.

Pillemer K et al: Elder abuse: global situation, risk factors, and prevention strategies, *Gerontologist* 56(Suppl 2):S194-S205, 2016.

第 34 章　神经性贪食
Bulimia Nervosa

Fred F. Ferri

张颖　译　陶好娟　审校

基本信息

定义

神经性贪食是一种以特定精神病理为特征的慢性疾病。根据 DSM-5，神经性贪食可根据以下标准进行诊断：

- （A）反复发作的暴食，以下列 2 项为特征：
  1. 在不连续的时间段内进食大量食物，远多于大多数人在类似情况下和类似时间段中的进食量
  2. 发作时感到无法控制进食
- （B）为防止体重增加而反复使用不适当的代偿行为，如自行催吐；滥用轻泻药、利尿剂或其他药物；禁食；过度运动。（C）暴食和不适当的代偿行为在 3 个月内平均每周至少发生 1 次。（D）自我评价受到体形和体重的过度影响。（E）这种紊乱并非仅出现在神经性厌食发作期间。

ICD-10CM 编码

F50.2　神经性贪食

流行病学和人口统计学

发生率 / 患病率：在女性青少年和青年人中为 1% ～ 3%。

好发性别：女性：男性比例为 10：1。

好发年龄：青春期至成年早期，平均发病年龄为 17 岁。

体格检查和临床表现

- 腮腺和唾液腺肿大
- 由于反复自行催吐时手背和指节与上切牙之间形成摩擦，导致手背和指节出现瘢痕（Russell 征）
- 牙釉质被腐蚀，特别是在上牙的舌面；可能也存在脓溢现象

及其他牙龈疾病
- 呕吐后其角膜、软腭或面部可能会发生瘀点性出血
- 咽反射消失，腹部肌肉发达
- 常无消瘦，体检结果可能在正常范围

病因学

- 病因不明，但可能是多因素的（社会文化、心理、家庭因素）
- 贪食在西方国家更为普遍，因其存在注重身材苗条的强烈的文化压力
- 根据美国精神病学会，进食障碍患者表现出介于神经性厌食和贪食之间的一系列症状

Dx 诊断

鉴别诊断

- 精神分裂症
- 胃肠道疾病
- 神经系统疾病（癫痫发作、Kleine-Levin 综合征、Klüver-Bucy 综合征）
- 脑部肿瘤
- 心因性呕吐

评估

- 以下问题可用于贪食患者的筛查：
  1. “您对您的饮食习惯满意吗？”
  2. “您曾偷偷吃过东西吗？”
- 第一个问题回答“否”和（或）第二个问题回答“是”对贪食的筛查敏感性为 100%，特异性为 90%。SCOFF 问卷也可作为进食障碍的筛查工具（参见“神经性厌食”）
- 根据 DSM-5，评估严重程度基于不适当代偿行为的频率，严重程度增加可用以反映其他症状和功能残疾的程度，严重程度如下：
  1. 轻度：平均每周 1 ～ 3 次不适当的代偿行为
  2. 中度：平均每周 4 ～ 7 次不适当的代偿行为
  3. 重度：平均每周 8 ～ 13 次不适当的代偿行为

4. 极重度：平均每周≥ 14 次不适当的代偿行为

- 表 34-1 介绍了儿童和青少年进食障碍患者中常见的饮食和体重控制习惯

实验室检查

- 呕吐（低钾血症和代谢性碱中毒）或滥用轻泻药（低钾血症和高氯代谢性酸中毒）可引起电解质异常
- 低钠血症、低钙血症、低镁血症（由轻泻药滥用引起）
- 皮质醇升高、黄体生成素降低、卵泡刺激素降低

Rx 治疗

非药物治疗

- CBT，特别是控制异常行为的人际关系疗法
- 使用饮食日记、营养咨询及至少提前 1 d 制订膳食计划均为治疗异常进食行为的有效措施
- 纠正电解质紊乱

常规治疗

- SSRI 通常被认为是患者最安全的药物选择。其对于严重抑郁症患者和 CBT 治疗无效的患者有用
- 及时发现和治疗并发症：
  1. 滥用轻泻药对心脏的毒性
  2. 电解质紊乱（见“实验室检查”）
  3. 食管炎和食管-贲门黏膜撕裂（Mallory-Weiss 撕裂），以及反复呕吐导致的食管破裂
  4. 吸入性肺炎和纵隔积气
  5. 月经不调（包括闭经）
  6. 胃肠道异常：急性胃扩张、胰腺炎、腹痛、便秘

长期管理

- 持续数年且侧重于患者自我形象及家庭和同伴互动的心理治疗是成功康复不可或缺的重要组成部分
- 推荐家庭治疗，特别适用于年轻患者

表 34-1　儿童和青少年进食障碍患者中常见的饮食和体重控制习惯

	突出特点		关于进食障碍习惯的临床意见	
习惯	神经性厌食	神经性贪食	神经性厌食	神经性贪食
总摄入量	由于选择“节食”和非脂肪饮食，摄入的热量密度很低，因此，尽管所摄入食物和饮料的体积可能很高，但摄入的能量（卡路里）不足	可变，但摄入的能量正常或高于正常；暴食时摄入的食物和饮料常为“被禁止”的（不同于正餐）	持续的卡路里摄入不足可导致身体消瘦	摄入、运动和呕吐之间的平衡不一致，但严格的卡路里限制是短暂的
食物	计算和限制卡路里，特别是来源于脂肪的卡路里；强调热量密度低的“健康食品选择”；单调、局限的“好”的食物选择，常导致素食或纯素饮食；摄入量超过标准后的强烈内疚感会导致运动和再次节食	有卡路里和脂肪的意识，但不像 AN 患者那样严格地避免摄入；频繁节食穿插于反复过量摄入之间，过量摄入常由抑郁、孤独或愤怒引发	强迫性地关注食品标签上的营养数据，并有“符合逻辑”的理由采取高度管制的食物选择模式，如参加体育活动或有脂质代谢紊乱的家族史	饮食选择缺乏结构化，饮食更频繁
饮料	水或其他低卡路里或无卡路里饮料；脱脂牛奶	多种，减肥苏打水；可饮酒至过量	患者经常限制液体摄入以避免体重增加	患者摄入液体以帮助呕吐或补充丢失量
膳食	根据膳食计划制订相应的时间表和周密安排；减少或避免有卡路里的成分，常从早餐开始，然后是午餐和晚餐；由于以新鲜水果、蔬菜和沙拉作为主要的食物来源，摄入的体积可增加	与 AN 相比，对饮食没有严格的限制和计划；更可能为冲动和无规律的，常在一次暴食-清除食物后减少摄入量以作为抵消	严格遵守控制饮食的“规则”可产生控制感、自信感和支配感	取消暴食-清除食物后接下来的一餐，只会加强当天稍后暴食的动力

续表

习惯	突出特点		关于进食障碍习惯的临床意见	
	神经性厌食	神经性贪食	神经性厌食	神经性贪食
零食	从饮食计划中减少或取消	经常避免将零食列入饮食计划中，但随后会冲动摄入	因为“不健康”，零食在早期即被移除	零食“安慰食物”会触发暴食
节食	最初的习惯渐进性受到限制，尽管表面看来这常是“健康”的；患者强烈坚持有关其特殊营养需求和对食物反应的信念和“规则”	最初的节食常使患者于混乱的饮食习惯中，常被患者解释为“虚弱”或“懒惰”的证据	降低摄入卡路里的健康饮食计划可能难以与ED中的节食相区分	节食常为冲动和短暂的，这种“节食”常会导致意想不到的体重增加
暴食	在限制型厌食患者中没有暴食，但暴食是暴食-清除型患者的基本特征	基本特征，患者常隐秘进行暴食；暴食后患者会有强烈的羞耻感和内疚感	通常是“主观的”（摄入量大于计划量，但并不是大量）	缓解情绪痛苦，可能是有计划的
运动	具有典型的强迫性、仪式性和渐进性特点；可能擅长舞蹈、长跑	不易预测；可能参加体育运动，也可能完全避免运动	可能很难区分主动保持消瘦和ED	男性常将运动作为“清除食物”的手段
呕吐	为暴食-清除型患者的特征；与常规的用餐不同，可能将食物咀嚼后吐出，而不是咽下，食物作为关注的另一种变体形式而存在	呕吐是最常见的习惯，用以减少过度进食的影响；可发生在日常饮食及暴食后	明显的生理功能和情绪不稳定	表现出强烈的“上瘾”性和自我惩罚性特点，但不会完全消除卡路里，许多卡路里仍然被吸收

续表

习惯	突出特点		关于进食障碍习惯的临床意见	
	神经性厌食	神经性贪食	神经性厌食	神经性贪食
轻泻药	一般为限制性贪食患者用于缓解便秘，但暴食-清除型患者则将其作为导泻剂使用	第二常见的习惯，用于减少或避免体重增加，常为了达到导泻的效果而不断增加剂量	明显的生理功能和情绪不稳定	表现出强烈的“上瘾”性和自我惩罚性特点，但作为减肥手段是无效的（虽然泻药在结肠发挥作用，但卡路里在小肠被吸收）
减肥药	极少使用；相对来讲，暴食-清除型的患者更常使用	用来降低食欲或加速新陈代谢	服用减肥药意味着患者不能控制饮食	患者为了控制过度饮食会使用任何可能的方法

AN，神经性厌食；BN，神经性贪食；ED，进食障碍

From Kliegman RM et al：Nelson textbook of pediatrics，ed 19，Philadelphia，2011，Saunders.

预后

病程不等，以病情反复恶化为特征。

转诊

- 应建立包括营养师、精神病学专家和家庭治疗师在内的多学科治疗小组
- 对于严重电解质紊乱或有自杀意念的患者，应考虑住院治疗

重点和注意事项

专家点评

- 贪食与抑郁症、双相障碍、强迫症、酗酒和物质滥用密切相关
- 对于不明原因出现低钾血症和代谢性碱中毒的患者（特别是青少年），应考虑贪食

相关内容

神经性厌食（相关重点专题）

暴食（相关重点专题）

第 35 章　神经性厌食
Anorexia Nervosa

Fred F. Ferri

张颖　译　陶好娟　审校

基本信息

定义

神经性厌食是一种以异常的进食行为、严重的自我诱导以减轻体重及特定精神病理为特征的精神障碍（见“评估”）。

ICD-10CM 编码

F50.00　未特定的神经性厌食

F50.01　限制型

F50.02　暴食-清除型

流行病学和人口统计学

发病率 / 患病率（美国）：

- 神经性厌食在普通人群中的发病率为 0.2% ～ 1.3%，年发病率为（5 ～ 10）/10 万
- 追求纤瘦（运动员、模特）与神经性厌食的高发生率有关

好发性别：女性：男性为 9∶1。15 ～ 30 岁女性中 0.5% ～ 1% 患有神经性厌食。

好发年龄：青春期到成年期为高发年龄段。平均发病年龄为 17 岁，0.5% ～ 1% 的女性大学生患有神经性厌食。

体格检查和临床表现

进食障碍会影响每个器官系统。初级保健医生必须能够熟练地识别这种疾病，因为轻症患者通常表现为非特异性症状，如神经衰弱、怕冷、无精打采或头晕。儿童和青少年由于正处于成长和发育阶段而面临特别的风险。疾病早期或轻度厌食症患者的体格检查结果可能是正常的，而中重度患者的体格检查可有以下特征：

- 形体消瘦，衣物宽松

- 皮肤干燥，汗毛过度增长。皮肤可能会呈现胡萝卜素性黄皮病样的淡黄色
- 指甲变脆，头发稀疏
- 常见心动过缓、低血压、低体温和呼吸过慢
- 女性的脂肪分布模式不明显
- 存在腋毛和阴毛
- 可能存在周围性水肿

病因学

- 病因尚不清楚，但可能是多因素的（社会文化、心理、家庭和遗传因素）
- 据报道，多达 50% 的神经性厌食症患者有性虐待史
- 心理因素：厌食症患者的个人认同常未完全建立。患者竭力地保持对所处环境的控制感，且通常低自尊，缺乏被重视和被爱的感觉

Dx 诊断

鉴别诊断

- 其他进食障碍［神经性贪食、暴食症（表 35-1）］
- 物质滥用
- 抑郁症伴食欲减退
- 强迫症
- 精神分裂症

表 35-1 进食障碍的诊断要点

神经性厌食	刻意将体重地维持在正常水平以下
	对身体形态的感知异常
	对体重增加存在强烈恐惧
	闭经
神经性贪食	不受控制地暴食，每周至少 2 次
	不适当的代偿行为（如呕吐、清除）
暴食症	不受控制地暴食，每周至少 2 次
	无不适当的代偿行为
	对暴食感到非常痛苦

Modified and updated from Besser CM，Thorner MO：Comprehensive clinical endocrinology，ed 3，St Louis，2002，Mosby.

- 转换障碍
- 隐匿癌、淋巴瘤
- 内分泌系统疾病：Addison 病、糖尿病、甲状腺功能减退或甲状腺功能亢进、全垂体功能减退症
- 胃肠道疾病：乳糜泻、克罗恩病、肠道寄生虫病
- 传染病：艾滋病、结核

评估

- 可根据 DSM-5 的诊断标准对神经性厌食进行诊断
  1. 限制能量的摄入，不能满足日常的营养需要，导致与个体年龄、性别、发育轨迹和躯体健康方面不相符的显著低体重。显著低体重被定义为低于正常体重的最低值或低于儿童或青少年的最低预期值
  2. 即使已经处于显著低体重，患者仍然强烈害怕体重增加或变胖或持续进行影响体重增加的行为
  3. 对自己的身体或体型存在体验障碍，体重或体形对自我评价产生不当影响，或对当前低体重的严重性持续缺乏认识
- 分型：
  1. 限制型：在过去 3 个月中，个体没有反复的暴食或清除行为（即自我催吐或滥用轻泻药、利尿剂或灌肠剂）。该亚型患者体重减轻的临床表现主要是通过节食、禁食和（或）过度锻炼来实现
  2. 暴食-清除型：在过去 3 个月中，个体有反复的暴食或清除行为（即自我催吐或滥用轻泻药、利尿剂或灌肠剂）
- 严重程度：见“常规治疗”
- SCOFF 问卷是英国使用的进食障碍筛查工具，包括以下 5 个问题：
  1. 您会让自己吃饱到恶心吗？
  2. 您会对自己吃多少失去控制吗？
  3. 最近您是否减重约 6 kg？
  4. 当别人说您瘦的时候，您仍相信自己胖吗？
  5. 食物支配了您的生活吗？

据报告，上述 2 个或 2 个以上问题持肯定回答时，对厌食症和贪食症的筛查敏感性为 100%，总体特异性为 87.5%。

在女性大学生中，对以下筛查问题持肯定回答时需对其进行进

一步评估：

1. 在过去的 1 年里，您节食了多少次？
2. 您觉得您应该节食吗？
3. 您对您的体形不满意吗？
4. 您的体重会影响您对自己的看法吗？

所有神经性厌食患者均应进行基线心电图检查。常规监测 QT 间期延长的患者是必要的，这些患者发生猝死常由 QT 间期延长相关的室性心律失常引起。

怀疑神经性厌食的患者闭经 6 个月后应考虑进行双能 X 射线吸收法（dual energy X-ray absorptiometry，DEXA）扫描以进行骨量减少的筛查。

实验室检查

- 在轻度病例中，实验室检查可完全正常
- 内分泌系统异常：
  1. 卵泡刺激激素、黄体生成素、T_4、T_3、雌激素、尿 17-OH 类固醇、雌酮和雌二醇分泌减少
  2. 游离 T_4、促甲状腺激素正常
  3. 皮质醇、生长激素、rT_3、T_3RU 增加
  4. 黄体生成素无周期性激增
- 白细胞减少、血小板减少、贫血、红细胞沉降率降低、补体水平降低，以及可能出现 CD4 和 CD8 细胞减少
- 可能存在代谢性碱中毒、低钙血症、低钾血症、低镁血症、高胆固醇血症和低磷血症
- 血浆 β- 胡萝卜素水平的增加有助于区分这些患者和其他饥饿节食的患者

Rx 治疗

非药物治疗

- 包括心理、医学和营养支持的多学科综合治疗是必要的
- 应设定目标体重，最初至少每周在门诊对患者进行 1 次监测。青少年患者的目标体重为理想体重的 100%，成人患者的目标体重为理想体重的 90% ～ 100%
- 为防止胃扩张，体重增加应呈渐进性（每周 0.45 ～ 1.36 kg）。

从 800 ～ 1200 千卡开始，少食多餐（避免腹胀感），然后根据身高和年龄增加卡路里至 1500 ～ 3000 千卡

- 必要时添加维生素和矿物质
- 在严重情况下，必须使用全肠外营养（从 800 ～ 1200 千卡 / 天开始）
- 应严格监测电解质水平
- 进餐时间应该是社交互动的时间，而不是社交对抗
- 餐后建议较长时间的静坐。患者进入浴室时应予以监督，以防其清除食物

常规治疗

- 决定神经性厌食患者合适的初始治疗的标准通常是基于并发症、目前体重占理想体重的百分比和体象变形的严重程度。根据 DSM-5①，成人最低严重程度是基于目前的体重指数（BMI；见下文），儿童和青少年基于 BMI 百分位数。严重程度的增加可反映临床症状、功能残疾程度和对监督的需求

  轻度：BMI ≥ 17 kg/m^2

  中度：BMI 16 ～ 16.99 kg/m^2

  重度：BMI 15 ～ 15.99 kg/m^2

  极重度：BMI ＜ 15 kg/m^2
- 大多数患者接受门诊治疗即可
- 住院护理的适应证见“转诊”，总结见表 35-2
- 对于体重在理想体重的 85% 以内且病情稳定的患者，可由初级保健医生每 3 周或 4 周进行 1 次随访；随访间隔期可随患者症状的改善而延长
- 药物治疗通常对神经性厌食患者无效，除非患有重性抑郁症或其他精神障碍。SSRI 可用于缓解部分个体的抑郁心境和中度强迫行为

长期管理

- 持续数年且侧重于患者自我形象及家庭和同伴互动的心理治疗是成功康复不可或缺的重要组成部分
- 推荐家庭治疗，特别适用于年轻患者

---

① American Psychiatric Association：Desk Reference to the Diagnostic Criteria from DSM-5，Arlington，VA，2013，American Psychiatric Association.

表 35-2　支持住院护理以用于稳定或治疗进食障碍的临床体征和标准

项目	全身症状[a]	举例[b]
体重	相对于身高和年龄的显著低体重 体重迅速下降	＜75%～85% 的根据身高和年龄估算的预期体重
行为	急性禁食禁水 暴食和清除食物的频率非常高和（或）不断攀升 代偿行为可能导致急性和严重的躯体并发症	每天多次暴食和（或）呕吐可导致社会或职业功能损害和（或）严重的躯体并发症；不适当的胰岛素撤药
其他医疗情况	反映营养不良的异常生命体征 严重的躯体并发症	严重呕血 严重中性粒细胞减少和（或）血小板减少 严重低钾血症 未控制的 1 型糖尿病 晕厥
精神障碍共病和自残风险	极高的自残或自杀风险 精神障碍共病可导致安全性风险或严重的治疗损害 不能依从可维持最低安全水平的治疗计划	在进食障碍的治疗过程中，共病物质滥用不断增加
治疗相关问题	门诊治疗未获得有临床意义的效果会导致社交或职业损害或医疗风险 有必要密切监管以保持症状控制 达到既往基于病史拟定的住院标准	青少年低体重会增加其峰值骨量减少或身材矮小的风险 在没有监督的情况下持续地不能进食或进食后不能避免地顽固性清除食物的行为 体重达到某一阈值时患者已反复经历病情的迅速恶化

[a] 这些标准是住院治疗的充分非必要条件

[b] 有关体重、生命体征、代谢和其他指标最好根据患者的整体健康状况、躯体疾病和精神障碍史、支持系统和参与治疗的情况来解释

Stern TA et al：Massachusetts General Hospital handbook of general hospital psychiatry，ed 7，Philadelphia，2018，Elsevier.

预后

- 长期预后通常较差，以反复加重为特点。神经性厌食患者完全康复的比例较低。大多数患者仍然有体象变形、饮食习惯紊乱和心理问题
- 大多数神经性厌食症患者可在达到 90% 理想体重的 6 个月内

恢复月经。值得注意的是，尽管处于闭经状态，但神经性厌食症患者亦可能怀孕

- 死亡率为 5% ～ 20%，是没有厌食症的同龄人的 6 倍。常见的死亡原因是电解质紊乱、饥饿或自杀
- 进食障碍患者预后良好的预测因素包括早期诊断、早期或尽早治疗、良好的亲子关系，以及与朋友或治疗师的良好关系
- QT 间期延长是存在猝死风险的标志

转诊

出现以下情况时，应考虑住院治疗：

- 严重脱水或电解质紊乱
- 心电图异常（QT 间期延长、心律失常）
- 明显的生理不稳定（低血压、立位改变）
- 难治性呕吐、清除食物行为或暴食
- 自杀意念
- 体重下降超过理想体重的 30%，并且对门诊治疗无反应
- 体重快速下降（1 周内体重下降＞ 0.91 kg）
- 门诊治疗未能在营养康复方面取得进展

相关内容

暴食症（相关重点专题）

神经性贪食（相关重点专题）

推荐阅读

DerMarderosian D, Hall A: Early identification of eating disorders in primary care pediatrics, *Med Health R I* 94(7):197, 2011.

第 36 章　暴食障碍
Binge Eating Disorder

Eishita Manjrekar，Mark Zimmerman

鞠玉朦　译　陶好娟　审校

基本信息

定义

暴食障碍（binge eating disorder，BED）以反复发作的暴食为特征。暴食发作表现为在短时间内超乎正常地进食大量食物，并伴有失控感。暴食发作须至少具备以下 3 个特征：

1. 进食比正常情况快得多
2. 进食直至出现不适的饱腹感
3. 在未感到饥饿时大量进食
4. 因进食过多感到尴尬而独自进食
5. 暴食后感到厌恶自己、抑郁或内疚

满足 BED 的诊断标准，患者必须在 3 个月内每周至少有 1 次暴食发作、对暴食行为感到显著的痛苦，并且无代偿行为 [如神经性贪食中的代偿行为（如诱导呕吐、滥用轻泻药、过度运动）]。

同义词

强迫性暴食

ICD-10CM 编码

F50.81　暴食障碍

DSM-5 编码

307.51

流行病学和人口统计学

发病率：尚无关于 BED 发病率的研究。

患病率（在美国）：成人社区样本中 BED 的终身患病率约为 2%（女性 3.5%；男性 2.0%）。BED 是男性最常见的进食障碍，暴食障碍的男女性比例（约 2∶3）较其他进食障碍（约 1∶9）更平衡。

13 ～ 18 岁青少年的终身患病率较低（女孩 2.3%；男孩 0.8%）。成年女性和男性的 12 个月患病率分别为 1.6% 和 0.8%。

好发年龄（美国）：成人女性的患病率较高（1.75 ∶ 1）。

遗传学因素：

- BED 表现出家族聚集性，并有相当大的遗传倾向
- 家系研究表明，有 BED 先证者的亲属与对照组亲属患 BED 的比值比为 1.9 ～ 2.2
- BED 的双生子研究报告其估计的遗传度为 41% ～ 57%

危险因素：

- 精神卫生问题和精神障碍（心境障碍、焦虑障碍、人格障碍、品行障碍、消极情感、物质滥用）
- 气质和应对方式（如高回避动机、低痛苦容忍度、低外向性、自我导向）
- 严重的儿童期肥胖
- 经历过欺凌 / 体重相关的羞辱
- 生活方式被破坏和剥夺
- 家庭相关的体重和饮食问题（家庭饮食习惯、神经性贪食家族史、家庭过量饮食）
- 父母养育的质量（家庭不和、母亲 / 父亲的养育问题、父母分居 / 缺席 / 死亡）
- 性虐待和身体虐待

体格检查和临床表现

- 虽然不是必要的诊断依据，但 BED 患者常为超重或肥胖
- BED 易合并其他形式的精神障碍，特别是心境障碍和焦虑障碍。因其他疾病的急性症状就诊的患者最初可能不会报告有暴食发作，这就强调了全面初始评估的重要性
- 患有 BED 的男性更有可能漏报自己的暴食行为
- 在患有 BED 的个体中，男性常有更高的 BMI，而女性常有更明显的进食障碍的精神病理学特征
- 进食障碍的症状会随时间的推移而改善或恶化，诊断也可能会随时间的推移从 BED 转变为其他类型的进食障碍
- BED 患者可能受共病的精神障碍的影响而具有潜在的高自杀风险，应注意监控患者的自杀意念和意图
- 普遍难以处理消极情绪和避免厌恶体验 / 感觉

- 可能出现与暴食行为相关的显著羞耻感和自我意识情绪，通常会导致患者对暴食行为的漏报

病因学

研究提示，与个体因素（如遗传学因素、生物学因素、气质）、环境因素（如家庭环境、社交网络、外部压力源）及其相互作用有关。

Dx 诊断

鉴别诊断

- 区分客观暴食发作、主观暴食发作和非暴食形式的过量饮食十分重要
- 确定暴食行为与反复的不恰当的代偿行为（如清除行为、过度运动）无关十分重要
- 明确暴食发作并非仅出现于神经性厌食、神经性贪食或回避型 / 限制型进食障碍十分重要

评估

- 详细采集躯体疾病和社会心理问题史
- BED 的体格检查无特异性诊断标志
- 精神状况检查

实验室检查

无诊断性实验室检查。然而，鉴于 BED 经常与超重和肥胖有关，检查相关的躯体疾病（如 2 型糖尿病、高甘油三酯）可能对个体的整体治疗计划有益。

影像学检查

神经影像学研究提示，BED 患者皮质-纹状体回路发生改变，类似于物质滥用患者的改变，包括前额叶、岛叶或眶额皮质和纹状体的功能改变。不推荐将影像学检查作为常规评估的一部分。

Rx 治疗

非药物治疗

- BED 的主要治疗目标是减少和（或）消除暴食发作和相关的

痛苦症状

- 多种 CBT 和 IPT 仍然是最成熟的 BED 治疗方法
- 关于其他心理治疗方法的文献越来越多，也为 DBT 和基于正念的疗法提供了支持证据
- 联合不同的干预措施不会显著增加疗效。有计划性的序贯治疗配合更有多特异性干预措施对无反应者似乎是更有效的策略
- 行为减肥（behavioral weight loss，BWL）和自助干预对精神病理创伤较轻的患者有一定疗效。此外，在改善饮食模式紊乱方面，BWL 的效果不如 CBT 和 IPT
- 病态肥胖的 BED 患者可以通过减肥手术得到很好的治疗，这与持续大量减重及减少暴食行为有关
- 关于网络心理治疗性干预（如基于网络的 CBT）的初步研究结果已经获得了一些经验支持
- 现有文献的局限性之一是随机对照试验中参与者主要是女性

常规治疗

- 关于短期药物治疗 BED 的文献主要集中于实现以下目标：减少暴食发作的频率、减轻体重、改善相关的精神症状（如抑郁 / 焦虑症状）
- 初步研究结果支持使用特定的抗抑郁药、抗癫痫药和减肥药等治疗 BED 相关症状
- 抗抑郁药被认为可通过治疗常与 BED 同时出现的心境和焦虑症状来影响治疗结果。抗癫痫药已被证明能够治疗 BED，因其可成功治疗其他冲动控制障碍。减肥药已被用于治疗 BED 伴随的超重和肥胖
- 二甲磺酸赖右苯丙胺（Vyvanse）是唯一被 FDA 批准用于治疗 BED 的药物。两项研究发现，与服用安慰剂的受试者相比，服用该药物的受试者每周暴食的天数和强迫性暴食行为减少。有关 BED 的长期研究尚未发表
- 采用治疗物质使用障碍的药物来治疗 BED 症状的探索性研究目前正在进行中
- 现有的关于 BED 药物治疗的文献存在一定的局限性，包括随机对照试验的时间短和样本量偏小

长期管理

目前尚缺乏针对 BED 长期药物治疗的系统研究。

补充和替代治疗

一项研究发现，每周 1 h 的瑜伽练习与减少暴食、BMI、臀围和腰围及增加体育活动有关，然而仍需要更多的随访研究。

预后

- 关于 BED 的长期结局（包括死亡率）的数据很少
- 大多数 BED 的数据来自随机对照试验。在随访时间超过 3 年的多项研究中，接受心理治疗的 BED 患者缓解率为 19% ～ 65%
- 对青少年进行的前瞻性纵向研究发现，患有 BED 的女孩与未患 BED 的女孩相比，超重或肥胖的风险或出现严重的抑郁症症状的风险增加 2 倍。在患有 BED 的男孩中，每周暴饮暴食也预示着吸毒的可能
- 多种因素可能影响患者对 BED 的治疗反应。例如，暴食频率高、共病的精神障碍增加及社会 / 家庭支持减少已被发现与较差的治疗结果有关

转诊

- 转诊至精神卫生相关领域专家处就诊：用于诊断和症状管理（使用心理治疗、药物治疗）
- 存在病态肥胖及相关问题的 BED 患者应转诊至营养、运动医学专家和（或）减重手术医生处就诊

重点和注意事项

专家点评

- 对于超重或肥胖并对减肥感兴趣的 BED 患者，应鼓励他们参与进食障碍的治疗。虽然针对 BED 的心理治疗不会带来实质性的体重减轻，但消除暴食可防止未来的体重增加
- 如果可能的话，家庭参与到治疗中有助于构建社会和环境支持，特别是对青少年和年轻成人

预防

尚无预防 BED（或其他进食障碍）的方法。然而，研究表明，对在校儿童进行关于体重羞耻感、健康饮食和身体自信的教育干预可能会改善他们未来对身体的不满和不良饮食习惯。

患者和家庭教育

- 美国国家进食障碍协会（NEDA，www.nationaleatingdisorders.org/）提供患者、家庭和有关进食障碍（包括 BED）的专业信息
- 线下和（或）线上的 BED 支持小组十分常见，应查找并加以利用

相关内容

神经性厌食（相关重点专题）

神经性贪食（相关重点专题）

推荐阅读

Amianto F et al: Binge-eating disorder diagnosis and treatment: a recap in front of DSM-5, *BMC Psychiatry* 15:70, 2015.

Brownley KA et al: Binge-eating disorder in adults, a systematic review and meta-analysis, *Ann Intern Med* 165:409-420, 2016.

Goracci A et al: Pharmacotherapy of binge-eating disorder: a review, *J Addict Med* 9:1-19, 2015.

Guerdjikova AI et al: Binge eating disorder, *Psychiatr Clin North Am* 40:255-266, 2017.

Lydecker J et al: Comparing men and women with binge-eating disorder and co-morbid obesity, *Int J Eat Disord* 51:411-417, 2018.

McCuen-Wurst C et al: Disordered eating and obesity: associations between binge-eating disorder, night-eating syndrome, and weight-related comorbidities, *Ann N Y Acad Sci* 1411:96-105, 2018.

第 37 章　酒精使用障碍
Alcohol Use Disorder

Fred F. Ferri

张颖　译　陶好娟　审校

基本信息

定义

适度饮酒一般定义为每天 2 个标准杯 [如约 30 ml（12 盎司）啤酒]，但对于女性和 65 岁以上的老年人则定义为每天 1 个标准杯。适度饮酒通常不属于酗酒的范畴，但也应考虑是否属于危险或有风险的饮酒。对男性而言，有风险的饮酒定义为每周饮酒超过 14 个标准杯或每次饮酒超过 4 个标准杯。对女性而言，有风险的饮酒指饮酒量约为男性的 1/2。

美国精神病学学会定义的酒精戒断的诊断标准如下：

A. 停止（或减少）饮酒，既往有大量和长期饮酒史

B. 在诊断标准 A 所描述的停止（或减少）饮酒之后的数小时至数天内出现下列两项（或两项以上）症状：

1. 自主神经功能亢进（如出汗或脉搏＞ 100 次 / 分）
2. 手部震颤加重
3. 失眠
4. 恶心和呕吐
5. 短暂的视、触或听幻觉或错觉
6. 焦虑
7. 癫痫大发作

C. 诊断标准 B 中的症状引起具有临床意义的痛苦，或导致社交、职业或其他重要功能方面的损害

这些症状不能归因于其他躯体疾病，也不能用其他精神障碍来更好地解释。

同义词

酒精依赖综合征

酒精戒断综合征

酗酒

ICD-10CM 编码

F10　使用酒精所致的精神和行为障碍
F10.1　使用酒精所致的精神和行为障碍：有害性使用
F10.2　使用酒精所致的精神和行为障碍：依赖综合征
F10.3　使用酒精所致的精神和行为障碍：戒断状态
F10.4　使用酒精所致的精神和行为障碍：伴有谵妄的戒断状态
F10.5　使用酒精所致的精神和行为障碍：精神病性障碍
F10.6　使用酒精所致的精神和行为障碍：遗忘综合征

流行病学和人口统计学

发病率（美国）：

- 临床资料表明，15% ～ 20% 的初级卫生机构和住院患者存在酒精使用问题。在美国，酒精使用障碍每年造成近 2230 亿美元的经济损失。据估计，美国 14% 的成人有酒精依赖。男性的年龄标准化死亡（age-standardized deaths）中，酒精使用障碍占 6.8%，占女性的 2.2%
- 20% 可自行戒断，70% 可达到在 1 年内有节制地饮酒

患病率（美国）：在≥ 18 岁的人群患病率为 7%。

好发性别：

- 男性的终身风险为 8% ～ 10%
- 女性的终身风险为 3% ～ 5%

发病高峰年龄：发病的高峰年龄段为 20 ～ 40 岁。酒精依赖患者初次就诊时的年龄多为 35 ～ 45 岁；然而，达到酒精依赖标准的高峰年龄却早于此至少 10 年。

遗传学因素：更常见于有酗酒家族史以及爱尔兰人、斯堪的纳维亚人和美洲土著人群的患者中。

体格检查和临床表现

- 反复的轻微创伤
- 胃炎和（或）静脉曲张导致的胃肠道出血
- 胰腺炎（急性和慢性）
- 肝病
- 呼吸时有酒精气味

- 震颤
- 心动过速
- 周围神经病
- 近期记忆丧失

病因学

- 社会和遗传学因素很重要
- 危险因素：
  1. 家庭破裂
  2. 失业
  3. 离婚
  4. 反复发作的抑郁症
  5. 另一种物质成瘾，包括烟草
  6. 工作时间长（≥ 55 小时 / 周）

Dx 诊断

评估

- USPSTF 建议临床医生对成人（18 岁及以上）进行酒精滥用筛查，并为那些危险饮酒或有风险饮酒的人提供简短的行为咨询干预，以减少酒精滥用。目前已有多种筛查测试［CAGE（表 37-1）、TWEAK、CRAFFT、AUDIT-C（表 37-2）］可供使用。在初级卫生机构中，最受欢迎的筛查测试是 4 条目 CAGE 问卷［感觉有必要减少饮酒（feeling need to **C**ut down）、因饮酒被批评而气恼（**A**nnoyed by criticism）、为饮酒而内疚

表 37-1　用于筛查酒精使用问题的 CAGE 问卷

C（Cut down）	您觉得自己有必要减少饮酒吗？
A（Annoyed）	您是否因他人曾批评您饮酒而生气？
G（Guilty）	您是否因为喝酒而感到难过或内疚？
E（"Eye opener"）	您有过早上第一件事就是喝一杯酒来稳定您的神经或摆脱宿醉吗 （即"开眼酒"）？

From Stern TA et al：Massachusetts General Hospital handbook of general hospital psychiatry，ed 7，Philadelphia，2018，Elsevier.

表 37-2　筛查酒精问题的 AUDIT-C 问卷[a]

问题	得分
在过去的 1 年里，您多久喝一次含酒精饮料？	从来没有过（0 分） 每月 ≤ 1 次（1 分） 每月 2 ～ 4 次（2 分） 每周 2 ～ 3 次（3 分） 每周 > 4 次（4 分）

[a] AUDIT-C 总分范围为 0 ～ 12 分，男性总分 > 4 分和女性 > 3 分为问题饮酒筛查阳性

From Stern TA et al：Massachusetts General Hospital handbook of general hospital psychiatry，ed 7，Philadelphia，2018，Elsevier.

（**G**uilty about drinking）、早晨需要“开眼酒”（need for an **E**ye-opener in the morning）]。对筛查阳性者需进一步询问。CAGE 问卷的敏感性为 43% ～ 94%，特异性为 70% ～ 97%。5 条目 TWEAK 量表｛酒精耐受（**T**olerance）、饮酒相关的担忧或烦扰（**W**orry）、“开眼酒”（**E**ye-openers）、遗忘（**A**mnesia）、减少饮酒［（**K**）cut down］｝和 TACE 问卷［酒精耐受（**T**olerance）、饮酒相关的气恼（**A**nnoyance）、减少饮酒（**C**ut down）、“开眼酒”（**E**ye-opener）］可用于筛查孕妇是否存在酒精滥用的情况。它们被用来发现较低水平的但在妊娠期间有可能会造成风险的酒精使用。CRAFFT 调查问卷［与正在饮酒的人一起乘车（riding in **C**ar with someone who was drinking）、通过饮酒来放松（using alcohol to **R**elax）、孤单时饮酒（using alcohol while **A**lone）、健忘（**F**orgetfulness）、被朋友和家人批评（criticism from **F**riends and **F**amily）、因饮酒带来麻烦（**T**rouble）］则用于筛查青少年。该调查问卷对酒精使用障碍的敏感性为 92%，特异性为 64%。将时间期限设定为“过去 3 个月”的单一问题筛查［“您上一次在 1 天内饮酒超过 X 标准杯是什么时候？”（男性 X ＝ 5，女性 X ＝ 4）］可用于调查个体某一天的不健康饮酒情况，其敏感性和特异性分别为 85%（男性）/82%（女性）和 70%（男性）/70%（女性）。3 条目 AUDIT-C 问卷是 10 条目 AUDIT 问卷的简明版，其问题侧重于酒精使用的量和频率。该问卷会询问多久喝一次含酒精饮料、日常饮酒时通常喝多少标准杯含酒精饮料，以及多久会喝 ≥ 6 个标准杯的含酒精饮料；

每个问题0～4分，总分为0～12分；女性总分≥3分和男性总分≥4分时，提示存在酒精使用障碍，需要进一步评估。AUDIT-C问卷的敏感性从西班牙裔女性的85%到白人男性的95%不等。

实验室检查

仅靠实验室检查并不能准确地发现酒精使用问题，但可以帮助识别与酒精使用有关的躯体并发症，如胰腺炎或肝硬化。

- γ-谷氨酰转移酶（gamma-glutamyltransferase，GGTP）一般会升高
- 肝转氨酶［谷丙转氨酸（alanine aminotransferase，ALT）、谷草转氨酶（aspartate aminotransferase，AST）］常升高，但晚期肝病时可能正常或降低
- 营养不良导致的低白蛋白血症、低磷血症、低镁血症
- 由于缺乏营养时酒精对红细胞发育的毒性作用，血常规可显示红细胞平均体积升高
- 胃炎或静脉曲张出血可能导致大便潜血阳性
- 应检测红细胞叶酸、维生素 B_{12}、维生素 B_6、维生素 B_1 的水平

影像学检查

仅在有创伤史时建议行影像学检查；腹部CT或超声可显示脂肪肝或晚期肝硬化。

Rx 治疗

非药物治疗

- 十二步促进法、CBT和动机增强治疗可促进酒精使用障碍和酒精依赖患者的康复
- 如果存在抑郁症，则需要在戒酒治疗的同时对其进行治疗

急性期治疗

长期饮酒的患者停止饮酒后会发生酒精戒断综合征（alcohol withdrawal syndrome，AWS）。根据患者饮酒的严重程度和距离上一次饮酒的时间，AWS包括4种临床表现形式。正常人血液中乙醇浓度的下降速度约为20 mg/（dl · h）。虽然这些戒断反应是单独讨论的，但实际上在具体的患者中是混杂出现的。表37-3总结了治疗酒精依

表 37-3 酒精依赖的治疗药物 *

药物	剂量和给药途径	给药频率	疗效	主要不良反应
酒精戒断				
		苯二氮䓬类药物 †		
氯氮卓 *	25 ～ 100 mg，PO/IV/IM†	每 4 ～ 6 h 1 次	降低戒断症状的严重程度；稳定生命体征；预防癫痫发作和震颤性谵妄	意识模糊、过度镇静、呼吸抑制
地西泮 ‡	5 ～ 10 mg，PO/IV/IM†	每 6 ～ 8 h 1 次		
奥沙西泮 ‡	15 ～ 30 mg，PO†	每 6 ～ 8 h 1 次		
劳拉西泮 ‡	1 ～ 4 mg，PO/IV/IM†	每 4 ～ 8 h 1 次		
		β 受体阻滞剂		
阿替洛尔	25 ～ 50 mg，PO	每日 1 次	改善生命体征	心动过缓、低血压
普萘洛尔	10 ～ 40 mg，PO	每 6 ～ 8 h 1 次	降低渴求	
		α 受体激动剂		
可乐定	0.1 ～ 0.2 mg，PO	每 6 h 1 次	减少戒断症状	低血压、疲劳
		抗癫痫药		
卡马西平	200 mg，PO	每 6 ～ 8 h 1 次	减少戒断的严重程度；预防癫痫发作	头晕、疲劳、红细胞异常

续表

药物	剂量和给药途径	给药频率	疗效	主要不良反应
		预防复发		
双硫仑‡	125 ~ 500 mg，PO	每日 1 次	减少复饮者的酒精使用	双硫仑-乙醇反应、皮疹、嗜睡、周围神经病变
纳曲酮‡	50 mg，PO	每日 1 次		
	380 mg，IM	每 4 周 1 次	增强戒酒效果，减少饮酒天数	恶心、腹痛、肌肉关节痛
阿坎酸‡	666 mg，PO	每日 3 次	增强戒酒效果	腹泻

* 最常用的药物

† 目前 FDA 已批准用于所标注的适应证

‡ 标准固定剂量方案中的药物剂量和给药途径，包括剂量逐渐减少

From Goldman L，Schafer AI：Goldman's Cecil medicine，ed 24，Philadelphia，2012，Saunders.

赖的药物。在 AWS 的治疗中，最重要的是苯二氮䓬类药物。

- **震颤状态**（早期酒精戒断，“早期震颤谵妄”“颤抖”“紧张不安”）
  1. 时间间隔：通常发生在上一次饮酒后 6 ～ 8 h 或减少酒精摄入量后 12 ～ 48 h；在 24 ～ 36 h 时症状最明显
  2. 表现：震颤、轻度激越、失眠、心动过速；饮酒可缓解症状
  3. 可在门诊（急诊）或住院进行脱毒治疗。在门诊脱毒的患者应具备合理的支持系统（如可靠的联系人）以能够监测其进展情况，且无严重的共患疾病（如自杀风险、癫痫发作障碍、苯二氮䓬类药物依赖、既往门诊脱毒失败、妊娠、肝硬化）或严重戒断反应的危险因素［年龄＞ 40 岁、每日摄入 100 g 乙醇（如 473 ml 烈酒或 8 个 355 ml 的罐装啤酒，酒精的随机血液浓度＞ 200 mg/dl）］
  4. 住院治疗：
     a. 搬入住院部（单间）；监测生命体征每 4 h 1 次；制订癫痫发作的预防措施；保持充分镇静
     b. 劳拉西泮的使用方法如下：
        （1）第 1 天：2 mg 口服每 4 h 1 次，清醒而非嗜睡时
        （2）第 2 天：1 mg 口服每 4 h 1 次，清醒而非嗜睡时
        （3）第 3 天：0.5 mg 口服每 4 h 1 次，清醒而非嗜睡时
        （4）注意：保持镇静，以防止昏睡或生命体征异常或出现神经系统异常体征。上述剂量仅作为指导，最好逐例滴定剂量
     c. 在轻中度戒断且无癫痫发作史的患者中，个体化使用苯二氮䓬类药物（而不是固定剂量给药方案）可减少 d 苯二氮䓬类药物的给药量并避免不必要的镇静。临床机构用酒精戒断评估量表-修订版（Clinical Institute Withdrawal Assessment Scale for Alcohol，Revised，CIWA-Ar）（框 37-1）可用于评估酒精戒断的严重程度。该量表由 10 个条目组成：恶心；震颤；自主神经功能亢进；焦虑；激越；触觉、视觉和听觉障碍；头痛；定向障碍。除 1 个条目为 0 ～ 4 分评分外，其他每个条目均为 0 ～ 7 分。例如，在“激越”条目中，0 分表示活动正常，7 分则表示患者持续地击打。在“震颤”条目中，0 分表示无震颤，7 表示严重震颤，甚至手臂无需伸展亦能观察到。CIWA-

框 37-1　酒精戒断评估评分指南（临床机构用酒精戒断评估量表-修订版）

恶心和呕吐（0～7分）

0分　无；1分　轻微恶心，无呕吐；4分　间歇性恶心；7分　持续恶心伴频繁干呕和呕吐

震颤（0～7分）

0分　无震颤；1分　不可见，但用手指能感觉到震颤；4分　中度，双臂伸展能观察到震颤；7分　严重，双臂不伸展也能观察到震颤

阵发性出汗（0～7分）

0分　无汗；1分　几乎感觉不到出汗，手掌潮湿；4分　前额明显有汗珠；7分　大汗淋漓

焦虑（0～7分）

0分　无焦虑，感到放松；1分　轻微焦虑；4分　中度焦虑或处于戒备状态（推断有焦虑）；7分　类似严重谵妄或急性精神分裂症样反应中的急性惊恐状态

激越（0～7分）

0分　正常活动；1分　活动量略大于正常水平；4分　中度心神不宁或坐立不安；7分　来回走动或持续击打

触觉障碍（0～7分）

问："您曾经体验过瘙痒、针刺感、灼热或麻木的感觉或皮肤上或皮肤下有虫子爬行的感觉吗？"

0分　无异常；1分　非常轻微的瘙痒、针刺感、灼热或麻木感；2分　轻度瘙痒、针刺感、灼热或麻木感；3分　中度瘙痒、针刺感、灼热或麻木感；4分　中重度幻触；5分　重度幻触；6分　极重度幻触；7分　持续性幻触

听觉障碍（0～7分）

问："您对周围的声音是否有更敏锐的感受？它们刺耳吗？它们会惊吓到您吗？您是否能听到使您感到烦扰的声音或您知道实际上不存在的声音？"

0分　不存在这种情况；1分　非常轻微的刺耳感或惊吓感；2分　轻微的刺耳感或惊吓感；3分　中度的刺耳感或惊吓感；4分　中度幻听；5分　重度幻听；6分　极重度幻听；7分　持续性幻听

视觉障碍（0～7分）

问："您是否觉得光线太亮？它的颜色和正常是否不同？它会刺伤您的眼睛吗？您能看到使您感到烦扰的东西吗？"

0分　不存在这种情况；1分　非常轻微的对光敏感；2分　轻微的对光敏感；3分　中度对光敏感；4分　中度光幻觉；5分　重度光幻觉；6分　极重度光幻觉；7分　持续性光幻觉

头痛（0～7分）

0分　无；1分　非常轻微；2分　轻度；3分　中度；4分　比较严重；5分　严重；6分　非常严重；7分　极其严重

定向和意识模糊（0～4分）

问："今天是星期几？您现在在哪里？我是谁？"

0分　无定向障碍；1分　不能做连续加法或不能确定日期；2分　日期定向错误但错误不超过2日；3分　日期定向错误且错误超过2日；4分　地点和（或）人物定向错误

总分

0～9分：无或轻微戒断状态

10～19分：轻中度戒断状态

＞20分：严重戒断状态

From Sullivan JT et al：Assessment of alcohol withdrawal：the revised clinical institute withdrawal assessment for alcohol scale（CIWA-Ar）. Br J Addict 84：1353-1357，1989.

Ar 的最高总分为 67 分。轻度 AWS 症状的患者（CIWA-Ar 评分＜ 8 分）可在门诊监测。苯二氮草类药物对大多数 CIWA-Ar 评分≥ 8 分的患者是有益的，强烈推荐有明显戒断症状的患者（CIWA-Ar 评分＞ 12 分）使用苯二氮草类药物。CIWA-Ar 评分≥ 15 分的患者应送入戒酒监护室治疗。对于有戒断性癫痫病史的患者以及有自杀意念和严重共病的患者，建议住院治疗

d. β 受体阻滞剂：β 受体阻滞剂可有效控制血压和快速性心律失常。然而，它们不能阻止进展为更严重的戒断症状；如果使用，不应单独使用，而应与苯二氮草类药物一起使用。对于有使用禁忌证的患者（如支气管痉挛、心动过缓或严重充血性心力衰竭），禁用 β 受体阻滞剂。中枢性 α 受体激动剂（如可乐定）可改善轻中度戒断症状，但不能减少谵妄或癫痫发作

e. 维生素替代治疗：维生素 B_1 100 mg 静脉注射或肌内注射至少 5 d，同时口服多种维生素。静脉注射葡萄糖在维生素 B_1 缺乏的酗酒患者中可诱发韦尼克脑病，因此，在静脉给予葡萄糖之前应给予维生素 B_1

f. 口服或静脉补液（高热量溶液）：如采用静脉给药，可给予葡萄糖输液，必要时增加 Na^+、K^+、Mg^{2+} 和磷酸盐替代物

g. 实验室检查：

（1）血常规、血小板计数、国际标准化比值（international normalized ratio，INR）

（2）电解质、葡萄糖、血尿素氮、肌酐

（3）GGTP、ALT、AST

（4）血磷和血镁

（5）血清维生素 B_{12} 和叶酸检查（如果血液涂片中有巨幼红细胞特征）

h. 诊断性影像学检查：一般不需要；如果怀疑硬膜下血肿（有外伤、持续嗜睡的证据），应行 CT

i. 社会康复：团体治疗，如匿名戒酒者协会；应在患者住院期间开始识别和治疗社会和家庭问题

- **酒精中毒性幻觉：**

1. 表现：幻觉通常为幻听，偶尔为幻视、幻触或幻嗅；通常

没有像谵妄那样的意识模糊（临床表现可能被误认为是急性精神分裂症发作）。在戒酒后 24 ～ 36 h，认知障碍最为明显

2. 治疗：与震颤性谵妄相同（见“戒断性癫痫发作”）

- **戒断性癫痫发作（“朗姆酒发作”）：**

1. 时间间隔：通常发生在停止饮酒后 7 ～ 30 h，停止饮酒后 13 ～ 24 h 为发作高峰期

2. 表现：全身抽搐伴意识丧失；通常无局部体征；如果有明确指征（如存在局灶性神经功能缺损、发作后长时间意识混乱状态），考虑进一步行头颅 CT 和脑电图。此外，对于有癫痫或精神状态改变的发热患者，有必要进行腰椎穿刺

3. 治疗：

a. 静脉注射地西泮 2.5 mg/min 直到癫痫发作得到控制（注意检查呼吸抑制或低血压）可能有利于缓解癫痫的发作；静脉注射劳拉西泮 1 ～ 2 mg 每 2 h 1 次可代替地西泮。酒精戒断性癫痫发作一般呈自限性，不需要治疗；不建议使用苯妥英或其他抗惊厥药短期治疗酒精戒断性癫痫发作

b. 先给予维生素 B_1 100 mg 静脉注射，然后静脉注射葡萄糖

c. 电解质紊乱（Mg^{2+} 升高，K^+ 降低，Na^+ 升高或降低，PO_4^{3-} 降低）可能加剧癫痫发作，应予以纠正

- **震颤性谵妄**

1. 时间间隔：长短不一；通常发生在减少或停止大量酒精摄入后的 1 周内，持续 1 ～ 3 d。停饮后 72 ～ 96 h 达到发病高峰

2. 表现：显著的意识错乱、震颤、生动的幻视和幻触以及自主神经功能亢进；这是酒精阶段最严重的临床表现（未经治疗的患者死亡率约为 15%）

3. 治疗：

a. 送入戒酒监护病房，密切观察病情变化

b. 每 30 min 监测 1 次生命体征（如有必要，应监测神经系统体征）

c. 如需要保护性约束，则取侧卧位或俯卧位

d. 禁食：经鼻胃管治疗腹胀可能是必要的，但不应常规使用

e. 实验室检查：同早期酒精戒断

f. 大量补液（4 ～ 6 L/d）：静脉注射葡萄糖（如果患者出现低磷血症或低镁血症，应加入 Na^{+}、K^{+}、PO_4^{3-} 和 Mg^{2+} 替代物）

g. 维生素：维生素 B_1 100 mg 每日 1 次。维生素 B_1 的初始剂量应在静脉注射葡萄糖前给予；应补充多种维生素（可添加到静脉输液中）

h. 镇静：应足量使用速效镇静催眠药来控制激越，在谵妄期间保持轻微嗜睡

（1）初始治疗：劳拉西泮 2 ～ 5 mg 肌内注射 / 静脉注射，必要时重复给药

（2）维持治疗（个体化剂量）：氯氮卓 50 ～ 100 mg 口服每 4 ～ 6 h 1 次，劳拉西泮 2 mg 口服每 4 h 1 次或地西泮 5 ～ 10 mg 口服每日 3 次；如果有明显的过度镇静征象，则应减少当前或后续的药物剂量

（3）咪达唑仑也可有效治疗震颤性谵妄，其快速起效（静脉注射 2 ～ 4 min 内发挥镇静作用）和药效维持时间短（约 30 min）的特点使其成为连续滴定的理想药物

i. 治疗癫痫发作（见上文）

j. 诊断和治疗合并的内科、外科或精神疾病

长期管理

- 见“转诊”
- 酒精中毒的药物治疗包括：

1. 阿坎酸是一种合成化合物，其化学结构类似于神经递质 γ- 氨基丁酸和氨基酸神经调节剂牛磺酸。其作用机制尚未完全明确。在治疗的初始阶段，它可用于维持酒精依赖患者处于戒酒状态。阿坎酸仅应作为综合性心理社会治疗方案的一部分来加以使用。它不会因乙醇摄入而引起双硫仑样反应；用药剂量为 666 mg 每日 3 次。应在酒精戒断期后患者达到戒酒时尽早开始使用阿坎酸，并且在患者病情复燃时仍予以维持。如果存在严重的肾损害，则应避免使用阿坎酸
2. 长效阿片受体拮抗剂纳曲酮可抑制酒精的犒赏作用。起始剂量为 25 mg/d，1 周后增加到 50 mg 口服每日 1 次。也可

使用每月注射 1 次的长效纳曲酮制剂，并可联合心理社会支持治疗以维持患者的戒酒状态。在阿片类物质依赖患者中，纳曲酮可引起急性戒断综合征，故在上次阿片类物质使用后至少 7 d 内不应使用该药物。关于纳曲酮治疗酒精依赖的时间以多久为宜，目前没有既定的指导准则，一项研究推荐至少维持 3 个月的治疗。如果有急性肝炎、肝衰竭或正在使用阿片类药物，应避免使用纳曲酮

3. 托吡酯或加巴喷丁可作为二线治疗药物；对于中重度酒精使用障碍患者，托吡酯可能是首选
4. 双硫仑（戒酒硫）：第 1 ～ 2 周最大剂量为 500 mg 每日 1 次，之后为 125 ～ 500 mg 每日 1 次。双硫仑可通过抑制醛脱氢酶而干扰乙醇的代谢，导致乙醛堆积。当摄入酒精时可引起不适症状（恶心、潮红、血压升高、头痛、虚弱）。目前已很少使用双硫仑
5. 避免对孕妇或哺乳期女性进行药物治疗

转诊

- 转诊至匿名戒酒者协会或酗酒者成年子女互助协会
- 将家庭成员转诊至嗜酒者家庭互助会（Al-Anon）或青少年嗜酒者家庭互助会（Al-A-Teen）
- 转诊至救世军成人康复中心，无论患者有无支付能力，均可在该中心接受康复治疗

重点和注意事项

专家点评

- 需住院进行酒精脱毒治疗的相对适应证包括：有震颤性谵妄或酒精戒断性癫痫发作史、有严重的戒断症状、伴随精神或躯体疾病、妊娠、既往多次脱毒治疗、近期大量饮酒，以及缺乏可靠的支持系统
- 脱毒治疗不是一种孤立的治疗，但应作为接受酒精依赖正式治疗的一个桥梁
- 无论采用何种治疗方式，酒精中毒的治愈率都非常令人失望。只有那些想被帮助的患者才会获得帮助。对于初级卫生机构的医生来说，一个有效的策略是在办公室里立一个醒目标识牌，

上面写道："如果您认为您喝了太多的含酒精饮料，请告知我"。对于那些真正愿意讨论的患者，医生会以不带偏见的方式为其提供事实且通常能够使其得到帮助。很常见的问题是，嗜酒者会在问卷上瞒天过海，除非他们面临危及生命的健康问题——而即使在这些时候，他们依然会采取否认至上的态度

- 在近期的一项临床试验中，接受纳曲酮（100 mg/d）治疗和联合行为干预（combined behavioral intervention，CBI）的患者或分别接受这两种治疗的患者均表现出更好的治疗结局；然而阿坎酸（无论是否联合 CBI 治疗）未显示出有效性。联合治疗并未显示出比单纯使用纳曲酮或 CBI 治疗更好的疗效

相关内容

药物使用障碍（相关重要专题）
酒精性肝炎（相关重要专题）
物质使用障碍（相关重要专题）
Wernicke 综合征（相关重要专题）

推荐阅读

Edelman EJ, Fiellin DA: In the clinic: alcohol abuse, *Ann Intern Med*, 2016.
Fagbemi K: What is the best questionnaire to screen for alcohol use disorder in an office practice? *Clev Clinic J Med* 78:649-651, 2011.
Friedmann PD: Alcohol use in adults, *N Engl J Med* 368:365-373, 2013.
Fuster D, Samet JA: Alcohol use in patients with chronic liver disease, *N Eng J Med* 379:1251-1261, 2018.
Jonas DE: Pharmacotherapy for adults with alcohol use disorders in outpatient settings: a systematic review and meta-analysis, *JAMA* 311:1889-1900, 2014.
Kranzler HR et al: A meta-analysis of the efficacy of gabapentin for treating alcohol use disorder, *Addiction* 114(9):1547-1555, 2019.
Moyer VA: Screening and behavioral counseling interventions in primary care to reduce alcohol misuse: US Preventive Services Task Force Recommendations Statement, *Ann Intern Med* 159:210-218, 2013.
Muncie HL: Outpatient management of alcohol withdrawal syndrome, *Am Fam Phys* 88(9):589-595, 2013.
Palmer BF, Clegge DJ: Electrolyte disturbances in patients with chronic alcohol use disorder, *N Engl J Med* 377:1368-1377, 2017.
Reus VI et al: The American Psychiatric Association practice guideline for the pharmacological treatment of patients with alcohol use disorder, *Am J Psychiatry* 175:86, 2018.
Saitz R: Chronic care management for dependence on alcohol and other drugs, the AHEAD randomized trial, *JAMA* 310(11):1156-1167, 2013.

第 38 章　神经阻滞剂恶性综合征

Neuroleptic Malignant Syndrome

Chloe Mander Nunneley，Joseph S. Kass，Fariha Jamal

廖梅　译　陶好娟　审校

基本信息

定义

神经阻滞剂恶性综合征（neuroleptic malignant syndrome，NMS）是以高热、肌强直、自主神经功能障碍、觉醒水平低下 / 波动为特征的疾病，持续时间超过 24 ～ 72 h。这是一种特殊药物不良反应，影响中枢多巴胺能系统，通常会阻滞 D_2 受体。

ICD-10CM 编码

G21.0　神经阻滞剂恶性综合征

流行病学和人口学资料

发病率（美国）：精神障碍患者的年发病率为 0.02% ～ 0.2%。

好发性别：超过 2/3 的患者为男性。

好发年龄：青年和中年。

诱发因素：多巴胺拮抗剂（如抗精神病药）用药史。

体格检查和临床表现

- 症状通常在患者服用治疗性（非毒性）镇静剂时突然出现，并在 72 h 内达到最严重的程度
- 严重的肌肉强直（肌张力过高、齿轮样强直、铅管样强直）
- 体温升高（38.6℃～ 42.3℃，通常＜ 40℃）
- 自主神经症状：出汗、吞咽困难、流涎、皮肤苍白、尿失禁
- 心动过速、呼吸急促
- 血压不稳定（高血压或体位性低血压）
- 激越、紧张症、意识波动、反应迟钝

病因学

- 确切的病因尚不清楚，但有研究表明，突然阻断黑质纹状体、

下丘脑、中脑边缘系统和中脑皮质通路中的多巴胺受体可导致 NMS 的临床表现

- 神经阻滞剂对诱导 NMS 有不同的作用：
  1. 典型神经阻滞剂
     a. 高效价：氟哌啶醇
     b. 中效价：氯丙嗪、氟非那嗪
     c. 低效价：左美丙嗪、洛沙平
  2. 非典型神经阻滞剂
     低效价：利培酮、奥氮平、氯氮平、喹硫平

Dx 诊断

鉴别诊断

- 感染性疾病：脑炎、脑膜炎、脑脓肿、狂犬病、破伤风、败血症
- 内分泌系统疾病：嗜铬细胞瘤、甲状腺毒症
- 毒性反应：物质滥用（摇头丸、苯环己哌啶）、重金属（铅、砷）、锂、水杨酸盐
- 药理学反应：5- 羟色胺综合征、恶性高热、撤药反应、药物过量
- 环境因素：热射病、蜘蛛毒素中毒
- 神经精神疾病：紧张症、伴有激越的急性精神病；癫痫持续状态
- 表 38-1 总结了 NMS 的鉴别诊断

评估

应仔细全面地采集用药史。NMS 和 5- 羟色胺综合征的特征有很大程度的重叠。主要区别是 5- 羟色胺综合征存在反射亢进和肌阵挛。

实验室检查

- 肌酸激酶（creatine phosphokinase，CPK）升高（敏感性 71%）
- 尿肌红蛋白
- 白细胞增多，通常（10 ～ 40）$\times 10^9$/L
- 电解质和肾功能
- 血气分析

表 38-1　NMS 的鉴别诊断

疾病 *	发病机制	鉴别因素	病程	治疗
NMS	多巴胺相对缺乏导致下丘脑和基底节体温调节受损	使用抗精神病药，肌强直	持续数天，逐渐进展	停止违规用药 补液 积极退热 静脉注射苯二氮䓬类药物以放松肌肉和控制激越 神经肌肉阻滞（非去极化药物） 有争议的治疗： 溴隐亭或金刚烷胺 丹曲林
5- 羟色胺综合征	中枢神经系统中 5- 羟色胺和多巴胺水平过高	使用（通常是联合用药）能升高 5- 羟色胺水平的药物（如 SSRI、MAOI、右美沙芬、锂盐、哌替啶、曲马多、色氨酸）；肌强直	通常在引入新药物或增加剂量后迅速进展；也可逐渐进展	停止违规用药 补液 积极退热 赛庚啶
热射病	环境热应激	环境暴露史；肌强直罕见	迅速进展或逐渐进展	补液 积极退热
恶性高热	肌质网遗传不稳定性，导致给药后大量钙释放	在使用吸入麻醉剂或琥珀胆碱后发生；肌强直	突发，由麻醉引起	停用麻醉剂 补液 积极退热 丹曲林

* 在诊断这些疾病时应考虑的其他疾病包括 Addison 综合征、中枢神经系统感染、震颤性谵妄、低钙血症、低血糖、低钠血症、颅内出血、致死性紧张症、中毒（如苯丙胺、抗胆碱药、可卡因、尼古丁、水杨酸盐、拟交感神经药、士的宁、茶碱）、镇静催眠药戒断、败血症、癫痫持续状态（包括非惊厥状态）、破伤风、丘脑梗死、甲状腺风暴和精神病性激越

MAOI，单胺氧化酶抑制剂；SSRI，选择性 5- 羟色胺再摄取抑制剂

From Marx JA et al：*Rosen's emergency medicine*，ed 8，Philadelphia，2014，WB Saunders.

- 血液药物浓度检测

Rx 治疗

非药物治疗

- 停用所有神经阻滞剂，重新使用最近停用的多巴胺能激动剂
- 谨记甲氧氯普胺（胃复安）也是一种抗多巴胺能药物，须停用和避免使用
- 根据需要提供呼吸和营养支持
- 密切监测体液平衡，并充分补液（严重者进行静脉输液）
- 积极降温（降温毯或退热剂）
- 熟练的医疗护理是必要的，可防止卧床患者发生压疮

常规治疗

- 溴隐亭（一种多巴胺受体激动剂）是 NMS 患者主要的治疗药物。初始剂量应为 2.5 ～ 10 mg 静脉注射，每 8 h 1 次，每日增加 5 mg 直至临床症状好转。症状得到控制后，应持续用药至少 10 d，然后缓慢减量
- 丹曲林可阻滞钙离子从骨骼肌肌质网流出，抑制过度的肌肉收缩产生的肌红蛋白血症。起初剂量应为 0.25 mg/kg 静脉注射，每 6 ～ 12 h 1 次，随后维持剂量最高为 3 mg/（kg · d）。2 ～ 3 d 后可改为口服（25 ～ 600 mg/d，分次口服）。口服丹曲林（50 ～ 600 mg/d）应持续数天
- 金刚烷胺是一种可能具有多巴胺能作用的 N- 甲基 -D- 天冬氨酸（NMDA）受体拮抗剂，可给予中重度患者 100 ～ 200 mg 口服，每日 2 次。与单纯支持性治疗相比，口服金刚烷胺作为辅助治疗已被证明能降低死亡率
- 静脉注射苯二氮䓬类药物（如地西泮 2 ～ 10 mg，每日总剂量为 10 ～ 60 mg）以放松肌肉和控制激越
- 具有神经肌肉阻滞作用的电休克治疗可能对药物难治性患者有效。不应使用琥珀酰胆碱，因其可能会使横纹肌溶解或自主神经功能失调患者出现高血钾症和心律失常

长期管理

- 重症患者可能需要呼吸护理、营养支持和物理治疗

- 有持续的神经精神后遗症的患者需要更合适的治疗（如对抑郁症患者进行抗抑郁治疗、对认知障碍患者进行 CBT、挛缩康复）

预后

- 尽管已进行治疗，但目前的死亡率仍为 5% ～ 10%，20% 的患者可能出现严重的后遗症。＞ 70% 的患者可以完全康复
- 横纹肌溶解是最常见的并发症。其他并发症包括急性肾损伤、呼吸衰竭、肺炎和败血症
- 死亡原因包括心律失常、心肌梗死、横纹肌溶解继发的肾衰竭、癫痫、肺水肿和支气管肺炎
- 对死亡率产生不利影响的因素：年龄增加、急性呼吸衰竭、肾衰竭、核心体温＞ 40℃
- 应密切监测患者后续药物的并发症

转诊

如果患者病情危急，应尽可能转诊至内科 / 神经内科重症监护病房进行治疗。

重点和注意事项

专家点评

- 早期发现和诊断会带来更有利的结果。可参考近期的共识诊断标准作为指导。对 NMS 的治疗为紧急处理
- 突然停用多巴胺能药物（如用于治疗帕金森病的药物）可能导致“左旋多巴戒断综合征”，出现与 NMS 类似的临床症状
- 路易体痴呆患者对 NMS 的易感性增加

推荐阅读

Gurrera RJ et al: An international consensus study of neuroleptic malignant syndrome diagnostic criteria using the Delphi method, *J Clin Psychiatry* 72:1222-1228, 2011.

第 39 章　5- 羟色胺综合征
Serotonin Syndrome

Neal Bucher，J. Richard Walker III

张黎明　译　杨光　李则宣　审校

基本信息

定义

5- 羟色胺综合征（serotonin syndrome，SS）是由中枢神经系统和周围神经系统中的 5-HT1A 和 5-HT2A 受体过度受 5- 羟色胺刺激而引起的潜在威胁生命的疾病。SS 是一种药物诱发的疾病，其典型特征是精神状态改变，神经肌肉过度活跃和自主（植物）神经功能紊乱。

同义词

高血清素血症
血清素能综合征
血清素毒性

ICD-10CM 编码

Y49　精神药物引起的不良反应
Y49.0　三环和四环类抗抑郁药引起的不良反应
Y49.1　单氨氧化酶抑制剂抗抑郁药的不良反应
Y49.2　其他和未特定的抗抑郁药引起的不良反应
Y49.3　吩噻嗪类抗精神病药和神经阻滞剂的不良反应
G25.89　其他特定的锥体外系和运动障碍

流行病学和人口统计学

- 尚不清楚 SS 的真实发病率，因为临床表现可能未被注意到或归因于另一种疾病
- 在所有年龄段都可以看到 SS
- SS 通常发生在接受两种或多种 5- 羟色胺能药物的患者中，但单药治疗也可能发生——SSRI 单药治疗中每 1000 例患者 SS 的发生率为 0.5 ～ 0.9 例。虽然有 FDA 警告，但据称缺乏足够的证

据表明 SSRI 和曲普坦会引起严重的 SS

- SSRI 与 MAOI 并用，发生 SS 的风险最高
- SSRI 与其他 5- 羟色胺能药物［如色氨酸、可卡因、MDMA（摇头丸）等非法药物］或具有 5- 羟色胺能特性的药物（如亚甲蓝、锂、哌替啶、曲坦类、利奈唑胺）联合使用也可能导致 SS

体格检查和临床表现

- 在最近（＜5 周）使用 5- 羟色胺能药物的情况下，若发现有反射亢进性阵挛，则强烈提示 SS 的诊断
- 症状可能会在开始新的精神药物治疗、增加 5- 羟色胺能药物的剂量或服用第二种 5- 羟色胺能药物后的几分钟到几小时内出现
- 阵挛（诱发性、自发性和见于眼部的）是建立 SS 诊断的关键发现
- 经典的三组临床特征：
  1. 神经肌肉兴奋：反射亢进、肌阵挛、肌肉僵硬、震颤
  2. 自主神经系统兴奋：恶心 / 呕吐、腹泻、高血压、心动过速、出汗、发热＞38℃（100°F）至严重体温过高
  3. 精神状态改变：焦虑、躁动、神志不清、昏迷

病因学

- 过度刺激脑干和脊髓 5- 羟色胺受体，导致神经肌肉和自主神经症状
- 精神药物，特别是与 MAOI（如反苯环丙胺和苯乙肼）共同使用的氟西汀和舍曲林被认为是造成 SS 的常见原因。曲坦类（用于治疗偏头痛的 5- 羟色胺受体激动剂）与 SSRI 和 SNRI 组合使用时，也会诱发 SS。框 39-1 描述了引发 SS 的药物类别

Dx 诊断

- SS 是一种临床诊断。没有针对 SS 的特定实验室检查。在相应的详细用药史的基础上，可疑的疾病征象是诊断该病的主要依据
- 诊断标准：最准确的是《Hunter 5- 羟色胺毒性标准》（敏感性 84%，特异性 97%，经毒理学家确认）。Sternbach 诊断标准（表 39-1）也很常用

框 39-1　精神病患者中引发 5- 羟色胺综合征的药物种类

选择性 5- 羟色胺再摄取抑制剂
单胺氧化酶抑制剂
非典型抗精神病药
杂环类抗抑郁药
曲唑酮
双重摄取抑制剂
精神兴奋剂
丁螺环酮
心境稳定剂
止痛药
止吐剂
止咳剂
膳食补充剂
利奈唑胺

From Goldman L，Schafer AI：Goldman-Cecil medicine，ed 24，Philadelphia，2012，Saunders.

表 39-1　判定 5- 羟色胺综合征和毒性的标准

5- 羟色胺综合征的 Sternbach 诊断标准	1. 新近使用或加量使用促进 5- 羟色胺能的药物 2. 出现以下情况至少 3 项： （1）激越 （2）共济失调 （3）多汗 （4）腹泻 （5）反射亢进 （6）高热 （7）精神状态改变 （8）肌阵挛 （9）寒战 （10）震颤 3. 症状发作前使用或加量使用神经阻滞剂 4. 排除感染、药物戒断和其他中毒或代谢紊乱的诊断
Hunter 5- 羟色胺毒性标准（当使用含 5- 羟色胺能药物时）	1. 如果患者有自发性阵挛，则有 5- 羟色胺毒性 2. 如果没有自发性阵挛，诊断 5- 羟色胺毒性需要以下情况之一： （1）可诱发性阵挛和激越或出汗 （2）眼阵挛和激越或出汗 （3）震颤和反射亢进 （4）温度＞ 38℃和眼阵挛或可诱发性阵挛

From Adams JG et al：Emergency medicine，clinical essentials，ed 2，Philadelphia，2013，Elsevier.

- 要满足 Hunter 的标准，患者必须服用 5- 羟色胺能药物并具有以下情况中的 1 种：
  1. 自发性阵挛
  2. 可诱发性阵挛伴躁动或出汗
  3. 眼阵挛伴躁动或出汗
  4. 震颤和反射亢进
  5. 温度＞ 38℃（100°F）肌张力亢进＋眼阵挛或可诱发性阵挛

鉴别诊断

- 神经阻滞剂恶性综合征、药物滥用（如可卡因、安非他命）、抗胆碱能毒性、恶性高热、甲状腺危象、感染（如脑膜炎、脑炎），酒精和阿片类药物撤药
- NMS 与 SS 鉴别的典型特征是 SS 会在 24 h 内发生，涉及神经肌肉过度活跃（高反射、肌阵挛），并在适当的治疗下于 24 h 内开始消退，而 NMS 会逐渐发展直至几天，伴有神经肌肉反应缓慢，且平均需要 1 周到 10 天的时间才能缓解

评估

- 由于 SS 是一种临床诊断，所以没有实验室检查可以确认该诊断，血清 5- 羟色胺浓度与临床情况无关。其他原因在“鉴别诊断”中进行了描述。因此，所有患者都应进行血液检查和诊断性影像学检查，以排除感染、中毒和代谢原因
- 进行其他实验室检查以排查 SS 的并发症表现（如继发于横纹肌溶解的肾衰竭）

实验室检查

- 考虑败血症时，血常规可有异常
- 尿液和血液培养
- 电解质、血尿素氮（blood urea nitrogen，BUN）和肌酐可排除酸中毒和肾衰竭
- 凝血检查以排除弥散性血管内凝血
- 血液和尿液毒理学筛查，包括故意使用过量的对乙酰氨基酚和水杨酸盐
- 甲状腺功能检查
- CPK 与同工酶
- 心电图，因为心律失常可能是致命的并发症

- 脑脊液检查以排除脑膜炎

影像学检查

影像学检查对 SS 的诊断没有特异性，只能用来排除具有与 SS 有类似临床表现的其他原因。

Rx 治疗

- 一旦确定了 SS 的诊断，应考虑咨询医学毒理学家、临床药理学家和（或）毒物控制中心
- 处置包括：
  1. 停止使用所有可能的诱发药物
  2. 提供支持性治疗
  3. 控制躁动
  4. 给予 5- 羟色胺拮抗剂
  5. 控制不稳定的自主神经功能
  6. 控制体温过高
  7. 一旦症状消失，重新评估是否需要重新使用 5- 羟色胺能药物

非药物治疗

- 停药是治疗的主体措施
- 支持性治疗：维持血氧饱和度和血压，并监测呼吸状况。低血压患者可能需要静脉输液和升压药治疗
- 对于温度超过 41℃（106°F）的严重体温过高患者，应进行静脉镇静，麻醉和插管。冷却毯可用于体温轻度至中度升高的患者。对乙酰氨基酚在此种情况下没有作用
- 对于因精神状态改变或癫痫发作而无法保护呼吸道通畅的患者，建议进行气管插管

急性期治疗

- 苯二氮䓬类药物用于控制躁动比物理性约束更可取
  1. 劳拉西泮每 30 min 静脉注射 1 ～ 2 mg，已被有效地用于治疗躁动、肌肉强直、肌阵挛和癫痫发作并发症
  2. 地西泮可作为劳拉西泮的替代选择
- 使用艾司洛尔和硝普钠等短效制剂进行血压管理
- 尽管缺乏大量和严格的数据，但对于非药物治疗和苯二氮䓬

类药物未能获得充分反应的患者，应调整 5- 羟色胺拮抗剂以达到临床疗效

1. 给予赛庚啶 4 mg 片剂或 2 mg/5 ml 糖浆，初始剂量为 12 mg，然后每 2 h 给予 2 mg，直至在成人中达到治疗效果（最高 32 mg/d）；7 ～ 14 岁的儿童应每 6 h 服用 4 mg（最高 16 mg/d），2 ～ 6 岁的儿童每 6 h 服用 2 mg（最高 12 mg/d），而 2 岁以下的儿童最高剂量为 0.25 mg/（kg · d）（按每 6 h 给予 0.06 mg/kg）
2. 已尝试将具有 5- 羟色胺拮抗剂特性的非典型抗精神病药（如奥氮平 10 mg 水剂）用于某些 SS，并获得成功
3. 严重情况下可考虑使用氯丙嗪 50 ～ 100 mg 肌内注射，给予静脉输液负荷对于预防低血压非常重要

慢性期治疗

对于不需要住院的患者，可以口服赛庚啶和劳拉西泮，并密切随访。

处理

- SS 虽然作为一个连续谱存在，但如果不及早发现，可能会威胁生命
- 及时诊断和停用药物可在 24 h 内改善症状
- 癫痫发作、横纹肌溶解、高热、室性心律失常、呼吸停止和昏迷都是 SS 的并发症表现

转诊

所有继发于精神科药物的 SS 病例应至精神科相关领域专家处就诊。

预防

改变处方开具模式以避免多药物治疗方案。

重点和注意事项

禁止同时使用 SSRI 和 MAOI。

专家点评

- 使用 SSRI 和其他 5- 羟色胺能药物并非绝对禁忌；但是，如

果出现任何提示 SS 的症状，建议立即停药

- SS 通常在接受抑郁症、双相障碍、强迫症、注意缺陷障碍和帕金森病治疗的患者中发现

推荐阅读

Ables AZ, Nagubilli R: Prevention, recognition, and management of serotonin syndrome, *Am Fam Physician* 181(9):1139-1142, 2010.

Buckley NA et al: Serotonin syndrome, *BMJ* 348:g1626, 2014.

Evans RW et al: The FDA alert on serotonin syndrome with the use of triptans combined with selective serotonin reuptake inhibitors: American Headache Society position paper, *Headache* 50(6):1089-1099, 2010.

Gillman PK: Triptans, serotonin agonists, and serotonin syndrome (serotonin toxicity): a review, *Headache* 50(2):264-272, 2010.

第 40 章 静坐不能
Akathisia

Gregory L. Fricchione

李子广 译 柳威 李卫晖 审校

基本信息

定义

静坐不能是一种运动障碍，伴有强烈的主观运动性不安，通常累及下肢而难以保持静止状态。大多数患者动作呈重复性，包括双腿反复交叉、摆动，或站立时反复交换站立腿。最常见抗精神病药相关性静坐不能，可根据抗精神病药治疗过程中症状出现时间进行分类（急性、迟发性、撤药性和慢性静坐不能）。

同义词

不宁腿综合征

ICD-10CM 编码

G25.71 药源性静坐不能

- 镇静剂所致的急性静坐不能
- 迟发性静坐不能
- 静坐不能（药物所致）
- 静坐不能（药物所致）（治疗所致）

DSM-5 编码

333.99 药源性急性静坐不能

流行病学和人口统计学

发病率：21% ～ 75%。相比于非典型抗精神病药，使用第一代或典型抗精神病药，特别是高效价药物（如氟哌啶醇）的发病率更高。

患病率：20% ～ 35%。报告的患病率为 5% ～ 36.8%。

好发性别和年龄：静坐不能主要见于较年轻的患者。发病率可能随年龄的增长而下降。

危险因素：接受抗精神病药治疗时年龄较小、帕金森病、创伤性脑损伤（traumatic brain injury，TBI）、脑炎以及维生素 D 或铁缺乏。

静坐不能通常发生在治疗的最初几天内，但也会随着药物剂量的增加或改用更高效价的镇静剂或随停用抗帕金森病药物而发生。静坐不能多与第一代抗精神病药有关。在服用第二代抗精神病药的患者中仍有发生，但通常发生率较低。

遗传学因素：一般来说，静坐不能不是高度遗传性疾病，但静坐不能的某种遗传倾向或家族史可能会增加发病风险。近期研究证据表明，*PI4K2A* 缺陷可导致童年期智力残疾、癫痫、肌痉挛和静坐不能综合征，这些始于童年期的疾病或障碍均具有家族遗传性特点。

体格检查和临床表现

- 患者通常有坐立不安的主观感觉和有运动的冲动，客观上表现为踱步、摆动和变换姿势。其运动活动由复杂的、准目的性的和重复的运动组成。轻症病例主要表现为双腿不宁感。中度病例的特点是双脚来回摆动，伴有粗震颤或足肌阵挛。严重静坐不能患者很难保持一个姿势，端坐时常挪动双脚，并反复起身踱步。最严重的静坐不能患者不能维持任一姿势超过数分钟。急性病例通常症状持续时间不到 6 个月。慢性病例在最后一次剂量增加后症状持续时间超过 6 个月。病理性心境恶劣和主观坐立不安感在慢性病例中可能不明显，但运动障碍较常见。假性静坐不能多见于男性，伴有运动症状（如烦躁不安）但无主观不安的主诉，且病理性心境恶劣较少。迟发性静坐不能可在迟发性运动障碍 / 迟发综合征的情况下发生。药物戒断相关的反弹性静坐不能是指抗精神病药停药或减量后 6 周内出现静坐不能症状
- 评估静坐不能的严重程度时，可使用 Barnes 静坐不能评分量表（Barnes Akathisia Rating Scale，BARS）、Hillside 静坐不能量表或药源性锥体外系症状量表等工具
- 静坐不能患者的内心不安会导致极度焦虑和抑郁情绪。慢性静坐不能患者自伤或自杀行为的风险升高。因此很有必要仔细评估抑郁、焦虑和自杀意念
- 如果能够认识到这种情况并停用导致上述症状的药物，一般预后良好。如果未得到治疗，则导致残疾的发病率很高，还可能导致自杀意念。自杀、攻击性和暴力行为已有报道
- 虽然广义的静坐不能包括特发性帕金森病、脑炎后帕金森综

合征和不宁腿综合征患者内心体验上的与运动表现上的坐立不安，但通常所说的"静坐不能"是指药物性和抗精神病药所致的静坐不能

病因学

- 静坐不能的病理生理学机制尚不清楚，神经递质的复杂混合作用可能参与其发病机制。由于存在锥体外系副作用（如肌张力障碍和帕金森综合征），静坐不能可能继发于抗精神病药相关的基底节区多巴胺 2 型受体下调和乙酰胆碱上调。中枢肾上腺素能和 γ-氨基丁酸能机制可能起作用，神经类固醇亦有可能与发病有关。5-羟色胺能药物可加重静坐不能症状。急性静坐不能和迟发性静坐不能的病理生理学机制可能有所不同，因为镇静剂可使前者恶化，而对后者影响较小
- 除抗精神病药外，静坐不能还与钙通道阻滞剂、镇吐药、抗偏头痛药、抗眩晕药、抗抑郁药（SSRI 和 SNRI）和麻醉用镇静剂有关。在可卡因滥用、戒酒及苯二氮䓬类药物、巴比妥类药物或阿片类药物撤药期间也会出现静坐不能

Dx 诊断

鉴别诊断

静坐不能常诊断不足，因其症状通常与其他精神疾病类似或有重叠，如精神病、躁狂、注意缺陷多动障碍或激越性抑郁症。激越是一种多学科诊断，可见于精神病、情感障碍、焦虑症、不宁腿综合征、失眠和药物戒断。因此，获得完整的病史并排除其他精神疾病很重要（表 40-1）。

评估

BARS 或其他静坐不能量表可用于评估静坐不能患者。然而大多数临床医生依靠临床观察诊断。

实验室检查

尚无针对静坐不能诊断的特异性实验室检查。

表 40-1　静坐不能的鉴别诊断

- 多种精神疾病引起的激越
- 注意缺陷多动障碍
- 抗精神病药引起的烦躁不安
- 不宁腿综合征
- 迟发性运动障碍
- 药物和酒精戒断反应
- 失眠
- 神经精神疾病，包括紧张性兴奋、创伤性脑损伤、谵妄、脑炎、低血糖、中枢神经系统自身免疫性疾病
- 神经退行性疾病，包括痴呆、帕金森病、亨廷顿病

影像学检查

尚无针对静坐不能诊断的特异性影像学检查。

Rx 治疗

针对急性静坐不能最可靠的治疗是减量或停用抗精神病药。然而，由于患者的精神状况，通常不能减量或停用抗精神病药。使用辅助药物有助于控制静坐不能症状（表 40-2）。其他药物包括利坦色林、吡拉西坦、丙戊酸、曲唑酮和三环类抗抑郁药。迟发性静坐不能的治疗效果不理想，还需要更多的研究。

补充和替代治疗

若焦虑和应激是患者主诉的主要原因，可以尝试放松呼吸、冥

表 40-2　静坐不能的辅助药物治疗

- β 受体阻滞剂（如普萘洛尔：从低剂量 10 mg 每日 3 次开始，每隔几天增加剂量，最高剂量为 90 ～ 120 mg/d）
- 苯二氮䓬类药物（如劳拉西泮 1.5 ～ 3 mg/d 分次给药或氯硝西泮 0.5 mg/d）
- 抗胆碱能药（如苯扎托品 2 mg/d，若除静坐不能外还有其他锥体外系症状）
- 5-HT2A 拮抗剂（如噻庚啶 16 mg/d）
- α_2 受体激动剂（如可乐定 0.2 ～ 0.8 mg/d）
- 去甲肾上腺素能和特异性 5- 羟色胺能抗抑郁药（如米氮平 7.5 ～ 15 mg/d；不要使用更大剂量以增加去甲肾上腺素作用）
- NMDA 拮抗剂 / 间接多巴胺激动剂（如金刚烷胺 100 mg 每日 2 ～ 3 次）

NMDA，N- 甲基 -d- 天冬氨酸

想或渐进式肌肉放松等身心疗法。

处理

精神科和神经科门诊处理。

转诊

一旦诊断为静坐不能，患者应转诊至神经科和精神科相关领域专家处就诊。由于大多数患者的精神健康状况依赖于抗精神病药，所以确定药物治疗方案很有挑战性。

重点和注意事项

- 确定患者是否静坐不能或焦虑或激越可能比较困难
- 早期识别和管理很重要，因为静坐不能可能与治疗依从性差有关
- 抗精神病药所致静坐不能可通过减少引起症状的药物剂量或改用另一种抗精神病药来治疗
- 尽管研究有限，β 受体阻滞剂（如普萘洛尔）和苯二氮䓬类药物一直沿用至今
- 如果伴有帕金森病，可以使用苯扎托品等抗胆碱能药物

预防

作为一种药物不良反应，预防是最大限度减少静坐不能的最佳办法。了解既往用药效果非常重要。严格遵守标准用药、掌握药物之间相互作用及优先选择第二代抗精神病药都有助于静坐不能的预防。

患者和家庭教育

患者教育必不可少。应包括与患者探讨治疗静坐不能的获益与风险。发病时间、症状持续时间、其他治疗选择以及获取多方评估资料的必要性等都是重要的教育主题。当诊断静坐不能时，明确的讨论治疗策略有助于疾病控制。建立信任关系可以改善患者的焦虑和紧张情绪，而后者会加剧静坐不能症状。

相关内容

不宁腿综合征（相关重点专题）

推荐阅读

Flaherty AW, Ivkovic A: Chapter 81. Movement disorders. In Stern TA et al (eds): *Massachusetts general hospital comprehensive clinical psychiatry*, ed 2, NY, 2016, Elsevier, pp 871-882.

Henderson M, Mellers JDC: Chapter 12. Movement disorders. In David AS et al (eds): *Lishman's organic psychiatry. A textbook of neuropsychiatry*, ed 4, Oxford, 2009, Wiley-Blackwell, pp 745-816.

Hirjak D et al: Nervenarzt 90:1, 2019. https://doi.org/10.1007/s00115-018-0582-5.

Kane JM et al: Akathisia: an updated review focusing on second-generation antipsychotics, *J Clin Psychiatry* 70:627-643, 2009.

第 41 章　慢性疲劳综合征
Chronic Fatigue Syndrome

Fred F. Ferri
李爱民　译　刘红梅　李卫晖　审校

基本信息

定义

慢性疲劳综合征（chronic fatigue syndrome，CFS），又称肌痛性脑脊髓炎（myalgic encephalomyelitis，ME）/CFS（ME/CFS）或系统性劳累不耐受病（systemic exertion intolerance disease，SEID），其临床特征为至少具备以下症状中的 3 项且至少持续 6 个月：

- 记忆力减退或注意力不能集中（认知受损）
- 咽喉痛
- 颈部或腋窝淋巴结触痛
- 肌肉疼痛
- 多关节疼痛
- 新发头痛
- 睡眠后精力不能恢复
- 体力或脑力劳动后不适持续超过 24 h
- 直立位不耐受

目前，有多种 ME/CFS 的临床定义标准，但关于哪种定义标准最好并没有达成共识。2015 年，美国医学科学院（Institute of Medicine，IOM）建议将 ME/CSF 重命名为“系统性劳累不耐受病”。其定义要求患者具有以下特征：①劳动能力较发病前严重降低或受损，持续超过 6 个月，并伴有新发的不能通过休息来缓解的疲劳；②劳动后疲劳；③睡眠后精力不能恢复；⑤认知障碍和（或）直立位不耐受。

同义词

系统性劳动不耐受病（SEID）
雅痞流行性感冒
慢性 Epstein-Bar 综合征

肌痛性脑脊髓炎 / 慢性疲劳综合征（ME/CFS）
神经衰弱

ICD-10CM 编码
R53.82　未指明的慢性疲劳
F45.8　其他躯体形式障碍

流行病学和人口统计学

患病率（美国）：在美国，CFS 的患病率为 0.3% ～ 2.5%。据估计，有 80 万～ 250 万美国人患有 CFS。

好发年龄：青年和中年。

好发性别：女性较男性更易受累。

经济学：估计每年生产力损失的成本为 170 亿～ 240 亿美元。

体格检查和临床表现

- CFS 没有典型的阳性体征
- 体格检查可能有助于确定纤维肌痛和其他可能与 CFS 共存的风湿性疾病

病因学

- CFS 的病因学目前尚不清楚。有学者认为丘脑、下丘脑和杏仁核的病理生理性失调是 SEID 的潜在原因
- 部分理论认为病毒性疾病可能触发机体某些免疫反应，从而导致各种症状。大多数患者经常报告其初始表现为流感样症状
- CFS 可合并多种精神疾病，使得部分专家对 CFS 存在器质性病因持有怀疑态度

Dx 诊断

鉴别诊断

- 心因性抑郁症、心境恶劣、焦虑相关障碍和其他精神疾病
- 睡眠呼吸暂停
- 感染性疾病（亚急性细菌性心内膜炎、莱姆病、真菌病、单核细胞增多症、HIV 感染、慢性乙型或丙型肝炎、结核病、慢性寄生虫感染）
- 自身免疫性疾病：系统性红斑狼疮、重症肌无力、多发性硬

化、甲状腺炎、类风湿关节炎
- 内分泌系统异常：甲状腺功能减退、垂体功能减退、肾上腺功能不全、库欣综合征、糖尿病、甲状旁腺功能亢进、妊娠、反应性低血糖
- 隐匿性恶性疾病
- 物质滥用
- 全身疾病：慢性肾衰竭、慢性阻塞性肺疾病、心血管疾病、贫血、电解质紊乱、肝病
- 其他：休息不足、睡眠呼吸暂停、发作性睡病、纤维肌痛、结节病、用药史、接触毒物、韦氏肉芽肿病、维生素缺乏

实验室检查

- 目前尚无能确诊 CFS 的特异性实验室检查。初步实验室检查有助于排除类似或可能与 CFS 相关的其他疾病
  1. 筛查性实验室检查：血常规、红细胞沉降率、谷丙转氨酶、总蛋白、白蛋白、球蛋白、碱性磷酸酶、钙、磷、葡萄糖、尿素氮、肌酐、电解质、促甲状腺激素、尿液检查是有用的
  2. 针对 EB 病毒、白念珠菌、人类疱疹病毒 6 型的血清学检测和其他有关免疫细胞异常的检查是无用的；这些检测昂贵，通常不推荐使用
- 根据病史和体格检查进行其他检查（如在体格检查中出现关节不适或异常的患者，建议检查抗核抗体、类风湿因子；莱姆病流行地区的患者可检测莱姆滴度）

影像学检查

一般不推荐，除非有病史和体格检查提示有特定异常（如疑似结核病或结节病的患者行胸部 X 线检查）。

Rx 治疗

非药物治疗

- 应向患者保证该病为非致命性疾病，大多数患者的症状会随着时间推移而逐渐好转
- 对大多数患者而言，早期实施的监督性锻炼计划有益于其体力的保持和增加，并且可以改善其临床症状

- CBT 对患者的疲劳程度、工作、抑郁 / 焦虑和社会适应显示出积极的影响

常规治疗

通常是姑息性治疗。以下药物可能有助于改善临床症状，但其证据尚存争议：

- 抗抑郁药：抗抑郁药的选择会受其不良反应的影响。对于具有睡眠困难和纤维肌痛样症状的患者，睡前服用 50 mg 曲唑酮有可能获益。当想要避免镇静的不良反应时，低剂量 SSRI（氟西汀 20 mg/d）常有助于缓解疲劳和相关的临床症状
- 非甾体抗炎药可用于缓解肌肉、关节疼痛及头痛
- CFS 患者常使用“替代性”药物（中药、多种维生素、营养补充剂），但通常无明显作用
- 使用利妥昔单抗使 B 淋巴细胞耗竭在试验中并未显示出获益

重点和注意事项

专家点评

- CFS 患者在无其他合并症情况下，其临床症状也可严重到足以使其日常活动减少＞ 50%
- CFS 患者的自杀率升高近 7 倍
- CFS 患者 1 年达到中度缓解至完全恢复的概率为 22% ～ 60%
- 早期电阻抗测定试验有望用于识别 CFS 患者

推荐阅读

Esfandyarpour R et al: A nanoelectronics-blood-based diagnostic biomarker for myalgic encephalomyelitis/chronic fatigue syndrome (ME/CFS), *Proc Natl Acad Sci U S A* 116(21):10250-10257, 2019.

Fluge Ø et al: B-Lymphocyte depletion in patients with myalgic encephalomyelitis/chronic fatigue syndrome: a randomized, double-blind, placebo-controlled trial, *Ann Intern Med* 170(9):585-593, 2019.

Green CR et al: National Institutes of Health Pathways to Prevention Workshop: Advancing the Research on Myalgic Encephalomyelitis/Chronic Fatigue Syndrome, *Ann Intern Med* 162:860-865, 2015.

Haney E et al: Diagnostic methods for myalgic encephalomyelitis/chronic fatigue syndrome: a systematic review for a National Institutes of Health Pathways to Prevention Workshop, *Ann Intern Med* 162:834-840, 2015.

Yancey JR, Thomas SM: Chronic fatigue syndrome: diagnosis and treatment, *Am Fam Physician* 86(8):741-746, 2012.

第 42 章　失眠
Insomnia

Donn Posner

廖梅　译　陶好娟　审校

基本信息

定义

失眠是指睡眠的启动和维持困难。不安的、无法恢复精力的睡眠也被描述为另一种特定的失眠。尽管有充足的睡眠环境和条件，失眠仍会发生，并伴有明显的痛苦或日间功能受损。

在 DSM-5 中，为避免区分原发性与继发性失眠，失眠障碍已经取代了原发性失眠的诊断。这个变化与该领域被广泛认可的研究有关，这些研究表明，失眠症与共存的躯体和（或）精神障碍之间存在双向交互关系。

同义词

睡眠障碍、睡眠紊乱、睡眠失调［注意：睡眠障碍、睡眠紊乱和睡眠失调是通用术语，指觉醒障碍（嗜睡）或睡眠相关行为障碍（异态睡眠）］

失眠障碍

慢性失眠障碍

ICD-10CM 编码

F51.01　原发性失眠

F51.02　适应性失眠

F51.03　矛盾性失眠

F51.04　心理生理性失眠

F51.05　由其他精神障碍引起的失眠

F51.09　其他不是由物质或已知躯体状况引起的失眠

G47.00　未指明的失眠

G47.01　由躯体疾病引起的失眠

G47.09　其他失眠

Z73.810　儿童行为性失眠，睡眠启动相关型

Z73.811　儿童行为性失眠，环境限制型

Z73.812　儿童行为性失眠，混合型

Z73.819　儿童行为性失眠，非特定型

DSM-5 编码

取决于具体的诊断

流行病学和人口统计学

发病率（美国）：20% ～ 30% 的成人偶尔发生急性失眠。

患病率（美国）：慢性失眠的患病率为 6% ～ 10%。

好发性别：女性常见。

好发年龄：短暂性失眠可发生于任何年龄；持续性失眠也可发生于任何年龄，但在 60 岁后更常见。

遗传学因素：可能具有家族遗传性，可能受遗传学因素影响。昼夜节律障碍和发作性睡病可能与特定基因有关。

体格检查和临床表现

- 入睡困难、睡眠维持困难和（或）早醒
- 明显的痛苦或日间功能受损，如疲劳、乏力、困倦、认知障碍、心境障碍和（或）生理或行为问题
- 即使有充足的睡眠时间也会出现睡眠困难
- 症状可能呈急性和自限性、慢性间歇性或慢性且频繁发作

病因学

- 短暂性失眠：
  1. 生活环境中任何有压力的生理心理社会变化（如结婚、离婚、孩子出生、失去亲人、生病、退休等）
  2. 旅行（跨时区）
  3. 环境干扰（噪声、热、冷、寝具差、床伴影响、陌生的环境等）
- 持续性失眠（图 42-1）：
  1. 心境障碍和焦虑障碍（抑郁症、轻躁狂 / 躁狂、PTSD）
  2. 心理生理性失眠（条件性觉醒、睡眠时间延长、努力睡眠、睡眠卫生不良）
  3. 睡眠相关呼吸障碍（如阻塞性呼吸暂停和低通气、上呼吸

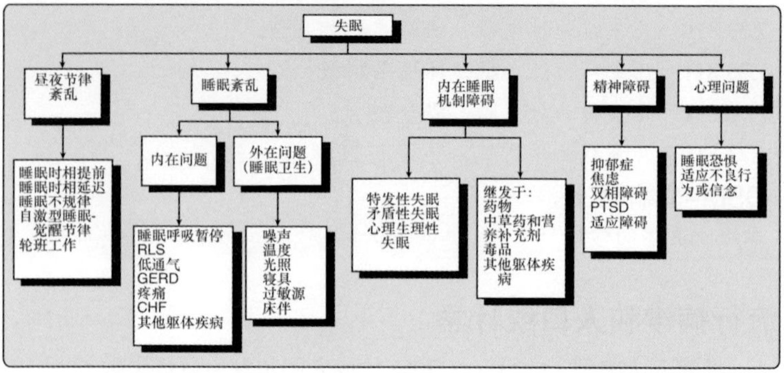

图 42-1　失眠的诊断流程图。CHF，充血性心力衰竭；GERD，胃食管反流病；PTSD，创伤后应激障碍；RLS，不宁腿综合征。（From Kryger MH et al：Principles and practice of sleep medicine，ed 6，Philadelphia，2017，Elsevier.）

道阻力增加）

4. 时间生物学（也称昼夜节律）障碍（睡眠时相延迟、睡眠时相提前、轮班工作、失明引起的非 24 h 睡眠-觉醒障碍）
5. 物质滥用和酒精滥用
6. 不宁腿综合征和周期性腿动
7. 神经退行性疾病（阿尔茨海默病、帕金森病等）
8. 内科疾病（疼痛、胃食管反流病、夜尿、端坐呼吸、更年期、药物因素等）

Dx 诊断

DSM-5 对失眠的诊断标准如下①：

- 对睡眠质量或睡眠时长不满意，并具有以下一种或多种症状：
  1. 睡眠启动困难
  2. 睡眠维持困难，特征是频繁醒来或醒后难以入睡
  3. 早醒并难以再次入睡
- 睡眠障碍导致临床上明显的痛苦或日间功能受损，至少有以下一种情况：
  1. 疲劳或乏力

① American Psychiatric Association：Diagnostic and statistical manual of mental disorders，5th ed，American Psychiatric Publishing，Arlington，VA，2013.

2. 白天困倦
3. 注意力受损，注意力不集中或记忆力受损
4. 心境障碍
5. 行为障碍
6. 工作或学习能力受损
7. 人际关系或社会功能受损
8. 对照顾者或家庭的负面影响

- 睡眠障碍每周至少发生 3 次并持续 3 个月以上，且在有充足睡眠时间的情况下仍会发生

鉴别诊断

如果失眠障碍只在其他疾病期间出现，则应排除失眠障碍的诊断（见“病因学”）。失眠可由“原发性”躯体、心理或其他睡眠-觉醒障碍引起，但其通常在共病的“原发性疾病”得到治疗后依然存在。阻塞性睡眠呼吸暂停常合并肥胖、糖尿病和肾病，诊断时必须排除这些躯体疾病。失眠是抑郁症治疗后最顽固的残留症状。失眠症状的持续使得抑郁症的治疗复杂化，缓解率降低，并增加抑郁症复发的风险。一旦存在失眠持续的因素（如条件性觉醒、睡眠时相延长、对睡眠的担忧和思虑及努力睡眠），即预示着即使最初的压力源或疾病得到缓解，失眠也不可能得到缓解。同样重要的是应注意睡眠紊乱是躁狂发作常见的早期征兆。睡眠的恢复通常有助于减轻躁狂症状。

昼夜节律紊乱时可出现类似失眠的体征和症状，特别是早期和晚期失眠阶段。这种情况常见于轮班工人、缺乏昼夜节律同步生物钟的盲人、患睡眠时相延迟综合征的青少年和年轻人、倒时差的人。这些失眠症状可通过时间生物学疗法进行治疗，如时间疗法、光照疗法、褪黑素或褪黑素激动剂治疗。然而，上述干预的时机可能对治疗结果至关重要，其构成的治疗与失眠的标准治疗和（或）行为治疗大不相同。

评估

- 病史（如果可能，应与床伴进行访谈）
- 用药情况回顾（如类固醇会干扰睡眠）
- 2 周睡眠日记［参考推荐阅读中的 Carney CE：The Consensus Sleep Diary：standardizing prospective sleep self- monitoring，

Sleep 35（2）：287-302，2012.］

- 睡眠腕表（可检测肢体运动并区分睡眠和觉醒状态）可作为睡眠日记的辅助，提供睡眠日记数据的客观证据，并对 24 h 内睡眠和觉醒状态进行前瞻性评估。睡眠腕表不能作为睡眠日记的替代
- 有效的睡眠质量评分量表（可选）
  1. 失眠严重程度指数
  2. 匹兹堡睡眠质量指数
  3. Epworth 嗜睡量表（参见日间睡眠测试 www.sleepfoundation.org）

实验室检查

- 评估贫血（特别是低铁蛋白水平）、尿毒症（不宁腿综合征）、甲状腺功能（如果存在其他症状）
- 多导睡眠仪（在家或在睡眠实验室）不是诊断失眠症的标准，但应该应用于有特定睡眠相关呼吸障碍或运动障碍病史的患者。适用于白天困倦（阻塞性睡眠呼吸暂停、发作性睡病）、非恢复性睡眠（周期性腿动、慢性疼痛）或提示异态睡眠的睡眠行为问题（梦游、快速眼动睡眠行为）

影像学检查

- 通常没有帮助。
- 严重白天困倦或急性起病者可进行头颅 CT 或 MRI

Rx 治疗

非药物治疗

- 睡眠卫生教育（框 42-1）作为单一疗法对于持续性失眠并不是很有效。如果与下述方法联合使用将更有效
- 认知行为疗法（CBT-I）已被证明可以缩短入睡时间和夜间清醒的时间，可减少患者对催眠药的依赖，并在停止治疗后显示出持久的效果。CBT-I 应作为慢性失眠患者的初始治疗选择
- CBT-I 的标准构成内容如下：
  1. 刺激控制，旨在解决造成唤醒的条件性暗示，将床只作为睡觉和性生活的场所，不允许努力睡眠、对睡眠担心、在

框 42-1　可能改善睡眠的睡眠习惯（睡眠卫生教育）

1. 减少白天晚些时候（尤其是晚上）摄入咖啡因、酒精或烟草
2. 避免在晚上吃过多的食物，但睡前可考虑进食轻食小吃（如吐司或一把坚果）
3. 增加白天的活动，但睡前 3 ～ 5 h 避免运动
4. 增加白天自然光照时间
5. 睡前 4 h 减少液体摄入
6. 考虑将白噪声设为睡眠环境背景音
7. 保持规律的上床和起床时间
8. 以平静的心态上床睡觉；解决争论或在一天中的早些时候安排时间去回顾问题或写下计划、解决方案或要做的事情
9. 尽量减少午夜光线并减弱卧室晨光
10. 避免宠物待在卧室

床上看电视或看书等活动（建立这种有助于睡眠的条件反射可能需要数天或数周时间，患者不应期待第 1 天晚上就有积极变化）

2. 睡眠限制疗法是根据基线睡眠日记数据将患者的睡眠时间降低到总睡眠时间的平均水平。睡眠时间在提高睡眠效率的基础上逐步增加。应注意，限制在床上的时间不应＜ 5 h。对于年老体弱者，可考虑在平均总睡眠时间的基础上增加 30 min。对于估计平均总睡眠时间＜ 4 h 的患者，应考虑诊断为矛盾性失眠，不适用 CBT-I。在双相障碍和癫痫发作患者中应用睡眠限制疗法时也应谨慎，因为在治疗早期睡眠剥夺可导致躁狂发作和发作阈值降低
3. 认知疗法针对的是对睡眠无益的信念和担忧、消极和不想睡觉的想法、努力睡眠、选择性注意偏差和监测睡眠、对睡眠和白天功能受损的误解，以及采取被认为对睡眠有负面效应的安全行为
4. 睡眠卫生旨在改善睡眠习惯（如开始或保持锻炼、避免在晚上吃过多的食物、改变摄入咖啡因、尼古丁和酒精的时间或停止摄入）、改变环境因素［如应用白噪声和（或）光线弱的卧室］。事实证明，治疗早期在清晨和午后适量摄入咖啡因有助于减弱睡眠限制和刺激控制产生的疲劳及嗜睡。此外，针对白天疲劳的锻炼也有助于提高白天的警觉性，增加就寝时的睡眠动力

5. 放松练习（如进行性肌肉放松、腹式呼吸）可能是很好的辅助治疗，尤其是对于高度焦虑的患者，但其被认为在 CBT-I 中为非必需。单独采用基于正念的技术或与 CBT-I 的其他内容相结合也有一定疗效。正念有助于患者更灵活、更好地接受失眠

常规治疗

- 苯二氮䓬受体激动剂唑吡坦 5 mg 和扎来普隆 5 mg 可用于睡眠启动困难性失眠，唑吡坦缓释剂 6.25 ～ 12.5 mg 和艾索匹克隆 1 ～ 3 mg 可用于睡眠维持困难性失眠
- 苏沃雷生（Suvorexant）是 FDA 批准上市的治疗失眠的促食欲素受体拮抗剂。促食欲素神经肽信号通路维持觉醒状态。苏沃雷生可通过阻止促食欲素神经肽与受体的结合来促进睡眠。初始剂量为 10 mg/d，于睡前 30 min 内服用。最常见的不良反应（10%）是次日困倦
- 苯二氮䓬类镇静催眠药（如替马西泮 7.5 ～ 30 mg、曲唑仑 0.125 ～ 0.25 mg）
- 三环类抗抑郁药多塞平的低剂量（6 mg）剂型（Silenor）也被 FDA 批准用于治疗与睡眠维持相关的失眠。此剂量保留多塞平的催眠效果，但没有三环类抗抑郁药的不良反应。此外还有 10 mg/ml 的多塞平液体制剂
- 重症监护：劳拉西泮 0.25 ～ 0.5 mg 口服、舌下含服或静脉注射（根据睡眠需要）。氟哌啶醇 0.25 ～ 0.5 mg 静脉注射可用于急性谵妄患者，根据需要最大剂量为 2 mg/d，其很少加重意识错乱
- 褪黑素 3 ～ 5 mg 可用于治疗睡眠时相延迟型失眠并缩短睡眠启动时间，但无法提高睡眠效率。服用褪黑素会有不良反应，尤其是高剂量时
- 褪黑素激动剂拉莫替安是一种药效温和且没有苯二氮䓬类不良反应的药物，可使用 8 mg 拉莫替安治疗睡眠启动困难型失眠
- 偶尔可使用抗组胺药，应避免长期使用
- 优化治疗躯体症状，尤其是疼痛
- 大多数处方药和非处方药都有发生不良事件和药物相互作用的重大风险，尤其是对于老年患者。老年人首选的药物治疗药物是唑吡坦、扎来普隆、右佐匹克隆和雷美替胺

长期管理

- 许多研究支持 CBT-I 的疗效，其用于急性期治疗的疗效等同于药物治疗，且长期疗效及维持治疗的疗效更优。尽管 CBT-I 专家数量有限，特别是在某些地区，但目前已有在线交互式循证 CBT-I 自助项目，可以作为阶梯式治疗的有效基础。在尝试失败后，仍鼓励患者寻求专家的个体化治疗方案，尤其是失眠共病其他躯体疾病时
- 有证据表明，当 CBT-I 治疗有失眠相关共病疾病（如抑郁症、慢性疼痛）的患者时，以失眠为治疗靶点不仅可以显著改善失眠，且在很多案例中，对共病疾病也有明显改善。例如，当 CBT-I 与抗抑郁药联用时，抑郁症的缓解率会翻倍，并可减少高达 65% 的自杀意念。近期的一项关于抑郁症共病失眠患者的头对头比较研究显示，基于网络的抑郁症 CBT 治疗（dCBT-D）与失眠 CBT 治疗（dCBT-I）相比，在治疗失眠方面 dCBT-I 优于 dCBT-D，但 dCBT-I 在治疗抑郁症方面的疗效与 dCBT-D 相当
- 值得注意的是，美国内科医师学会发布的慢性失眠障碍临床指南认为应将 CBT-I 作为一线治疗方案，建议尽可能在药物治疗前尝试 CBT-I
- 镇静催眠药物唑吡坦长效制剂、右佐匹克隆和雷美替胺均为 FDA 批准的长期治疗药物
- 一些研究表明，间断使用或夜间使用苯二氮䓬类药物和苯二氮䓬受体激动剂治疗慢性失眠的耐药风险中等，但成瘾风险较低
- 有镇静作用的抗抑郁药（如曲唑酮 25 ～ 150 mg、米氮平 7.5 ～ 30 mg、阿米替林 25 ～ 50 mg、多塞平 10 mg）已被广泛使用，但关于安全性和有效性的数据有限。老年人应避免使用阿米替林
- 镇静类抗精神病药（如喹硫平 25 ～ 200 mg、奥氮平 2.5 ～ 10 mg 夜间服用）可用于治疗与失眠相关的严重心境障碍或精神障碍

补充和替代治疗

褪黑素可能能够缩短某些患者的睡眠潜伏期，可能在昼夜节律紊乱的管理中有更多的临床应用。在这些情况下，应仔细考虑给药

的时间，不应常在睡前给药。

预后

- 短暂性（急性）失眠：通常呈自限性。如果与压力或疾病相关，则存在抑郁症或持续性失眠的风险，需要随访。关于不良睡眠行为［如延长在床上的时间和（或）无法入睡时仍待在床上］的教育有助于避免更长时间的失眠
- 持续性失眠：对 CBT-I 反应良好的患者通常会在 1 ～ 2 年的随访中持续改善。患者可能需要定期随访以巩固良好的睡眠卫生和刺激控制，并重新评估药物治疗。目前已有大量令人信服的证据表明，如果不及时治疗失眠，随着时间的推移会对身心健康造成严重的负面影响

转诊

- 进行 CBT-I 治疗或昼夜节律紊乱的患者需转诊至行为医学专家处就诊（https://www.behavioralsleep.org）
- 非失眠引起的白天过度困倦（如发作性睡病、睡眠相关呼吸障碍）的患者应转诊至睡眠科相关领域专家处就诊
- 夜间行为问题提示有异态睡眠可能（如梦游、快速眼动期行为障碍）的患者应转诊至睡眠科相关领域专家处就诊
- 严重失眠且对常规干预没有反应的患者应转诊至睡眠科相关领域专家处就诊

重点和注意事项

专家点评

CBT-I 会导致短期内睡眠质量更差和白天更疲倦。患者常认为治疗之初症状的加重是治疗失败的迹象；应鼓励患者将此看作治疗的一个重要部分，坚持治疗直到新的条件反射模式开始出现，睡眠效率提高，总睡眠时间逐渐延长。

患者应避免为延长睡眠时间而早睡、睡懒觉或小睡来弥补睡眠不足的问题。因此，早期的治疗焦点应该是通过帮助患者保持觉醒时间、维持固定的睡眠时间及起床时间来控制白天的疲劳和困倦感。

预防

据估计，50% ～ 70% 表现出失眠综合征的患者（如失眠症状每周超过 3 天持续 1 个月并伴有白天功能损害）在 1 ～ 5 年后仍有失眠症状。因此，通过药物或教育的早期干预来预防不良的补偿行为（如小睡、晚睡、在床上翻来覆去、避免或减少白天活动）可能有助于减少发展成慢性失眠的风险。

患者和家庭教育

美国国家睡眠基金会为医疗保健提供者和患者提供了全面的资源（http://www.sleepfoundation.org）。

推荐阅读

Blom LP: Three-year follow-up comparing cognitive behavioral therapy for depression to cognitive behavioral therapy for insomnia, for patients with both diagnoses, *Sleep* 40(8):1-5, 2017.

Brasure M: Psychological and behavioral interventions for managing insomnia disorder: an evidence report for a clinical practice guideline by the American College of Physicians, *Ann Int Med* 165:113-124, 2016.

Carney CE: The Consensus Sleep Diary: standardizing prospective sleep self-monitoring, *Sleep* 35(2):287-302, 2012.

Manber R: A step towards stepped care: delivery of CBT-I with reduced clinician time, *Sleep Med Rev* 19(3-5), 2015.

Maness DL, Khan M: Non-pharmacologic management of chronic insomnia, *Am Fam Physician* 92(12):1058-1064, 2015.

Mysliwiec V et al: The management of chronic insomnia disorder and obstructive sleep apnea: synopsis of the 2019 U.S. Department of Veterans Affairs and U.S. Department of Defense clinical practice guidelines, *Ann Intern Med* 172(5):325-336, 2020.

Qaseem A: Management of chronic insomnia disorder in adults: a clinical practice guideline from the American College of Physicians, *Ann Intern Med* 165(2):125-133, 2016.

Trauer JM: Cognitive behavioral therapy for chronic insomnia: a systematic review and meta-analysis, *Ann Intern Med* 163(3):191-204, 2015.

Wilt TJ: Pharmacologic treatment of insomnia disorder: an evidence report for a clinical practice guideline by the American College of Physicians, *Ann Int Med* 165:103-121, 2016.

Winkelman JW: Clinical practice, insomnia disorder, *N Engl J Med* 373:1437-1444, 2015.

第 43 章　轮班工作障碍
Shift Work Disorder

Jared D. Minkel

苏俊　译　柳威　李卫晖　审校

基本信息

定义

- 轮班工作是指非标准的工作日程表，包括长期或间断性夜班、早班以及轮班制
- 轮班工作障碍（shift work disorder，SWD）被定义为部分（但不是所有）个体在适应轮班工作时所产生的睡眠障碍及清醒警觉和工作表现受损

同义词

轮班工作型昼夜节律性睡眠障碍

ICD-10CM 编码

G47.26.　昼夜节律性睡眠障碍，轮班工作型

流行病学和人口统计学

- SWD 是由患者需要在其昼夜节律试图启动和维持睡眠时工作所导致
- 部分人比较能适应轮班工作的影响，但原因不明
- 大多数人适应轮班工作存在一定困难，并可能从针对与 SWD 相关严重问题的相同干预措施中获益

发病率：未知。

发病高峰：未知。

患病率：

- SWD 的患病率很难估计，因为夜间工作后的“正常反应”和诊断为“障碍”之间的界限并不明显
- 16%～20% 的劳动力从事夜班工作。调查数据显示，5%～10% 的轮班人员因出现明显临床症状而确诊 SWD

好发性别和年龄：在 50 岁以上的轮班人员中更为普遍，如果工作时间持续，则随着时间的延长而恶化。

遗传学因素：SWD 无已知的遗传学因素。

危险因素：SWD 在以下轮班人员中更易发病：早睡早起型者、睡眠需要量超过 8 h 者、有强烈的社会和（或）个人需求者（如抚养孩子）

体格检查和临床表现

- 诊断基于患者长期处于 08:00 ～ 18:00 时间窗之外的工作史
- 睡眠日志和活动记录检查（根据运动估计睡眠 / 觉醒时间表的设备）可以用作参考，但不是诊断必备检查

病因学

SWD 是主要由外源性因素导致的睡眠和觉醒时间改变引起昼夜节律紊乱，而不是内源性昼夜节律的紊乱。

Dx 诊断

诊断标准包括持续睡眠障碍导致过度嗜睡和（或）睡眠困难。轮班工作导致的睡眠障碍引起有临床意义的痛苦、功能损害或其他问题。表 43-1 总结了 SWD 的诊断标准。

鉴别诊断

- 轮班工作导致的正常睡眠变化（如适应新班次的短期或轻度睡眠困难）
- 失眠障碍（与轮班工作没有特定关系的睡眠问题）
- 其他昼夜节律障碍（如时差、无规律型昼夜节律性睡眠障碍）
- 睡眠呼吸暂停（一种使适应轮班工作更加困难的常见合并症）

评估

- 理想情况下，SWD 可通过临床访谈来评估，辅以睡眠日志和活动记录检查。活动记录检查是基于运动状态来评估睡眠和觉醒时间。已有多个经多导睡眠图（睡眠评估的金标准）验证有效的医用级设备可用于活动记录检查
- 临床访谈应着重评估夜班表现、日间睡眠障碍等问题，并评估其他睡眠、精神和医疗问题，这些可能与 SWD 并存且加重症状（见“鉴别诊断”）

表 43-1　SWD 的诊断标准

国际睡眠障碍分类（ICSD3）标准：昼夜节律性睡眠−觉醒障碍的一般标准
A. 慢性或反复出现的睡眠−觉醒节律障碍模式，主要是由于内源性昼夜节律系统的改变或内源性昼夜节律与睡眠−觉醒需求或所处环境或社会/工作日程需求之间的失衡所致
B. 昼夜节律紊乱导致失眠症状和（或）过度嗜睡
C. 睡眠和觉醒障碍在精神、躯体、社会、职业、教育或其他重要功能领域引起有临床意义的痛苦或损害
轮班工作型昼夜节律睡眠−觉醒障碍的具体标准（ICD-9CM 编码：327.36）*
A. 自我报告失眠和（或）过度嗜睡伴随总睡眠时间的减少，与反复的工作日程与平常的睡眠时间重叠有关
B. 症状出现至少 3 个月且与轮班工作日程有关
C. 至少 14 d（工作日和休息日）的睡眠日志和活动记录检查（只要有可能，最好同时进行光暴露评估）显示睡眠和觉醒模式紊乱
D. 睡眠和（或）觉醒障碍不能用另一种并存的睡眠障碍、内科或神经系统疾病、精神障碍、药物使用、睡眠卫生不良或药物滥用等解释
DSM-5：昼夜节律性睡眠障碍的诊断标准（307.45）*
A. 持续的或反复出现的睡眠紊乱模式，主要是由于昼夜节律系统的改变或内源性昼夜节律与个体所处环境或社会或职业日程所要求的睡眠−觉醒需求之间的失衡所致
B. 睡眠紊乱导致过度嗜睡和（或）失眠
C. 睡眠障碍在社会、职业和其他重要功能领域引起有临床意义的痛苦或损害
特定类型：
轮班工作型：与轮班工作日程（即反复出现的非常规工作时间）有关的主要睡眠周期中失眠和（或）主要清醒期间的过度嗜睡（包括不经意间入睡）

* ICD-10CM 编码：G47.26　昼夜节律性睡眠障碍，轮班工作型

ICD-9-CM，国际疾病分类，第 9 版，临床修订

From Kryger M et al：Principles and practice of sleep medicine，ed 6，Philadelphia，2017，Elsevier.

实验室检查

多导睡眠图（即一项全面的睡眠实验室检查）并非诊断或治疗 SWD 所必需，但有助于排除其他有重叠症状的睡眠障碍。

Rx 治疗

SWD 需要行为改变以尽量减少工作日程对睡眠和昼夜节律的影响。药物干预时机须仔细衡量，以获得最佳疗效。表 43-2 总结了评估和管理 SWD 的临床指南。

表 43-2　评估和管理轮班工作障碍的临床指引

评估

Ⅰ. 确定昼夜节律不匹配（睡眠日记和同时进行光暴露的活动记录检查）

Ⅱ. 评估睡眠障碍

A. 确定入睡困难、嗜睡或具有非恢复性睡眠（日间和夜间睡眠时）

B. 评估警觉程度

C. 评估在不适当的情况或时间内入睡的情况（使用 Epworth 嗜睡量表），特别关注疲劳驾驶

D. 确定与工作有关的重要因素：轮班后通勤时间、连续轮班次数、轮班类型及间隔时间

Ⅲ. 确定对社会和家庭责任的影响[1]

管理[2]

Ⅰ. 轮班人员应定期进行身体检查，注意心理状况（如抑郁症）、胃肠道、心血管和轮班工作相关的潜在癌症风险[2]

A. 睡眠相关合并症：评估合并睡眠呼吸障碍、不宁腿综合征或其他潜在睡眠障碍的风险

B. 其他合并症：辨别可能导致失眠或过度嗜睡症状的躯体或精神疾病

Ⅱ. 确定不从事轮班工作是否切实可行。如果患者符合 SWD 的诊断标准，首选停止轮班工作

Ⅲ. 确定个体化的治疗方案

A. 昼夜节律调整

1. 考虑个体差异因素（如年龄、睡眠时间偏好）

2. 采取折中的睡眠时相转换（如在前半夜使用强光照明推迟睡眠时间，调暗白天光照度）

3. 夜班人员：在休息日推迟睡眠时间（即 03:00 至 04:00 入睡）

B. 症状管理

1. 失眠

a. 良好的睡眠行为

i. 改变不良睡眠行为，鼓励在日间睡觉时使用眼罩、耳塞和遮光罩

b. 睡眠维持是首要关注的问题

i. 使用中效安眠药（半衰期为 5 ～ 8 h）

ii. 使用褪黑素治疗日间睡眠（约 3 mg）

c. 睡眠启动困难

i. 考虑短效安眠药

d. 休息日的睡眠问题

i. 考虑固定的睡眠-觉醒时间表，并考虑定锚睡眠

ii. 过度嗜睡（即 Epworth 嗜睡量表评分＜ 10 分）

2. 处理可能存在的睡眠紊乱

a. 考虑在轮班前使用促觉醒药物（如莫达非尼、阿莫达非尼）或超适应证使用兴奋剂（如安非他命、哌甲酯）

续表

b. 建议工作前小睡
c. 合理地中短时长小睡（30 ～ 60 min），并认识到睡眠惯性的风险（考虑睡前使用咖啡因来减少睡眠惯性）
d. 在轮班工作期间考虑联合治疗策略（促醒药物、明亮的灯光、固定的睡眠和小睡）

Ⅳ. 处理其他工作、社会和家庭因素影响

A. 社会 / 家庭 / 心理：平衡家庭 / 社会、工作和睡眠时间之间的关系，治疗心理社会应激、抑郁症，改善婚姻关系[1]，教育患者家属有关轮班人员需要保证睡眠时间的问题

B. 健康和安全：相对于主要睡眠时间（不在就寝时间的 2 ～ 4 h 内），在规律性和时机上实行健康的饮食习惯，减少不适当的药物使用，在适当的时间（不在就寝时间的 2 ～ 4 h 内）加强锻炼，对疲劳驾驶风险和执行力较弱的关键时间进行宣教

C. 工作相关：减少连续轮班次数（＜ 4）[1]、减少轮班时间（＜ 12 h）、按照制订的顺序轮班[3]、确保轮班之间有足够的休息时间（＞ 11 h）[1]、把繁重的工作放在昼夜节律的最低点之外（04:00 至 07:00）处理、调整通勤时间（更长＝更大的事故风险）、调整至日间或夜间上班[4]，考虑注册轮班工作认知项目[5]

[1] Knauth P，Hornberger S：Preventive and compensatory measures for shift workers，Soc Occup Med 53：109-116，2003.

[2] Costa G：Guidelines for the medical surveillance of shift workers，Scand J Work Environ Health 24（Suppl.3）：151-155，1998.

[3] Monk TH：What can the chronobiologist do to help the shift worker？ J Biol Rhythms 15：86-94，2000.

[4] Pilcher JJ et al：Differential effects of permanent and rotating shifts on self-report sleep length：a meta-analytic review，Sleep 23：155-163，2000.

[5] Monk TH，Folkard S：Making shift work tolerable，Boca Raton，1992，CRC Press.

From Kryger M et al：Principles and practice of sleep medicine，ed 6，Philadelphia，2017，Elsevier.

非药物治疗

- 夜班前有计划的小睡可以改善工作表现，而不会影响轮班后睡眠。如有可能，在轮班中小睡片刻也大有裨益，但可能伴随觉醒困难
- 夜班工作时强光照明可以提高警觉性。相对于正常光照，短或长时间的强光照明都有助于提高警觉性
- 如有可能，应避免在早晨强光照明，以免影响日间睡眠。戴深色眼镜对睡眠有一定帮助，只要不影响驾驶能力（如下班后需驾车回家）

- 日间睡眠环境应防止光线和噪声。使用睡眠眼罩、黑色窗帘、耳塞和噪声隔离设备都有助于睡眠
- 在倒时差旅行期间的昼夜节律适应如图 43-1 所示

常规治疗

- 莫达非尼 / 阿莫达非尼、咖啡因和安非他命等促醒药物已被证实能够改善夜班的表现。莫达非尼和咖啡因使用安全，可作为一线治疗。理想情况下，药物使用的时间和剂量对轮班工作后的日间睡眠不产生影响
- 催眠药物有助于促进夜班后的日间睡眠。必须对镇静剂的后遗效应进行评估，以确保夜班工作期间的表现不受影响。经证明有效的药物包括三唑仑、替马西泮和佐匹克隆。研究表明，上述药物的镇静催眠效应强于其抗焦虑效应
- 在日间睡眠前（夜班工作后）服用褪黑素已被证明能有效促进睡眠。褪黑素不受 FDA 的监管，因此应避免使用在试验中表现不佳的品牌。图 43-2 阐述了利用光和褪黑素调整生物钟的方法

长期管理

经过充分的治疗仍难以适应轮班工作的患者可能需要寻找其他工作。由睡眠障碍者完成轮班工作存在一定的危险性。

补充和替代治疗

目前没有循证医学的建议。

转诊

- 呼吸科、神经内科或精神科的睡眠医学专家通常擅长治疗 SWD
- 可咨询专门研究行为睡眠医学的心理学家（如果有的话）

重点和注意事项

专家点评

- 大多数上夜班的人会遇到睡眠障碍，并可从 SWD 的治疗策略中获益
- 所有轮班人员都应接受教育，了解在睡眠剥夺所造成的损害

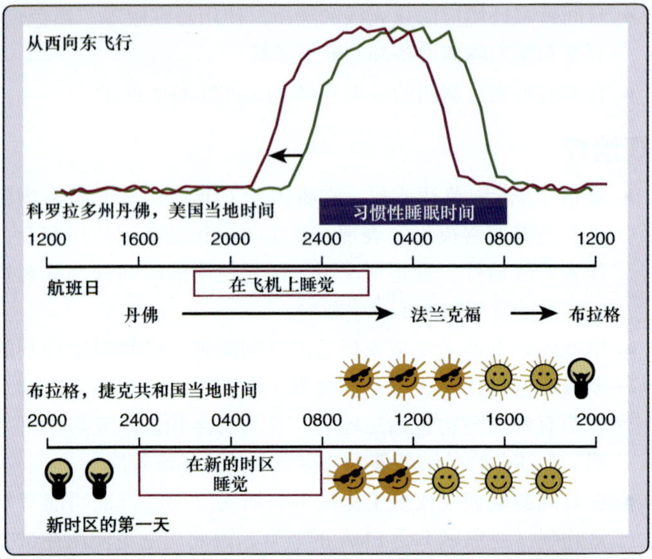

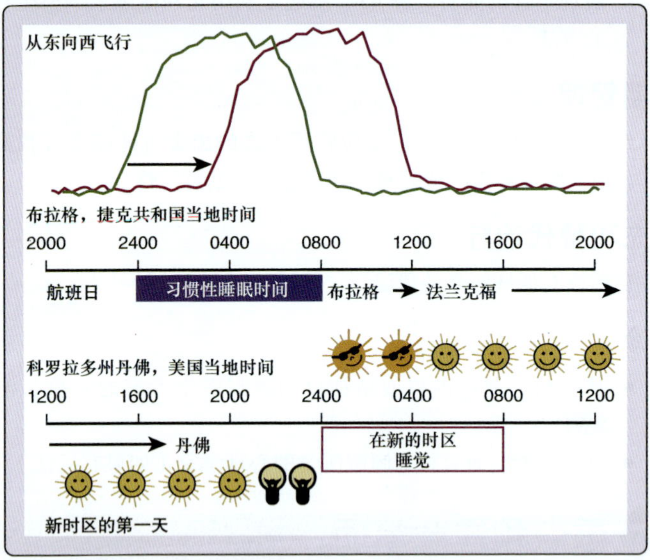

图 43-1　飞行中的昼夜节律适应。上图：当飞机从西向东飞行时，旅客需要提前调整睡眠时间及自身生物钟的时相，以便两者都能提前出现。例如在从美国科罗拉多州丹佛到捷克共和国布拉格旅行中，飞往法兰克福时（黑色长箭头），旅客的生物学夜间开始，此时内源性褪黑素水平较高（绿线）。旅客应该在飞行中尽可能多地睡觉，以减少飞行中睡眠剥夺的负性影响。当内源性褪黑素水平较低时，登机后不久服用的外源性褪黑素可能有助于旅客提前入睡。本例中，旅客需

要在法兰克福停留数小时才能起飞前往布拉格。在生物学夜间的大部分时间里，光暴露会导致西部时区调整的延迟，而这与需要适应东部时区相反；因此，旅客应避免暴露在强光下（太阳光下戴太阳镜），戴好眼罩或太阳镜，直至出发地时区的日常觉醒时间。随后暴露在强光下（太阳光下不戴太阳镜和灯光下）将有助于旅客生物钟适应东部时区（红线，上图）。睡眠时间应与布拉格的局部时区一致，如果在内源性褪黑素水平较低的情况下服用外源性褪黑素，可能有助于时差转换和促进睡眠。第二天，旅客仍应继续避免暴露在强光下。随后，暴露在强光下的时间可较前一天提前 1 ～ 2 h。**下图：**当飞机从东向西飞行时，旅客需要推迟睡眠时间及自身生物钟（绿线，下图），以便两者都能延迟发生。在从布拉格到丹佛的旅行中，假设旅行前睡眠充足，则内源性褪黑素水平较低，生物钟处于日间，旅客应大部分时间保持清醒。使用咖啡因和（或）小睡有助于维持觉醒状态。在整个飞行过程中，直至新时区的睡眠时间之前，旅客应暴露在强光下，以帮助旅客适应西部时区（红线，下图）。（From Kryger M et al：Principles and practice of sleep medicine，ed 6，Philadelphia，2017，Elsevier.）

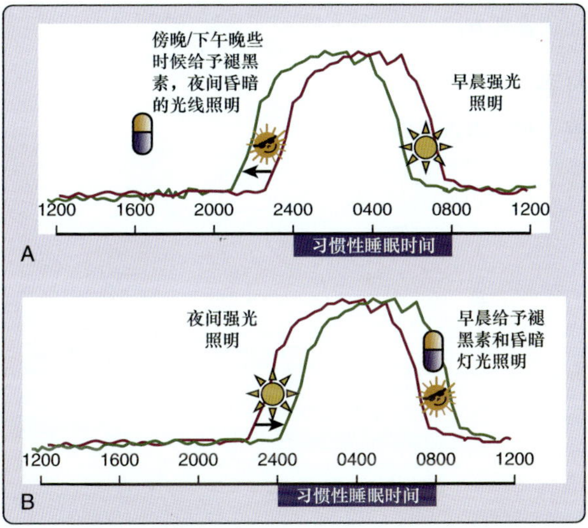

图 43-2　利用光和褪黑素调整内部生物时间。A. 当旅行者抵达目的地时区时，早晨的光暴露和下午的褪黑素摄入将导致内部生物钟的相位向东部时区移动。红线显示初始褪黑素节律，绿线显示治疗后的褪黑素节律。**B.** 夜间的光暴露和早晨的褪黑素给药会导致内部生物钟的相位延迟向西部时区移动。红线显示初始褪黑素节律，绿线显示治疗后褪黑素节律延迟。向东旅行的调整应包括夜间暴露于昏暗的光线或黑暗中。可通过戴太阳镜（如果太阳还没有落山），也可调暗家里灯光达到这一目的。向西旅行的调整应该包括早晨暴露于昏暗的光线或黑暗中。当旅客需要保持清醒时（如工作或驾驶），应避免使用褪黑素，因为研究显示褪黑素会导致表现下降。（From Kryger M et al：Principles and practice of sleep medicine，ed 6，Philadelphia，2017，Elsevier.）

下工作的风险

- 共患睡眠障碍（特别是睡眠呼吸暂停）较常见，并可能加重 SWD 的症状。所有轮班人员应接受睡眠障碍筛查
- 如有可能，应避免不规律的班次和轮换时间
- 治疗策略应围绕尽可能调整昼夜节律进行，为患者提供对策以应对轮班时疲劳，保证或改善其日间睡眠

预防

停止夜班工作可以避免 SWD。然而，许多基础服务需要夜班人员。早期发现和治疗轻度 SWD 很关键。严重 SWD 患者可能需要考虑较早的工作班次。

患者和家庭教育

国家睡眠基金会（sleepfoundation.org）可提供有关 SWD 的有效信息和症状管理方法。

相关内容

失眠（相关重点专题）

第 44 章　自杀
Suicide

Ali Kazim

周建松　译　李卫晖　审校

基本信息

定义

美国疾病预防控制中心（Centers for Disease Control and Prevention，CDC）将自杀和自杀行为定义为：

- 自杀（suicide）
- 以死亡为目的的自伤行为并导致死亡
- 自杀企图（suicide attempt）：以死亡为目的的非致命性潜在伤害行为。自杀企图可能并未导致伤害性后果
  a. 在过去 1 年中，估计有 130 万成人（18 岁及以上）尝试自杀
  b. 每 25 个自杀企图者中就有 1 个自杀死亡
- 自杀意念（suicide ideation）
- 想到、考虑或计划自杀。2013 年，美国≥ 18 岁成人中：
  a. 在过去 1 年中估计约有 930 万成人（占美国成人总人口的 3.9%）报告有自杀意念（CDC 2015）
  b. 在过去 1 年中估计有 270 万成人（占美国成人总人口的 1.1%）制订了自杀计划（CDC 2015）
  c. 认真考虑自杀的成人中，18 ～ 25 岁人群的比例最高（7.4%），其次为 26 ～ 49 岁（4%）和 50 岁（2.7%）

同义词

自我谋杀

ICD-10CM 编码

X64　故意暴露于药物、药剂和生物物质导致自我中毒

X70　利用悬吊、绞勒和窒息的方式故意自伤

X71　利用溺水和浸没的方式故意自伤

X72　利用手枪射击的方式故意自伤

X75　利用爆炸物故意自伤
X76　利用烟、火和火焰故意自伤
X78　利用尖锐物体故意自伤
X81　利用在移动的物体前跳跃或躺倒的方式故意自伤
X83　利用其他特定的方式故意自伤
DSM-5：按自杀方法分类

流行病学和人口统计学

- 自杀是 2013 年所有年龄段的第十大死亡原因。在美国，2013 年有 41 149 例自杀，即每 100 000 人中有 12.6 例自杀，相当于每天有 113 例自杀或每 13 min 有 1 例自杀（CDC 2015）
- CDC 的研究人员在 2018 年的报告中写道，自 1999 年以来，美国的自杀率上升了近 30%，而心理健康状况是导致自杀的重要因素之一。此外，从 1999 年到 2015 年，无论性别、种族和城市化水平，自杀率都有所上升
- 2000—2016 年，美国 16 ～ 64 岁人群的自杀率上升了 34%，从 12.9/100 000 上升至 17.3/100 000

数据和统计（CDC 2014）：

枪械自杀：

- 死亡人数：17 352
- 每 10 万人中的死亡人数：5.8

窒息自杀：

- 死亡人数：8161
- 每 10 万人中的死亡人数：2.7

中毒自杀：

- 死亡人数：6358
- 每 10 万人中的死亡人数：2.1

自杀死亡的人数只反映一部分问题，幸存的自杀人数远多于实际死亡的人数。他们通常受伤严重，需要医疗和康复护理。

与年龄有关的数据：

- 自杀是 10 ～ 14 岁人群的第三大死亡原因，15 ～ 34 岁人群的第二大死亡原因，45 ～ 54 岁人群的第四大死亡原因，55 ～ 64 岁人群的第八大死亡原因，65 岁以上人群死亡原因的第 17 位

- 2002—2006 年，在所有种族 / 族裔的 65 岁及以上人群中，枪械自杀的百分比最高。除亚洲 / 太平洋岛民外，在 65 岁及以上人群中，窒息自杀率最高（52.6%）

性别差异：

- 女性的自杀企图约为男性的 2 ～ 3 倍
- 男性自杀成功率约为女性的 4 倍，占美国所有自杀人数的 77.9%
- 自杀是男性的第七大死亡原因，是女性死亡原因的第 14 位
- 男性最常见的自杀方式为枪械自杀（56.9%）
- 女性最常见的自杀方式为服毒自杀（34.8%）

环境因素：

- 在过去，战争时期自杀率下降，经济危机时期自杀率上升
- 校正年龄后，美国西部和西北部地区的自杀率最高

婚姻状况：

离婚、分居和丧偶人群的自杀率最高，已婚者的自杀率最低。

物质滥用：

来自 2010 年 16 个国家暴力死亡报告系统的 CDC 数据显示：33.4% 的自杀死亡者酒精检测呈阳性，抗抑郁药检测阳性率为 23.8%，阿片类物质（包括海洛因和处方镇痛药）检测阳性率为 20%。

自杀的经济影响：

- 自杀导致社会医疗和工作损失估计达 510 亿美元（CDC 2015）
- 平均自杀费用为 1 164 499 美元（根据 2010 年 CDC 的数据估算，指 10 岁及以上人群）

幸存者（CDC）：

- 自杀幸存者是指自杀死亡者的家人或朋友
- 至亲因自杀身亡是幸存者自杀的危险因素
- 幸存的家人和亲密的朋友会受到自杀的深刻影响，并经历一系列复杂的悲伤反应，包括内疚、愤怒、被遗弃感、否认、绝望和震惊
- 虽然无确切数字，但估计每位自杀者平均有 6 ～ 32 个幸存者
- 据估计，在过去 12 个月中，约有 7% 的美国人认识死于自杀的人

危险因素（CDC）（表 44-1）：

- 自杀的家族史
- 儿童期虐待的家族史

表 44-1　自杀与其危险因素的汇总

初步诊断	人口学特征	人格因素	共病	社会因素	其他因素
双相障碍	男性	边缘型	物质滥用	离婚	自杀方式的可行性
精神分裂症	老年	自恋型	惊恐障碍	鳏夫	儿童期虐待史
重性抑郁症	白人	反社会型	焦虑症	独居	几乎没有活着的理由
心境恶劣	同性恋	品行障碍	轴Ⅲ诊断	社会孤立	经历很多不良事件
适应障碍	有自杀企图史	冲动型		对收入的担忧	阶层的变化
品行障碍	家族史			其他丧失	朋友关系的变化
精神病	自杀意念 绝望 无助			无宗教信仰	把东西送人 家中有枪

From Sadock BJ et al：Kaplan & Sadock’s comprehensive textbook of psychiatry，ed 9，Philadelphia，2009，Wolters Kluwer Health/Lippincott Williams & Wilkins.

- 既往有自杀企图
- 精神疾病史，尤其是抑郁症
- 酗酒和物质滥用史
- 绝望的感觉
- 冲动或攻击倾向
- 文化和宗教信仰（如信仰认定自杀是解决个人困境的高尚举动）
- 局部地区自杀风气盛行
- 孤立，感觉与他人隔绝
- 难以获得精神卫生治疗
- 丧失（人际关系、社会、工作或经济）
- 躯体疾病
- 自杀途径的易获得
- 由于外界对精神障碍、物质滥用或自杀念头的污名化，不愿寻求帮助
- 发展中国家人群的自杀率较高
- 自杀率因职业、种族和就业状况而异

保护因素（CDC）：

- 针对精神障碍、躯体障碍和物质滥用的有效临床护理
- 易于获得各种临床干预措施和支持
- 家庭和社区支持（保持联系）
- 持续的医疗支持与精神卫生保健支持
- 解决问题、缓解冲突和非暴力方式处理争端的技巧
- 反对自杀并支持生存本能的文化和宗教信仰

自杀行为：

- 所有自杀行为均应被严肃对待，因为一次失败的尝试会导致未来的自杀死亡
- 近 1/2 的自杀者既往有自杀企图，但未自杀死亡
- 有过自杀企图的人最终结束生命的概率是未经历过自杀企图的人的 23 倍
- 自杀姿态不是以死亡为目的，而是以戏剧性的方式提醒他人某些正在经历的痛苦
- 完全无视超速或违反交通法规、滥用毒品等危险行为可能导致自身死亡时被认为是类自杀
- 经历过因自杀计划中的失误而导致自杀未遂的人再次自杀的风险很高

评估：

- 直接询问受试者是否存在自杀意念。1/2 ～ 2/3 的自杀者会在施行自杀计划的 1 个月内就诊。表 44-2 总结了自杀评估的关键组成部分

表 44-2 自杀评估的组成部分

- 进行全面的精神状态评估
  1. 初步建立融洽的关系
  2. 结合开放性和封闭性问题问答
  3. 从其家人、朋友、同事处收集信息
  4. 进行精神状态的检查
- 完成自杀风险评估
  1. 具体询问自杀意念和自杀计划
  2. 仔细检查自杀计划的细节
  3. 确定风险 / 救援的比例
  4. 评估自杀计划的等级和准备程度
  5. 评估患者的绝望程度
  6. 识别高风险者
- 精神病和（或）躯体疾病诊断
  1. 采集病史
  2. 利用精神科相关检查的信息
  3. 综合既往和当前的诊疗信息
- 估计自杀风险
  1. 评估自杀的危险因素
  2. 评估患者可用的社会支持

From Stern TA et al：Massachusetts General Hospital handbook of general hospital psychiatry，ed 7，Philadelphia，2018，Elsevier.

- 紧急评估：请参阅 https://www.nimh.nih.gov/research/research-conducted-at-nimh/asq-toolkit-materials/emergencydepart ment/pdfs/bssa_155388.pdf
- 明确的自杀意图、绝望和精心制订的自杀计划提示高风险。临床医生可以使用助记符 SAL：该方法是否具体（specific）？是否可行（available）？是否致命（lethal）？切记询问枪支的可获得性
- 多种精神障碍问题、物质滥用和多种躯体问题的并发可增加自杀风险
- 隐匿自杀意念主要发生于多种模糊的躯体不适、抑郁症、焦

虑或物质滥用的患者中

- 初级保健可用的筛查工具可能有助于识别自杀风险较高的成人，但识别青少年自杀风险的能力有限。心理治疗可以减少部分高危成人的自杀企图，但尚无对高危青少年有效的干预措施

紧急干预：

- 将患者置于安全的环境中（通常在精神科或其他科室住院留观）
- 根据需要紧急进行医疗稳定化措施，清除周围环境中的危险因素，与自杀企图的严重程度、致命性、年龄、共病情况及整体临床表现有关

紧急精神药理学干预：

- 苯二氮䓬类药物可用于减轻急性自杀患者的极度焦虑和病理性心境恶劣。但是，须在详细了解患者自杀方法（未服用过量苯二氮䓬类药物）且患者病情稳定（即呼吸系统、生命体征、认知功能稳定）后使用
- 如果存在精神病性症状（如患者听到伤害自己的指令）并需要控制急性激越，则可以使用抗精神病药（典型或非典型）
- 如果有指征，可在急诊科开始使用心境稳定剂和抗抑郁药，但可能有长达 2 周的有效潜伏期。此外，需要意识到这些药物会增加自杀意念 / 行为的风险

治疗：

- 长期管理：心理治疗的目标是解决导致自杀行为的危险因素。请记住，自杀所反映的绝望往往会由于关系破裂和依恋丧失而加剧
- 当患者存在物质滥用时应进行相关治疗（如匿名戒酒互助社、匿名戒毒互助所）
- 治疗应基于患者的基础疾病（如使用抗抑郁药治疗抑郁症、抗焦虑药或抗抑郁药治疗焦虑症、物质滥用的治疗、针对长期低自尊和绝望的心理治疗）
- 在老年人中，孤独和医疗伤残是自杀的主要原因，因此也是干预的主要目标
- 如果可能的话，家庭成员、配偶、亲人、照顾者可参与治疗和管理
- 童年期不良经历史会增加自杀风险

推荐阅读

Alliance of Hope: For Suicide Survivors. Website: https://allianceofhope.org/

American Association of Suicidology. Website. www.suicidology.org.

Anglemyer A et al: The accessibility of firearms and risk for suicide and homicide victimization among household members, *Ann Intern Med* 160:101-110, 2014.

Centers for Disease Control and Prevention (CDC) suicide prevention website www.cdc.gov/ViolencePrevention/suicide.

Fang F et al: Suicide and cardiovascular death after a cancer diagnosis, *N Engl J Med* 366:1310-1318, 2012.

Horowitz L et al: Ask suicide-screening questions (ASQ), a brief instrument for the pediatric emergency department, *Arch Pediatr Adolesc Med* 166(12):1170-1176, 2012.

Horowitz L et al: Ask suicide-screening questions to everyone in medical settings: the asQ'em Quality Improvement Project, *Psychosomatics* 54(3):239-247, 2013.

McDowell AK et al: Practical suicide-risk management for the busy primary care physician, *Mayo Clin Proc* 86(8):792-800, 2011.

Norris D, Clark M: Evaluation and treatment of the suicidal patient, *Am Fam Physician* 85(6):602-605, 2012.

Peterson C et al: Suicide rates by major occupational group - 17 states, 2012 and 2015, *MMRW* 67(45):1253-1260, 2018.

Snyder L et al: Ethics and the legalization of physician-assisted suicide: an American College of Physicians position paper, *Ann Intern Med* 167:576-578, 2017.

Tsai A et al: Social integration and suicide mortality among men: 24-year cohort study of U.S. health professionals, *Ann Intern Med* 161:85-95, 2014.